유진홍 교수의
이야기로 풀어보는
감염학

유진홍

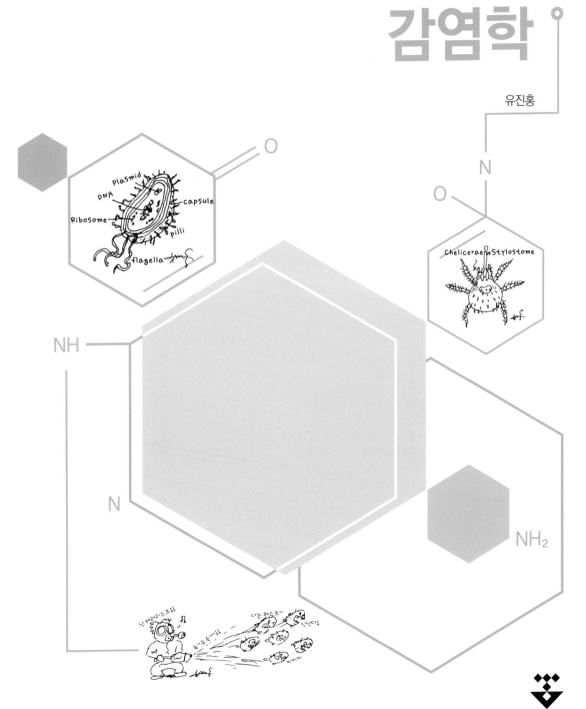

군자출판사

유진홍 교수의
이야기로 풀어보는 감염학

첫째판 1 쇄 인쇄 | 2018 년 8 월 29 일
첫째판 1 쇄 발행 | 2018 년 9 월 6 일
첫째판 2 쇄 발행 | 2019 년 9 월 9 일

지 은 이   유진홍
발 행 인   장주연
출 판 기 획   김도성
편   집   배혜주
편집디자인   군자편집부
표지디자인   군자표지부
발 행 처   군자출판사 (주)
             등록 제 4-139 호 (1991. 6. 24)
             본사 (10881) **파주출판단지** 경기도 파주시 회동길 338(서패동 474-1)
             전화 (031) 943-1888   팩스 (031) 955-9545
             홈페이지 | www.koonja.co.kr

ISBN 979-11-5955-360-8

정가 30,000 원

대한감염학회에서 펴낸 『감염학』이 고려시대 왕명으로 펴낸 삼국사기와 같은 공식 교과서라면, 『유진홍 교수의 이야기로 풀어보는 감염학』은 삼국유사 격의 감염학 교과서라고 할 수 있다. 삼국유사처럼 야사에 해당되는 감염병의 원인균 발견, 항균제 및 백신 개발에 얽힌 재미있는 뒷이야기를 들려주고 있다. 교과서에 실리지 않은 미생물/감염병 학자의 연구에 대한 헌신, 협력 또는 경쟁에 대한 이야기는 감염에 대한 흥미를 충분히 유발하고 있다. 보통 감염학 교과서는 원인, 병태생리, 역학, 임상, 진단, 치료 및 예방 등 천편일률적 순서로 되어있어 끈기 있게 정독해야만 한다. 반면, 유 교수의 이야기 감염학은 병실 회진을 하면서 학생, 전공의와 나누는 장면이 연상될 정도로 재미있고 쉽게 말하듯이 쓰여 있어 술술 읽히는 것이 가장 큰 장점이다. 그렇다고 내용이 흥미 위주로 가벼운 것뿐이라고 생각하면 큰 코 다친다. 그동안 이해하기 어려웠던 감염병의 병태생리, 항균제 작용기전 등을 화학, 생물학, 면역학 등 기초 지식을 배경으로 아주 친절하게 차근차근 설명해준다. 그동안 교과서 설명으로 언뜻 알 수 없었던 병리기전, 항균기전 등을 '아하 그렇구나' 하는 감탄사를 연발하면서 이해하게 된다.

그동안 익숙해져온 암기 지식이 오래가지 못하는 휘발성이 있는 반면 유 교수가 권하는 대로 구조식을 그리면서 익히는 지식은 뇌에 쏙쏙 들어와 각인되는 듯하다. 책은 주로 AIDS와 중요 법정감염병들을 다루고 있지만, 최근 중요해지고 있는 의료관련감염도 다루어 매우 유익한 정보를 주고 있다. 항생제내성균과 2015년 메르스 유행 이후 의료관련감염의 예방과 관리는 정부, 의료계, 그리고 온 국민의 관심사가 됐다. 특히 의료관련감염관리에 중요한 수단인 소독제/멸균법의 종류와 작용기전에 대한 내용은 그동안 알 듯 모를 듯했던 것을 속 시원히 설명해주고 있다. 유 교수의 이야기 감염학은 기존 감염학교 과서에 대한 입문서 내지 참고서 역할도 할 수 있을 것이다. 감염병은 원인 병원체도 많고, 각각의 임상소견, 진단, 치료 및 예방이 달라 공부하기 매우 어렵다는 생각이 적지 않은데, 이 책이 그러한 선입견을 깨는데 도움을 줄 것으로 기대한다. 감염에 관심이 있는 의학, 간호학 및 보건학 전공의 학생, 전공의, 감염 및 공중보건 전문가들에게 이 책을 적극 추천한다. 마지막으로 의학뿐만 아니라 인문학, 예술 등 다방면에 다재다능한 유진홍 교수께서 후학들을 위해 고구정녕 본 책을 집필해주어 감사의 마음을 전한다.

고려의대 감염내과 교수 **김우주**

前, 대한감염학회 이사장
前, 메르스대응민관합동공동위원장

의학계의 유재석이 쓴 전염병 이야기

1990년, 의사들은 인류를 위협할 새로운 병원체가 더 이상 없을 것이라 생각했다. 세균은 기존 항생제로 얼마든지 제어 가능하고, 바이러스도 변해봤자 거기서 거기지, 설마 스페인독감 같은 사태가 또 있겠어? 하지만 그들은 그리 만만한 애들이 아니었다. 시작은 1996년 발생한   조류독감이었다. 조류에만 감염되던 바이러스가 갑자기 인간을 공격했다. 인간의 면역체계는 낯선 병원체에 속수무책이었다. 수많은 닭과 오리가 살처분됐다. 한숨 돌리고 있을 무렵 사스(SARS)가 터졌고, 신종플루가 난리를 피웠고, 메르스(MERS)가 왔다. 세균들도 가만히 있지 않았다. 꾸준히 내성을 기르더니 이젠 존재하는 모든 항생제에 안 듣는, 소위 슈퍼박테리아의 출현이 눈앞에 다가왔다.

현존하는 공포 앞에서 우리가 해야 할 일은 무엇일까? 조금만 이상하면 병원에 찾아가는 것? 물론 이것도 필요하지만, 더 중요한 일은 공포의 원인을 찾아내고 해결책을 모색하는 일이다. 그런 건 의사들이 할 일이라고 미뤄서는 안 되는 게, 제대로 된 해결책을 만들어내지 못한다면 그건 곧 우리 모두의 공멸로 이어지기 때문이다. 이렇게 얘기할지 모르겠다. "하지만 아무것도 모르는 우리가 뭘 어떻게 할 수 있을까요? 그냥 응원만 할게요." 유진홍 교수가 이 책을 쓴 이유는 바로 여기에 있다. 아직도 해결하지 못한, 그래서 우리에게 위협이 될 감염병들을 알려줌으로써 사람들에게 '같이 싸우자!'고 호소하려는 것이다.

물론 세균이나 바이러스에 대해 쉽게 풀어쓴 책들이 시중엔 여럿 존재한다. 하지만 그 책들의 아쉬운 점은 독자 눈높이를 너무 낮춘 탓에 줄을 치면서 읽어봤자 해당 병원체에 대해 제대로 된 지식을 주지 못한다는 데 있다. 특히 장차 감염병과 싸우려는 목표를 가진 분들이라면, 그런 대중서들이 시시하게 느껴질지도 모르겠다. 『유진홍 교수의 이야기로 풀어보는 감염학』은 그렇지 않다. 각 병원체의 특성과 더불어 장점과 약점, 거기 얽힌 역사까지 언급함으로써 당장 나가서 그 병원체와 싸우고픈 유혹을 느끼게 해준다. 영어로 된 글자들이 많이 보여 당황할 수 있겠지만, 그 대부분은 병원체의 이름이나 약 이름, 사람 이름 같은 것이고, 그 나머지도 중. 고교 과정만 잘 마쳤다면 어렵지 않게 이해할 수 있다. 물론 생소한 용어도 있겠지만, 이참에 이런 용어들을 알아놓으면 편할 때가 있다. 예를 들어 이 책에 나오는 'endemic area'는 유행지라는 뜻, 아프리카에 다녀온 뒤 그냥 '아프리카 다녀왔어'라고 하기 보단 '말라리아의 endemic area에 다녀왔어'라고 하는 게 더 있어 보이지 않은가? 이게 다가 아니다. 이 책을 읽으면 삶의 지혜도 기를 수 있다. 다음을 보자.

"모기가 엉덩이를 쳐들고 있으면 → '아, 내가 말라리아에 걸리겠구나…'라고 예상하고, 푸시업 자세라면 → '아, 내가 뎅기나 지카에 걸리겠구나'라고 체념하면 된다."

책의 저자 유진홍 교수는 의학계의 유재석으로 꼽힌다. 유머가 뛰어난 데다 촌철살인의 매력이 넘쳐서 그런 평가를 받는 것인데, 다음 대목만 읽어도 그의 유머의 깊이를 알 수 있다. "설마 고릴라를 먹는 와중에 전염되었을 리는 없을 것이고, 혹시 고릴라에게 처맞다가 옮겼을까?" 유머도 유머지만, 유 교수의 가장 빛나는 부분은 전 분야에 걸친 폭넓은 지식이다. 책은 물론 영화와 미드와 야사까지 섭렵한 그의 지식은 전달력을 증가시키는 가장 중요한 요소다. 서문의 한 대목을 보자. "진입 장벽을 최소화시키려고 부단히 노력하면서 썼다. 야사 내지 뒷얘기들의 비중이 많아서 의외로 잘 읽힐 것으로 기대한다."

정말 그렇다. 400쪽을 넘는 분량과 몇몇 영어단어 때문에 포기하기엔, 이 책은 너무 재미있고, 또 유익하다. 보건 분야 종사자들과 장차 그쪽으로 가려는 분들, 지인이 그쪽 분야에 종사하는 분들은 물론 전염병에 걸린 적이 있는 분들(독감 포함), 앞으로 전염병에 걸리고 싶지 않은 분들이 읽으신다면 큰 도움이 될 것이다. 이분들에게 일독을 권한다.

단국대학교 의과대학 기생충학과 교수　서민

저자 서문

본 '이야기로 풀어보는 감염학(이야기 감염학)'은 교과서라기보다 전문성이 함유되어 있는 과학 에세이에 가깝다.

이는 평소에 전공의, 학과원, 감염관리 간호사들에게 10~15분씩 토막 강의해 주던 내용들을 시간 날 때마다 블로그(http://blog.naver.com/mogulkor)에 연재하던 것을 엮은 것이다. 기본 2시간씩 하는 학부생 혹은 대학원생 강의나, 40~50분 정도 하는 심포지엄 강의에 비해 긴 호흡으로 마음껏 얘기해 줄 수 있어서 상대적으로 편안한 강의였다. 그래서 그런지, 아마도 이 책을 읽으면 약간의 긴장감이 감도는 강의실이나 학회장과는 달리, 조그만 방에서 마치 옆에 앉아 충분한 시간을 갖고 자근자근 해주는 설명을 듣는 느낌일 것이다.

사실, 그동안 공식적인 교과서나 논문이야 수도 없이 써 왔지만, 객관성을 담보로 하는 투고 규정에 알게 모르게 속박되어 자기 검열이 불가피했었다. 그러다보니, 좀 더 설명하고 좀 더 재미있는 비유를 들어 이해시킬 수 있음에도 불구하고 냉가슴 앓은 것 또한 사실이었고.

그래서 언젠가는 꼭 한 번 마음껏 내질러보고야 말겠다는 바람을 항상 가지고 있었는데, 이제 이 책을 냄으로써 어느 정도는 욕망을 해결한 것 같다.

이 책은 총 4개의 section으로 구성되어 있다.

첫 섹션은 에이즈이다. 아시다시피 에이즈는 중요한 질환이지만 학습면에서 접근하기가 만만치 않다. 게다가 예를 들어 해리슨 교과서만 해도 에이즈 chapter 하나가 깨알 같은 글씨로 물경 백 페이지가 넘어가니, 아예 덤벼 볼 엄두도 못 내는 경우가 허다할 것이다. 그래서 진입 장벽을 최소화시키려고 부단히 노력하면서 썼다. 비교적 쉽게 접근하려면 역시 뒷담화와 야사가 최고. 그래서 에이즈 관련된 역사들을 꽤 섭렵해서 구성하였다. 하지만 어려운 건 어려운 법. 결국은 큰 고비를 필연적으로 만나게 될 것이다. 필자 입장에선 독자들이 이 고비들을 넘겨서 완독하길 바랄 뿐이다. 또 그렇게 하도록 최대한 노력했으니 알아주시면 감사하겠습니다.

두 번째 섹션은 중요한 법정 감염병을 다루었다.

수십 가지 넘어가는 '모든' 법정 감염병을 다루면 좋겠지만, 그것에 대해서는 이미 여러 훌륭한 교과서들로 차고도 넘친다(특히 군자출판사 간 감염학 교과서). 필자는 법정 감염병 중에서 개인적으로 흥미 있어 하는 것 위주로 편식해서 다루었다. 주된 흐름은 back to the basics! 임상 지식을 피상적으로 외워봐야 곧 증발할 뿐, 어디까지나 항상 기초가 튼튼해야 임상도 거저 먹기인 법이다. 그래서 병인론에 특히 집중해서 기술하였다. 솔직히 병리 기전이 재미있지 않은가?

세 번째 섹션은 국내에서 만나기 어렵지만 그래도 알아야 할 법정 감염병을 다룬다.

해외에서나 문제이지, 국내에서 발생할 가능성이 없는 질환이라 하더라도 이제는 강 건너 불이 아니다. 여행으로 인해 얻어 걸리는 해외 풍토병이 전염력까지 갖추면 더 이상 남의 일이 아닌 대한민국의 재앙이 될 수 있음을 우리는 이미 메르스 재앙으로 절감한 바 있다.

그래서 필자가 좀 선호하는 감염병으로 몇 가지 골라서 깊이 있게 기술하였다.

나름 야사 내지 뒷 얘기들의 비중이 다른 섹션보다 많아서 의외로 잘 읽힐 것으로 기대한다.

네 번째 섹션은 의료관련 감염, 내성, 소독과 멸균이다.

　의료관련 감염관리에 대해서는 질병관리본부와 의료관련감염관리학회에서 만들고 배포한 지침안을 바이블 삼아 숙지하면 되겠지만, 이 주제의 중심에 흐르는 기본적인 개념 내지는 철학에 대하여 한 번 다뤄보고 싶었다. 특히 에어로졸, 내성이란 무엇인가, 소독과 멸균의 아주 원초적인 기본 지식 중의 기본 지식에 대하여 마음껏 기술해 보았으니, 관심 있으신 분들의 정독을 바라 마지않는다.

본 '이야기 감염학'은 이번 출간으로 그치는 것이 아니고 앞으로도 다양한 주제로서 시리즈물로 낼 계획에 있으며, 다음 시리즈는 항생제의 역사를 열전 형식으로 엮는 것을 구상 중이다.

　모쪼록 이 졸저가 임상 전선에서 일하는 분들, 감염관련 근무자들, 의학도들의 지식과 교양(!) 함양에 많은 도움이 되기를 기원한다.

이 책이 나오기까지 항상 내 글을 맨 처음으로 읽고 맨 처음으로 비판을 해 주는 내 평생의 반려자인 내 아내에게 제일 먼저 감사를 드린다(그런데 비판을 하긴 하되, 내용이 좀 전문적으로 흐르면 '왜 영상의학과인 내가 이것까지 알아야 해?' 하며 나를 참 많이도 때렸다. ㅎㅎ).

　그리고 수시로 내 저술에 응원을 보내준 사랑하는 가톨릭의대 감염내과 학과원들(이 책의 제목도 이들이 정해준 것이다), 이 책의 제작에 헌신적으로 임해주신 군자출판사 김도성, 배혜주, 그리고 관련된 모든 분들께 진심으로 감사 드린다.

111년만의 폭염이 한반도를 덮친 2018년 8월 원미산 기슭에서

유진홍

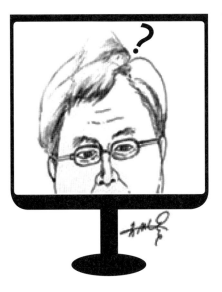

사족: 이 책은 독자에게 친절하게 다가가긴 하지만 그렇다고 해서 쉬운 대중 과학 교양서는 아닙니다. 이 책의 제목인 '이야기로 풀어보는'이란 '누구나 알기 쉬운'이란 뜻이 아니며 '자세하게 설명해 주는'이란 의미에 더 가깝습니다.

책 내용을 읽다 보면 화학식이나 구조식, 기전 그림 등이 매우 자주 나올 것입니다. 그때마다 그러려니 하고 넘어가면 아무 것도 얻지 못합니다. 반드시 종이와 펜을 준비해서 최소한 구조식이라도 같이 그려 보고 나서 읽기를 권합니다. 공부는 눈으로 하는 게 아니라 손으로 하는 것이며, 그렇게 해야 자기 지식으로 만들 수 있기 때문입니다.

I. HIV 감염 및 후천성 면역결핍증(HIV/AIDS)

II. 중요한 법정 감염병들

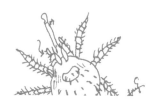

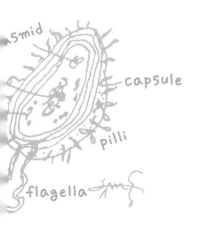

III. 드물지만 알아둘 가치가 있는 법정 감염병들

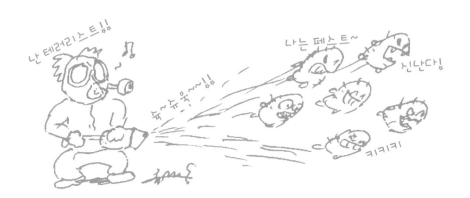

IV. 의료관련 감염의 개념과 원리

HIV 감염 및
후천성 면역결핍증
(HIV/AIDS)

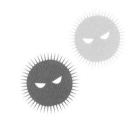

시작 -
슬픈 예감은 항상 맞는다.

에이즈(HIV/AIDS)는 언제부터 시작되었을까?

공식적으로는 1981년 미국 로스엔젤레스가 에이즈의 최초 발생지일 것이다. 그러나 실제로는 1900년대 초 아프리카에서 원숭이 바이러스가 인간에게 전염되어 정착한 사건이 진짜 시초이다.

그리고 나서 콩고를 중심으로 퍼져나가기 시작했고, 1950년대 말 콩고에서 원인 모를 병으로 사망한 어느 환자의 혈액을 몇십 년 뒤에 검사해서 HIV를 검출해낸 것이 공식적인 첫 증례라 할 수 있겠다.

이처럼 1세기가량을 휩쓸었던 질환이었음에도 불구하고 에이즈가 처음 주목받기 시작한 것은 미 질병관리본부(Centers for Disease Control, CDC)에서 정기 발행하는 Morbidity and Mortality Weekly Report (MMWR) 1981년 6월 5일자에 실린 어느 미스터리한 양상의 질병 발생 보고로부터였다.

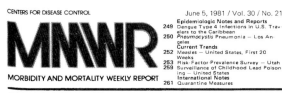

(출처: MMWR June 5, 1981; 30(21): 1–3)

이 보고 내용은 간단했지만 통상적이 아닌 좀 괴이한 발생 양상이었으며, 지금 다시 읽어봐도 어딘지 모르게 불길한 느낌마저 주고 있다. 그리고 불길한 예감은 항상 맞는 법이어서, 이후의 전개는 모두가 짐작하는 바와 같다.

내용을 좀 더 자세히 읽어 보면, 1980년 10월부터 1981년 5월 사이에 폐포자충 폐렴(*Pneumocystis jiroveci* pneumonia, PcP)에 걸린 환자가 한꺼번에 다섯 명이나 발생했다는 것이다. 이들 중 2명은 결국 사망한다. 이들은 모두 동성애자 남성이며 거대세포 바이러스(cytomegalovirus, CMV) 감염과 구강 칸디다증(oral candidiasis)이 동반되었다는 공통점을 가지고 있었다.

이때까지만 해도 PcP는 이식 수술을 받거나 백혈병 혹은 암으로 항암 화학요법을 받아서 면역능이 바닥을 치는 면역저하 환자에게서나 볼까 말까 한 질환이었는데, 이들 다섯명 모두 이런 조건에 해당하지 않았다는 점에서 매우 기이한 현상이라는 것이었다.

그래서 이는 동성애 취향의 생활 방식이나 CMV로 인한 세포매개 면역(cell mediated immunity, CMI)에 고장이 난 것과 연관이 있을 것이라고 추정하며 보고를 일단락하였다.

그리고 한달 뒤 또 다른 희한한 양상의 질병 발생이 MMWR에 보고된다.

CENTERS FOR DISEASE CONTROL

July 3, 1981 / Vol. 30 / No. 25

MMWR

MORBIDITY AND MORTALITY WEEKLY REPORT

Epidemiologic Notes and Reports
305 Kaposi's Sarcoma and *Pneumocystis*
 Pneumonia Among Homosexual Men —
 New York City and California
308 Cutaneous Larva Migrans in American
 Tourists — Martinique and Mexico
314 Measles — U.S. Military

Epidemiologic Notes and Reports

Kaposi's Sarcoma and *Pneumocystis* Pneumonia
Among Homosexual Men — New York City and California

During the past 30 months, Kaposi's sarcoma (KS), an uncommonly reported malignancy in the United States, has been diagnosed in 26 homosexual men (20 in New York City [NYC], 6 in California). The 26 patients range in age from 26-51 years (mean 39 years). Eight of these patients died (7 in NYC, 1 in California)—all 8 within 24 months after KS was diagnosed. The diagnoses in all 26 cases were based on histopathological examination of skin lesions, lymph nodes, or tumor in other organs. Twenty-five of the 26 patients were white, 1 was black. Presenting complaints from 20 of these patients are shown in Table 1.

Skin or mucous membrane lesions, often dark blue to violaceous plaques or nodules, were present in most of the patients on their initial physician visit. However, these lesions were not always present and often were considered benign by the patient and his physician.

A review of the New York University Coordinated Cancer Registry for KS in men

(출처: *MMWR July 3, 1981; 30(25): 305-308*)

이번엔 PcP는 기본이고, 혈관암의 일종인 Kaposi's sarcoma (KS) 환자가 뉴욕과 캘리포니아에서 이상할 정도로 대거 발생했다는 보고였다.

원래 KS는 매년 10만 명당 0.2명 내지는 0.6명 정도에서 발생한다. 즉 100만 명당 2~6명에게서만 발생하는 매우 희귀한 질환이다. 게다가 이는 노년의 남성들이 주로 걸리는 병이었다. 그런데, 이번에 발생한 환자들은 총 26명으로 평균 연령이 39(29~51)세인 남성으로 뉴욕과 캘리포니아에 거주 중인 동성애자였다. 이 보고 내용에 의하면 1970년부터 1979년까지의 KS환자들 가운데 50세 미만은 단 한 명도 없었다고 한다.

불과 한 달 전의 로스앤젤레스 PcP환자 다섯 명과도 맥락을 같이 하는 괴상한 현상 *(1979년부터 계산하면 PcP환자 수는 동성애 남성 15명까지 늘어난다)*. 이를 어떻게 설명해야 할까?

각 환자마다 세포 매개 면역을 형편 없이 망가뜨리는 무엇, 왠지 불길한 그 무엇이 새로운 질환으로 떠오르기 시작했다는 불길한 추정이 공포심과 더불어 시작이 된 것이다.

이 질환은 일단은 gay-related infectious disease (GRID)로 불리기 시작한다(*이 명칭은 유명한 배우 록 허드슨이 이 질환으로 사망한 후, 생전 그의 친구였던 레이건 대통령이 GRID대신 AIDS로 바꿔 부르자고 캠페인을 벌이면서 자연스럽게 도태된다*).

누군가가 뉴욕과 캘리포니아의 우물에 독을 푼 것이 아닌 이상, 이는 아마도 전대미문의 바이러스에 의해 생겼을 것으로 의심하였고, 자연스럽게 그 바이러스가 무엇이냐를 밝히기 위한 맹렬한 연구가 시작되었다.

그리고 해답은 프랑스 파스퇴르 연구소에서 열심히 일하던 어느 학자 분이 찾아내게 된다. 또한 이로 인하여 프랑스와 미국의 뜨거운 원조 논쟁이 벌어진다.

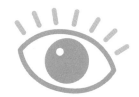

발견 –
불미스러운 불미 갈등

에이즈의 원인 병원체인 HIV를 발견하고 규명하는 과정은 불미스러운 불미 갈등으로 얼룩진다(어째 아재 개그 느낌이). 그리고 갈등의 중심에는 이 두 사람이 있었다.

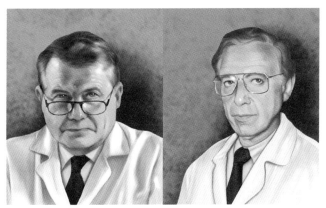

▲ Luc Montagnier (왼쪽) & Robert Gallo (오른쪽)

Luc Montagnier

- 1982년 어느 날, 프랑스의 한 병원에 시름시름 앓던 환자가 한 명 있었다(나중에 에이즈 환자임이 밝혀지게 된다). 진찰 소견에서 림프절이 주렁주렁 여럿 커져 있었고, 담당 의사는 이 림프절을 떼어내서 파스퇴르 연구소의 Luc Montagnier 박사 팀에 제공한다. 이 연구팀은 이 검체에서 retrovirus를 분리해 냈으며, 염기서열까지 모두 완료했다. 아마도 그 환자의 질병 원인일 것으로 추정하면서 lymphadenopathy associated virus (LAV)라는 이름을 붙여준다. 그리고 이 연구 결과는 1983년 Science지에 실린다. 그런데…

Robert Gallo

- 미국 국립 보건원(National Institute of Health, NIH)의 Robert Gallo 박사 팀이 1984년 5월 Science 지에 HTLV−III (human T−lymphotropic virus III)를 보고하면서, GRID (Gay−related infectious disease; 에이즈라 불리기 전엔 이런 명칭을 사용했음)의 원인 병원체라고 발표한다. 그런데 이 보고서는 앞서 발표된 Montagnier 팀의 논문과는 뉘앙스와 문맥적인 면에서 미묘한 차이가 있었다. 앞서 Montagnier 팀의 논문에 발표된 LAV는 원인 병원체로 '추정'되었지만, Gallo 팀은 LAV와는 달리 자신들이 보유한 바이러스를 가지고 원인 병원체로 '결론'을 내렸던 것이다.

　　다시 말해서, Gallo 팀은 GRID(즉 에이즈)의 원인 바이러스를 자기들이 먼저 규명했다고 공표한 것이다. 이는 retrovirus 분야에서는 Montagnier에 비해 Gallo의 위상이 더 높다는 점에도 영향을 끼치긴 했을 것이다.

Gallo는 interleukin-2를 발견하고 사용하여 T 세포 기르기를 비롯한 각종 면역 연구에 결정적인 돌파구를 열었으며, 이미 HTLV-I과 HTLV-II를 발견하고 확립한 바 있으니 NIH의 간판 스타는 물론이고, retrovirus 연구 분야의 지존이 되기에 충분했다. 그러니 이번에 발견한 retrovirus를 HTLV-III로 명명한 것도 무리는 아니었다.

불미 갈등

• 문제는 이 HTLV-III와 Montagnier의 LAV의 염기서열이 놀라울 정도로 유사하다는 것이다.

따라서 Montagnier를 필두로 한 파스퇴르 연구소 사람들이 발끈하지 않을 수 있었겠는가?

이는 연구소 대 연구소의 싸움 정도가 아니라 아예 프랑스 대 미국의 자존심 싸움으로 확대된다.

결국 1990년 11월 NIH 산하의 The Office of Scientific Integrity, 우리나라로 말하자면 과학 혹은 연구 진실성 위원회에 해당하는 기구가 이 두 팀의 연구 결과에 대한 정식 검증에 들어간다.

검증과 결론

· 검증 결과, 1993년 Nature 지 6월 3일자(volume 363)에서 최종 판결을 발표한다.

The origin of HIV-1 isolate HTLV-IIIB

Sheng-Yung P. Chang, Barbara H. Bowman, Judith B. Weiss, Rebeca E. Garcia & Thomas J. White*

Roche Molecular Systems Inc., 1145 Atlantic Avenue, Alameda, California 94501, USA

THE striking similarity between the first two human immunodeficiency virus type 1 (HIV-1) isolates Lai/LAV (formerly LAV, isolated at the Pasteur Institute[1,2]) and Lai/IIIB (formerly HTLV-IIIB, reported to be isolated from a pooled culture at the Laboratory of Tumor Cell Biology (LTCB) of the National Cancer Institute[3,4]) provoked considerable controversy in light of the high level of variability found among subsequent HIV-1 isolates[5]. In November 1990, the Office of Scientific Integrity at the National Institutes of Health commissioned our group to analyse archival samples established at the Pasteur Institute and LTCB between 1983 and 1985. Retrospective analyses[6,7] have shown that contamination of a culture derived from patient BRU by one from patient LAI was responsible for the provenance of HIV-1 Lai/LAV; the contaminated culture (M2T-/B) was sent to LTCB in September 1983[6,7]. Our goals were to determine which HIV-1 variants were present in the samples and the sequence diversity among HIV-1 isolates from the earliest stages of the AIDS epidemic. We examined archival specimens and report here the detection of six novel HIV-1 sequences in the cultures used to establish the pool: none is closely related to HIV-1 Lai/IIIB. A sample derived from patient LAI contained variants of both HIV-1 Lai/IIIB and HIV-1 Lai/LAV, and a sequence identical to a variant of HIV-1 Lai/IIIB was detected in the contaminated M2T-/B culture. We conclude that the pool, and probably another LTCB culture, MoV, were contaminated between October 1983 and early 1984 by variants of HIV-1 Lai from the M2T-/B culture. Therefore, the origin of the HIV-1 Lai/IIIB isolate also was patient LAI.

(출처: NATURE – VOL 363 – 3 JUNE 1993)

"Gallo의 바이러스는 Montagnier 연구실에서 온 바이러스다, 땅땅땅!"

이렇게 결론이 나고 말았다.

얼핏 보면 Gallo가 '절도'를 한 것처럼 보이겠지만, 사실 Gallo 팀은 그 어떤 악의도 없었고, 되려 억울한 면이 많았다. 도대체 이 두 연구진들 사이에 무슨 일이 일어났던 것일까?

다시 1983년 그때로 시간을 되돌려서 Montagnier가 LAV를 자랑스럽게 발표하던 국제 학회장으로 가 보자.

학회란 발표의 장이기도 하지만 교류의 장이기도 하다. 프랑스에서 발표한 새로운 retrovirus를 보고 Gallo가 그냥 지나갔을 리가 있는가? 발표 후 coffee break 담소 시간에 Montagnier와 우호적인 대화가 오갔을 것이고, 그때 프랑스 검체를 NIH로 보내주면 자기 연구에 좋은 참조가 될 것이라며 바이러스 검체를 요청했겠지. 과학자들 사이에서는 너무나 흔한 일이었던 만큼 Montagnier는 흔쾌히 Gallo의 부탁을 들어준다. 문제는 바로 여기서 시작된 것이었다. 물론 Gallo팀은 프랑스 바이러스를 진짜 참조용으로 하고, 자신들이 보유한 바이러스들로 본 실험을 진행했을 것이다.

그런데 실험해 보신 분들이면 잘 알겠지만, 바이러스를 실험할 때에는 오염 때문에 종종 골탕을 먹는다. 그래서 조심에 조심을 기울이지만, 그럼에도 불구하고 바이러스 오염은 적지 않게 발생한다. 하필이면 Gallo 실험실이 그렇게 당했던 것.

프랑스 바이러스가 Gallo 연구팀 보유의 바이러스들을 오염시켰던 것이다. 결국 Gallo 연구팀은 본의 아니게 프랑스 바이러스로 실험을 진행하고 결론을 낸 셈이었다.

화해

• 한때 서로 극심하게 으르렁댔지만, 그래도 나름 배웠다는 점잖은 박사님들인데 언제까지나 싸우고 있을 리는 없다. Gallo와 Montagnier는 이후 적개심을 풀고 서로를 바이러스 발견자로 인정해 주며, 연구도 같이 진행하는 아름다운 행보를 보여준다. 2002년 Science 지 11월 29일자에는 각자 한 편씩의 HIV 발견 역사 내지 회고담을 싣고, 말미에는 공동 저자로서 HIV의 전망에 대한 종설도 사이 좋게 싣는다.

VIEWPOINT: HISTORICAL ESSAY

Prospects for the Future

Robert C. Gallo and Luc Montagnier

(출처: *Science 29 November, volume 298, 2002*)

역시 배우신 선비들은 다르다.

뒤끝 - 2008 노벨상

- 그런데 5년 뒤, 2008년 노벨 의학상이 HIV를 발견한 공로자에게 수여됐는데, Montagnier는 받았으나 Gallo가 소외된다!!! 이 때문에 많은 논란을 불러 일으켰고, Montagnier는 공개적으로 유감을 표시하며 Gallo에게 매우 미안해 했다고 한다.

  Gallo에게도 노벨상을 줘야 한다는 여론이 일었으나 노벨 위원회는 단호했다. 당사자들은 갈등을 풀었지만 노벨 위원회의 시각은 그렇지 않았던 듯하다.

  한편, LAV 혹은 HTLV-III라는 명칭은 일찌감치 폐기되었고 1986년 human Immunodeficieny Virus (HIV)로 정식 이름이 확정되었다.

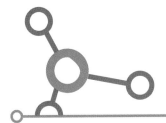

전파 –
원숭이가 준 선물

에이즈는 본질적으로 인수 공통 감염병(zoonosis)이다.

유인원, 즉 원숭이의 바이러스가 종간 장벽을 뛰어 넘어 인간에게 온 것이다. 다시 말해, 원인 바이러스인 HIV는 원숭이가 걸리는 retrovirus인 simian immunodeficiency virus (SIV)가 변형되어 온 것이다. SIV에는 여러 종류가 있는데, 이 중에서도 침팬지의 바이러스(SIV_cpz)가 HIV에 가장 밀접하게 이어져 있다. 그렇다면 침팬지에게는 어떤 SIV가 옮겨 왔을까?

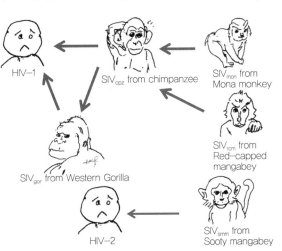

염기 서열로 족보 검사를 해 본 결과, 침팬지는 Mona monkey (SIV_mon)와 Red-capped mangabey (SIV_rcm)로부터 변형된 retrovirus를 받은 것이었다.

> ★ 여기서 돌발 퀴즈 하나. 침팬지의 주식은 무엇일까요?
> 바나나?
> 아니다. 침팬지는 잡식이며, 육식도 즐기는 무서운 놈이다.

침팬지는 다른 종류의 유인원도 잡아먹을 뿐 아니라(그래도 자기보다 큰 고릴라는 못 건드린다만), 같은 종족인 침팬지도 잡아먹는다. 이런 식성 때문에 다른 류의 유인원이 갖고 있는 SIV가 옮을 여건은 충분했을 것이다.

SIV_cpz는 고릴라에게도 전염되어 SIV_gor가 나왔으며(설마 고릴라를 먹는 와중에 전염되었을 리는 없을 것이고, 혹시 고릴라에게 처 맞다가 옮겼을까?), 이 SIV_gor 또한 HIV-1의 생성에 한 몫을 하였다.

한편 Sooty mangabey의 SIV_smm에서는 HIV-2가 유래되었다.

Retrovirus는 여러 종류가 있지만 우리 임상가들은 딱 두 종류만 신경 쓰도록 한다.
- 암을 유발하는 oncovirus (HTLV-1, HTLV-2)
- 그리고 이 강의의 주인공인 lentivirus (HIV-1, HIV-2).

사람의 유전체 내에도 retrovirus의 흔적이 남아 있다. 인류의 기원 초기부터 어찌어찌 기어들어와 정착했을 것으로 추정되는데, 다행히도 증식 능력이 거세되어 버린 처지라 그 어떤 말썽도 일으키지 않는다.

HIV-1을 비롯한 retrovirus는 RNA virus로, 잘 알려져 있다시피 사람의 유전자에 잠입하기 위해 DNA로 변신해야 하며, 이를 위한 수단이 역전사 효소(reverse transcriptase)이다. 이는 정확도가 꽤 떨어지는 편이라서 mutation이 상당히 많이 일어난다. 이 점이 HIV의 입장에서는 인체 면역능을 따돌리고 생존하는 데에 매우 유리한 위치를 선점할 수 있는 이유이다. 또한 HIV 를 겨냥한 vaccine 개발을 거의 불가능하게 하는 기반이기도 하다.

HIV의 유전체에는 여러 유전자들이 있는데, 일단은 딱 3가지만 파악하는게 좋겠다.

- *gag* (group specific antigen)
- *pol* (polymerase)
- *env* (envelop)

그리고 *vpr, vpu, vif, nef* 등등의 잡다한 여러 유전자들이 있는데, 이는 앞으로 이어질 바이러스의 생활사 단계마다 쏠쏠하게 활약하게 되니, 그때 가서 각각 언급하기로 하겠다.

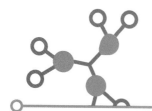

생활사 -
잠입하고, 외투 훔쳐 입고

HIV는 외투를 입은 enveloped virus의 구조를 하고 있다.

가장 바깥쪽에 gp120과 gp41을 삐죽 내밀고, 언제라도 CD4+ 세포가 보이면 달라붙기 위해 호시탐탐 기회만 노린다.

외투 바로 밑으로 살집에 해당하는 matrix 구조가 나온다. 이는 p17이 주로 구성한다. 중심부로 들어갈수록 진짜 핵심들을 만날 수 있다. 일단 바이러스 RNA, 그리고 짬짬이 역전사로 만들어 놓은 DNA 조각들, 역전사효소(RT), integrase, protease 등등을 바리바리 싸 놓고 있다.

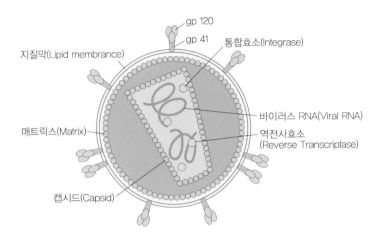

그런데, 외투로 다시 돌아와서 자세히 살펴보면 엉뚱한 구조물이 하나 더 있다.

인간의 major histocompatibility complex (MHC)-Class II 단백질이 버젓이 내밀고 앉아 있는 것.

이거 하나만 봐도 알아차릴 수 있겠지?

HIV가 입은 외투는 인간의 세포 속에서 지내다가 훔쳐 입고 나온 것이라는 것을.

이쯤 되면 HIV의 생활사를 한번 짚어볼 필요가 있다.

또한 에이즈 환자를 진료하려면 HIV의 생활사는 그 무엇보다도 확실하게 파악하고 있어야 한다. 왜냐? 생활사 대목 하나하나가 치료 약제의 과녁이기 때문이다.

먼저, 만나야 한다.

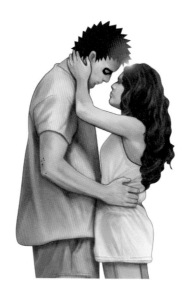

- HIV는 gp120으로 일단 helper T cell의 CD4에 결합한다. CD4는 이 밖에도 대식세포 (monocyte/macrophage), dendritic cell에도 존재한다. 물론 이 세포들에도 가서 달라 붙는다. Dendritic cell의 경우는 DC-SIGN이 gp120가 결합하는 역할을 한다. 그러고 나면 gp120은 모양이 변하면서 주욱 하고 늘어나 CD4 옆에 있는 보조 수용체(co-receptor)인 CCR5 혹은 CXCR4 에도 마수를 뻗히고는 양다리를 걸친다. 이 과정이 HIV 입장에선 매우 중요한데, CD4에만 결합해서는 침투가 성립되지 못하며, co-receptor까지 움켜쥐어야만 비로소 세포 내로 들어갈 수 있기 때문이다. 여기까지 되면 gp120 뒤에 숨어 있던 gp41이 툭 튀어나오면서 세포막에 슬그머니 융합되고 결국 관통하게 되면서 virion이 꿈틀대며 세포 안으로 침투해 들어간다.

← *여기서 HIV 치료의 과녁들 중 하나를 포착할 수 있다. 이 결합을 저지하는 약제가 entry inhibitor다.*

다음 단계로, 침입에 성공하면 제일 먼저 할 일은?
→ 머릿수를 늘려야 한다.

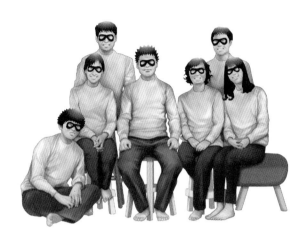

• 그래서 증식을 시작한다. Retrovirus니까 DNA로 변신해야 한다. 이는 HIV가 휴대하고 있던 RT(역전사효소)를 사용해서 수행한다. 그 결과 바이러스 DNA뿐 아니라 여러 HIV 단백질들, p17 속살(matrix) 단백들, 그리고 효소들(RT, integrase) 등등이 꾸러미로 모인다. 이는 숙주의 DNA 로 잠입하기 직전의 모임이라 해서 pre-integration complex라 한다. 이제 본격 잠입 준비가 끝났다.

← *여기도 치료제의 과녁이다. 이 과정을 억제하는 것이 역전사효소 억제제(reverse transcriptase inhibitor)이다. 그런데, 인간 세포도 아주 일방적으로 당하는 것은 아니라서 TRIM5-alpha (tripartite motif-containing proteins)를 내서 이 과정을 억제하려고 한다. 그러나 실제로는 안타깝게도 아무런 저지 역할도 하지 못한다. 한마디로 무용지물.*

그 다음 단계가 통일전선전술
- 마치 한 가족인 것처럼 속여서 잠입한다.

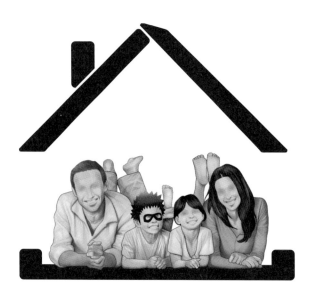

• 이렇게 충분히 만들어진 pre-integration complex는 integrase의 활약을 통해 본격적으로 핵을 통과하여 숙주의 DNA에 마치 한 가족인 것처럼 잠입하여 들어간다. 그리고 나서 잠복기를 가지며 조용히 지낸다. 언젠가 '다시 깨어나거라' 하는 신호가 올 때까지.

←　이 단계에 작용하는 약제가 *integrase* 억제제다(정확히는 *integrase strand transfer inhibitor, InSTI*). 숙주 자체도 이 과정을 저지하려고 안간힘을 쓰며, 이를 위해 내는 물질이 *APOBEC3 (apolipoprotein B mRNA editing enzyme)*이다. 애석하게도 이 물질 또한 실제로는 무용지물. HIV 단백인 *Vif*가 이를 막아주기 때문이다.

결국, 때가 되면 살림 챙겨서 도주한다.

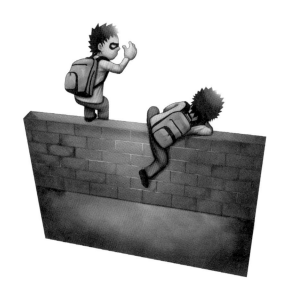

• 숙주 DNA에 잠복해 있던 HIV는 다시 활동하라는 시그널이 오면 잠에서 깨어 도망갈 준비를 시작한다. 자기 유전자들로 전사(transcription)를 하여 mRNA를 만들어 내고, 바이러스 RNA와 각종 단백, 그리고 효소들을 마련한다. 이 모든 것들을 레고 조각 모으듯이 다 모아서 바이러스 완전체 직전까지 만든 뒤, 최후의 퍼즐 조각으로서 세포막을 뜯어 만든 외투까지 입고 나면 완료. 도망갈 준비가 다 되었다.

마지막 터치는 족쇄를 끊는 것이다.

- 세포에서 완전히 탈출하려면 족쇄를 끊어야 한다. 여기서 작동하는 것이 protease이다. 이 효소는 gag-pol precursor를 잘라냄과 동시에 완전한 virion을 만들어 줌으로써 세포로부터 제대로 도망간다.
  - ← 이 효소를 막아주는 약제가 protease inhibitor이다. 숙주 또한 이 최종 도망을 저지하는 물질인 tetherin을 내지만 HIV 단백인 Vpu가 이를 막아내어 무용지물로 만든다.

CD4+ receptor와 co-receptor에 결합
및 융합하여 들어감

↓ 5) Entry 억제제

Reverse transcription (역전사)로 증식

1) NRTI
2) NNRTI ↓

Integration: 숙주 유전체에 침투하여 통합 됨

↓ 3) InSTIs

잠복하다가 mRNA 생성 과정을 거쳐 바이러스 입자 생성
Protease로 다듬은 뒤

4) Protease 억제제 ↓

숙주 밖으로 나감

HIV는
림프절에서 기선 제압을 한다.

결론부터 말하자면,

HIV가 본격적으로 증식하는 곳은 혈액이 아니고 lymphoid tissue이다.

　HIV는 혈액을 비롯한 체액으로 전염되지만, 증식은 혈액이 아니라 림프절 등에서 하는데, 이는 에이즈가 난치병인 근본적인 이유이다. 이것은 HIV 병리 기전의 핵심 중의 핵심이므로 반드시 기억해야 한다.

성행위로 침투하는 경우

HIV는 인체 내로 침투하면 일단 점막에서 Langerhans cell을 택시 삼아 잡아 타고 수시간 내로 무사히 통과한다. 이후 CD4+를 가진 세포들을 갈구하며 탐욕스럽게 찾아 다닌다. 그리고 CD4+ 세포를 만나는 대로, 앞서 설명한 생활사의 순서대로 침투하고 증식하는 것 같지만 사실은 그렇게 원활히 성공하는 것은 아니며, 진짜 정착하려면 뒤에서 설명할 과정을 밟아야 하는 등의 시간이 좀 더 필요하다.

왜냐하면 점막 내에 있는 CD4+ 세포는 HIV가 먹기 좋게 잘 정리돼서 모여 있는 게 아니고 여기에 하나 저기에 둘, 하는 식으로 띄엄띄엄 있기 때문이다. 결국 HIV의 입장에서는 CD4+ 세포가 다량으로 모여 있는 뷔페 같은 곳으로 한시 바삐 옮겨가는 것이 중요하다. 그런 곳이 어디냐 하면, 림프절 등의 lymphoid organ이다.

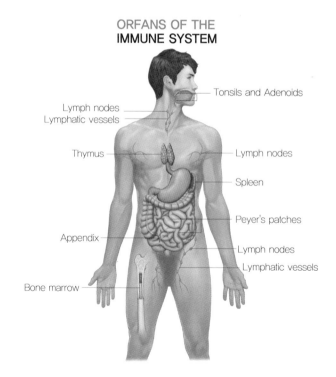

CD4+ 세포에도 두 종류가 있는데, 조용히 쉬고 있는 세포(resting CD4+ cells)와 활발히 활동하는 세포(activated CD4+ cells)가 있다. 전자의 경우는 후자보다 수가 더 많지만, 새 바이러스 새끼들을 낳는 능률 면에서는 후자가 훨씬 높다.

어느 정도 증식하고 나면 장 조직에 연결된 림프절로 흘러 들어가며, 점점 더 전진해 나아가 그렇게도 오매불망 바라던 CD4+ 세포가 뷔페처럼 잔뜩 모여있는 곳, lymphoid organ에 도착한다. 대표적인 곳이 GALT (gut-associated lymphoid tissue)이다. 여기서 드디어 대규모의 바이러스 증식이 폭발적으로 일어나며, 이 단계까지 오면 HIV 감염은 완전히 확립된다. 더 이상 되돌아 갈 수 없는 강을 건넌 것이다.

HIV 감염된 환자가 맨 처음 보이는 급성 HIV 감염증(acute HIV infection syndrome) 증상을 나타내는 시점이 바로 이때이다.

성행위 말고 혈류로 직접 들어오는 경우

수혈 등으로 직접 인체 내로 들어오는 경우는 점막에서의 일차 적응 과정을 생략하고 곧장 지름길로 간다. 일단 혈류 내에서 macrophage 등의 식균 작용하는 면역세포들에 의해 모두 체포된다. 문제는 체포만 될 뿐이지, 각 세포들 속에서 죽지 않고 무사히 살아남아 lymphoid organ에 도달한다는 것이다. 그리고 더 널리 퍼진다. 거기에 도달하면 역시나 CD4+ 세포들이 뷔페처럼 잔뜩 모여 있고, 이후의 과정은 위에서 기술한 바와 같다.

그래서 성행위로 인해 HIV 걸리는 확률보다 수혈에 의해 걸리는 확률이 훨씬 높은 것이다. 다행히 현재는 수혈에 대한 사전 점검이 엄격하게 행해지기 때문에 수혈 과정에서의 HIV 감염 사고는 매우매우 드물다.

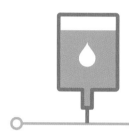

청산을 확실히 못하면 화근이 되는 법

"잘 봐. 닭 잡을 때 한 번에 끝내지 못하면 이렇게 푸드덕거리는 법이거든?"
- 박중훈(우형사役), 영화 〈인정사정 볼 것 없다〉 중에서.

급성기를 경과하고 약 12주가 흐르면 HIV는 잠복기에 들어선다. 사실은 가짜 잠복기이지만, 이는 뒤에서 다시 언급하도록 하겠다. 잠복기로 들어서는 이유는 HIV가 착취할 거리도 더 이상 없고, 인간 host도 어느 정도 반격을 시작하기 때문이다. 그래서 일종의 평형이 자연스럽게 이루어진다.

문제는 host의 반격, 즉 면역능을 통한 바이러스 제거가 속 시원히 완벽하게 이루어지는 게 아니라는 점이다. 어느 정도는 되지만 HIV는 여전히 건재하며, 동시에 면역능은 계속 성이 난 상태(chronic immune activation)이다. 게다가 HIV의 입장에서는 숙주의 면역능이 활성화되어 있는 것이 증식과 유지에 오히려 유리하다. 그리고 활성화된 면역능은 올바르게 작동되는 게 아니고 엉뚱하고 엇나가는 방향으로 유도된다(aberrant immune activation). 그와 동시에 바이러스는 은밀하고 위대하게 CD4+ 세포를 꾸준히 죽이면서 10년 내외의 긴 세월 동안 숙주의 면역능을 눈치채지 못하게 고갈시키는 것이다. 그리하여 겉 보기엔 아무 일도 일어나지 않는 평화로운 잠복기 같지만 실상은 평화를 가장한 가짜 잠복기를 보내게 된다. 이를 병원체가 아무 일도 하지 않는 진짜 잠복기인 microbiological latency와 구분 짓기 위해 임상적 잠복기(clinical latency)라 한다. 사실상의 가짜 잠복기인 셈이다.

잠복기 동안 HIV가 하는 은밀한 수작들은 CD4+ 세포들을 쥐도 새도 모르게 꾸준히 죽이는 것과 더불어, 숙주의 면역이 계속 시도하는 단속으로부터 빠져 나오는 짓(evasion)이 주종이다. Evasion이란 단어를 사전에서 찾아보면 '당연히 해야 할 의무나 받아야 할 대가를 교묘하게 피하는 짓'으로 정의되어 있다. 탈세(tax evasion)가 대표적인 예라 할 수 있다.

HIV의 경우에는 남의 구역에 침입해 들어왔으니, 그 숙주의 면역이 단속 나오면 순순히 잡혀 주어야 함에도 불구하고 이리저리 도망을 친다. 이를 immune evasion이라 하는 것이다.

그럼 단속을 어떤 식으로 미꾸라지처럼 살살 다 빠져나갈까?

우리는 지난 날의 그 바이러스가 아니라고!

· 맨 처음에 침입해 들어온 바이러스를 '창립자 바이러스(founder virus)'라는 약간은 유머러스한 호칭으로 부른다. 이 바이러스는 끊임없이 증식하고, 그것의 자손들은 조상과는 점점 다른 유전자 염기서열의 부류로 변해간다. 이는 너무나 당연한 것이, retrovirus 자체가 역전사를 하면서 원본과의 오차가 점차 늘어나고 축적되기 때문이다. 이런 '실수'로 인한 돌연변이가 바이러스의 생존에는 너무나 유리하게 작용한다. 이들을 매 세대마다 CD8+ 세포들이 죽이는데, 그 와중에 살아남는 돌연변이들이 나오면서 점차 축적되어 그 수가 늘어날 것이다. 그리고 살아남고 축적된 후손들은 그들 나름대로 돌연변이를 일으키고 이는 또 다시 축적된다. 이런 기전이 지속되다보면 숙주 면역이 반격 속도보다 바이러스의 변이가 더 빠르고 양적으로도 많아져서, 이 경주의 최종 승자는 바이러스가 된다. 같은 맥락으로, 바이러스들을 중화(사실은 무력화)시키는 항체들 또한 궁극적으로 무용지물이 된다.

하얗게 불태웠어. – CD8+의 장렬한 최후.

• 바이러스에 감염된 세포는 HLA-class I의 매개로 CD8+ 세포를 불러서 자기를 처리
하게끔 한다(물론 감염된 세포가 품고 있는 바이러스까지). 그러나 인해전술에는 장
사가 없는 법. CD8+ 세포의 증가세보다 바이러스의 증가 규모가 월등하게 압도적이
고, CD8+ 세포가 미처 인지하지 못하여 처리가 되지 않은 돌연변이가 바이러스의 규모
까지 더해져서, '불완전'하게 처리된다. 이것이 축적되다보면 결국 바이러스가 승리할
수밖에 없다. 또한 꾸준한 바이러스 증식의 영향으로 필요 이상의 면역 활성화가 되어
CD8+ 세포가 과로에 시달려서 오동작을 한다. 그리고 감염된 세포를 죽이는 과정은
그 세포와 CD8+ 세포가 같이 죽는 것임을 의미한다.

그 과정에서 PD-1 (programmed death) molecule의 매개로 CD8+ 세포가 apoptosis로 빠
지게 되고, 그 결과 CD8+ 세포들이 고갈된다. 한마디로 전투에서는 분명히 이겼는데, 전
사자가 너무 많아서 결과적으로는 승자도 패망하는 '피로스의 승리' 현상인 셈이다.

안전가옥

• 그리고 HIV는 침입 초기에 상당수가 숙주 면역이 작동하지 않는 비무장 지대
(immunologically privileged sites)로 먼저 들어간다. 이런 안전 가옥의 대표적인 장소
가 중추신경계이다. 그래서, 만에 하나 뇌를 제외한 신체의 모든 곳에서 HIV가 완
전히 전멸하는 사태가 벌어지더라도(실제로 그런 일은 안 일어나지만), 최후의 저항군
은 남아 있게 된다. 또한, 중추신경계에 자리잡은 HIV는 훗날 에이즈 치매의 원인
으로 작용한다.

내가 감염된 사실을 알리지 마라.

- 앞서 언급했듯이, 바이러스에 감염된 세포는 HLA-Class I molecule을 통해 자신이 감염되었음을 알리고 CD8+ 세포를 부른다. 그러나 HIV도 가만히 있지는 않아서, Nef, Tat, Vpu 단백질 등을 통하여 HLA를 세포 표면에 삐죽삐죽 내밀 수 없게끔 막는다. 그 결과 CD8+ 세포는 감염된 세포를 인지 못하고 그냥 지나친다. 물론 숙주도 바보가 아니어서, HLA-class I molecule이 삐쳐 나오지 않은 세포는 자연살해세포(natural killer cell; NK cell)가 처리하는 걸로 보완한다.

NK cell은 2개의 receptors를 가지고 일을 벌입니다.

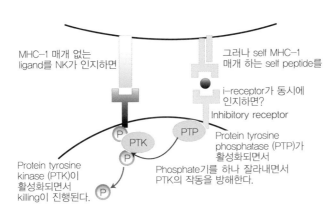

MHC-1 매개 없는 ligand를 NK가 인지하면

그러나 self MHC-1 매개 하는 self peptide를

i-receptor가 동시에 인지하면?

Inhibitory receptor

Protein tyrosine phosphatase (PTP)가 활성화되면서

Protein tyrosine kinase (PTK)이 활성화되면서 killing이 진행된다.

Phosphate기를 하나 잘라내면서 PTK의 작동을 방해한다.

결과적으로, 정상적인 self-MHC-1을 인지하면, killing을 하지 않게 된다.

그러나 이 보완책은 CD8+ 세포에 비해서 그 규모가 훨씬 적기 때문에 충분히 보충되지 못한다. 결국 HLA-class I이 삐져나오지 못한 세포들 몇몇은 NK-cell에 의해 죽겠지만, 전체 수지 타산을 따져보면 더 많은 수의 세포가(즉 바이러스가) 살아남는다.

최대한 자신을 감춘다.

• 바이러스의 표면 envelope에 있는 gp120과 gp41은 중화항체(neutralizing antibody)의 과녁이다. 그래서 바이러스는 항체로부터 이 과녁을 최대한 보호하려 한다. Envelope의 단백 서열을 과도하게 바꾸거나 glycosylation, 즉 탄수화물을 envelope에 과도할 정도로 떡칠을 해서 최대한 감춘다. 또한 항체가 와서 결합할 항원, 즉 neutralizing epitopes를 항체가 인지하지 못하게 최대한 가린다.

항체 말이 났으니 말인데, 본질적으로 항체란 이름 그대로 항원을 처리하기 위한 꿩 잡는 매이다. 그런데, HIV/AIDS 환자에서 항체는 본연의 임무를 하지 못하고 그냥 '아, 바이러스가 거기 있구나' 하고 알려주는 표지자 역할밖에 못한다. 그렇다면 항체는 무용지물, 겉치레일 뿐인가?

반은 맞고 반은 틀리다.

이 항체들은 바이러스와 일대일로 대결시키면 훌륭하게 바이러스를 처리하는 능력을 보인다. 그러나, 앞서 언급했듯이 항원 자체가 변하거나 감추거나 해서 실제로는 제대로 작동하지 못한다. 그런데, HIV 환자의 약 20%에서는 항원이 변이하건 말건 모두 효과적으로 무력화시킬 수 있는 광범위 항체(broadly neutralizing antibodies)를 만들어 낸다. 솔깃하신가? 그러나 안타깝게도 현실은 잔인하다.

이렇게 훌륭한 항체는 최소 2년에서 3년은 거쳐야 완제품이 생성된다. 그때쯤이면 항체를 만들어야 할 B cell은 이미 고갈된 이후이기 때문에 생산도 제대로 할 수 없게 된다. 한마디로 실전에서는 숙주에게 아무런 기여도 못하는 뒷북이 되는 것이다.

그리고 CD4+ 세포는 HIV에 의해 꾸준히 죽어 나가면서 빠르면 2년, 늦으면 10년쯤 해서 파국이 오는 임계점을 향해 서서히 다가간다. 동시에, HIV는 심산유곡으로 숨어들어가 reservoir를 구축한다.

바이러스는 이렇게 잘 지낸다 치고, 숙주는 도대체 무얼 하고 있단 말인가?

숙주가 하는 일 - 빗나간 반격

물론 숙주는 최선을 다한다. 면역 활성화와 염증으로 반격을 하는 것이다. 문제는 이게 오작동을 한다는 것이며, 그 결과 오히려 바이러스의 병리기전이 더욱 순조롭게 진행된다는 점이다.

앞서 언급했듯이, 숙주의 면역 체계가 작동을 시작하여 원인 항원들을 완전히 제거해야 완벽한 평화시기로 돌아올 수 있는 법이다. 그러나 HIV는 모든 수단을 동원해서 숙주의 면역능을 최대한으로 피하고, 꾸준히 살아남아 계속 증식한다. 그 결과로 숙주의 면역능은 임무를 다 끝내지 못하고 끊임없이 바이러스의 게릴라 전에 시달려서 지루한 장기전에 들어간다. 이러한 장기전은 HIV뿐 아니라 그의 동맹군들, 예를 들어 herpes virus 계통들, adenovirus, B형 간염 바이러스, 결핵균 등도 게릴라 역할을 하기 때문에 면역계는 이로 인한 만성적인 면역 자극을 받음으로써 피로에 지쳐가게 된다.

또한 바이러스의 출발점인 점막 장벽의 교란에 의하여 장 점막에 사는 균들이 쓸데없이 점막을 떠나 전신으로 퍼지게 된다. 이를 microbial translocation이라 한다. 그 결과로 이 균들에 의하여 또한 중단 없는 면역 자극을 받게 되는 것이다. 한마디로 설상가상인 셈이다.

한편 면역능이 어긋나게 작용하면서 일종의 자가면역 질환 현상이 나타나며 심혈관계나 간, 신장, 중추 신경계 등이 만성 질환에 시달리며, 암이나 당뇨도 동반될 수 있다.

환자의 일생(치료받지 않을 경우)

자, 그럼 지금까지 공부한 HIV의 병리기전을 종합하여, HIV/AIDS 환자가 감염 이후 치료를 받지 않고 지내면 어떻게 되는지를 요약 정리해 보자.

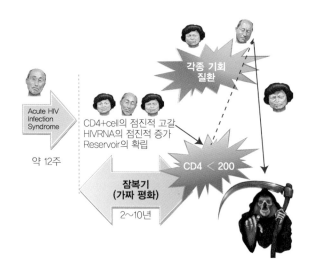

Acute HIV infection syndrome

• HIV가 체내에 침투해 들어와서 정착을 하고 전신에 퍼지면 약 12주에 걸쳐 비특이적인 전신증상이 나타난다. 열이나고 림프절이 커져서 여기저기 만져지고, 온 몸이 아프고, 설사하고, 등등… 이 시기가 지나면 다시 조용한 잠복기가 이어진다.

잠복기

• 증상만 나타나지 않을 뿐이지 HIV는 은밀하게 신체를 갉아 먹는다. 짧게는 2년, 길게는 10여 년을 조금씩 갉아 먹으니 눈치를 챌 수 없다. 결국 티끌 모아 태산이 되어 CD4+ 세포는 더 이상 버틸 수 없는 임계점까지 도달한다. 이 수치가 대략 200개 미만이 되는 순간이다.

　　그 순간!

본격 AIDS 시기

• 각종 기회감염, 기회질환이 빵빵 터진다. 여기서부터 비로소 AIDS라고 호칭할 수 있다. 앞으로 설명할 Pneumocystis 폐렴, Kaposi 육종, 등등 각종 기회 감염에 시달리다가 결국 죽음을 맞이한다.

　　이 timeline은 에이즈 환자를 진료하는 데 있어서 매우 중요한 로드맵이다. HIV/AIDS 환자를 처음 만나게 될 때 항상 받는 질문인 "이게 치료가 됩니까?"에 대한 훌륭한 답변 자료가 되기 때문이다. 내 경우는 종이와 볼펜을 들고 이 로드맵을 그려가면서 환자에게 설명을 한다.

　　"그 몹쓸 바이러스를 몸에서 완전히 쫓아내지 못한다는 것 정도는 상식으로 알고 계시죠?"

　　"……네."

　　"그런데 환자분께서는 증상이 없었잖아요? 그러니까 지금 에이즈기로 접어드신 셈인데, 저의 치료 목표는… 자, 이 그림을 잘 보세요. 이렇게 다시 잠복기로 시간을 되돌려서 환자분을 여기다 끌어다 놓는 데 있습니다."

"⋯⋯네."

"그런데 이번에 끌어다 놓는 잠복기는 치료를 받지 않던 잠복기와는 본질적으로 다릅니다."

"⋯⋯네?"

"이전 잠복기는 환자분의 면역능이 파괴됨과 동시에 바이러스는 증가하던 시기였다면, 치료약을 쓰면서 되돌려 놓은 잠복기는 그 반대로 조성되지요. 바이러스는 진압하면서, 그 틈에 면역능은 어느 정도 회복되는 것이지요."

"아⋯⋯."

"엄밀히 말해서 **잠복기라기보다는 평생 평화 공존기**라고 하는게 더 맞겠네요.
어때요? 비록 바이러스는 멸절시키지 못하지만, 병들기 전과 다름없는 정상 생활을 할 수 있다는 겁니다. 괜찮은 조건 아닙니까?"

"그렇네요. 그런데⋯⋯ 저는 앞으로 얼마나 살까요?"

"글쎄요⋯⋯ 상황에 따라 다르겠지만 사고만 아니라면 평균 수명만큼 살지 않을까요? 그리고 요즘은 한 웅큼 약을 주던 과거와는 달리 한 알짜리 약으로 드립니다. 나쁘지 않죠?"

"네⋯⋯."

물론 현실을 부정하며 치료를 거부하는 이도 가끔씩 있지만, 이렇게 그림을 그려 가면서 대화를 나누다보면 대부분 잘 따라온다. 그래서 이 임상경과 요약 도표가 중요한 것이다.

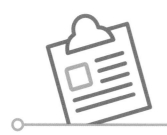

우리가 몰랐던 동아시아

HIV/AIDS 환자는 얼마나 있을까?

구미 각국과 아프리카, 그리고 동남아시아에 많은 건 누구나 다 아는 사실이고, 정작 궁금한 건 우리나라가 속해 있는 동아시아의 유병률이다. 그나마 동아시아는 다른 대륙에 비해 유병률이 높지는 않아서 청년층의 0.1% 정도로 추산하고 있다. 그러나 말이 0.1%이지, 세계 최고의 인구 대국 중국이 버티고 있기 때문에, 실제 머릿수로는 굉장히 많다고 할 수 있다.

우리나라는 대략 1만 명 정도로 추정하면 될 것이다.
즉, 대한민국 국민 만 명당 2명⋯ (10,000 ÷ 50,000,000)

적어 보이는가? 인구 50만 명쯤 되는 지방 중소도시 하나를 상상해 보면, 그 도시에 대략 100명 정도가 있다는 추산이 나오니, 생각보다 적지 않은 수인 셈이다.

일본은 약 2만 명 정도로 추산된다. 우리나라보다 인구도 갑절 이상인 데도, 생각보다 많지 않은 것이 의외다. 반면, 대만은 우리보다 인구가 적음에도 불구하고 3만 명을 넘어간다.

그리고 중국. 역시 대륙의 스케일은 타의 추종을 불허해서, 2018년 현재 공식적으로 80여만명을 상회하고 있으며 머지않아 최고 150만 명을 넘어갈 것으로 추산하고 있다. 1985년에 처음 에이즈가 발생한 이래, 주로 시골 지역에서 발생하였던 양상도 변화해서 최근에는 대학생층에서 많이 발생하고 있다. 중국 당국은 아프리카 유학생들의 대거 유입과 관련 있을 것으로 추정하고 있다. 유라시아, 동남아뿐 아니라 아프리카까지 영향력을 발휘하는 Belt-and-Road initiative 정책의 부산물이라고나 할까.

마지막으로 북한인데,

세계보건기구 WHO와 UNAIDS에서는 2006년도 발표 시 에이즈와 살고 있는 사람들(people living with HIV/AIDS)이 100명 미만 정도로 추산하고 있었으나, 북한 당국은 현재 단 한 명도 없다고 공식 발표하고 있다. People living with HIV/AIDS, 혹은 PLWHA란 HIV에 감염되어 있거나 에이즈가 발병한 이들을 통틀어서 칭하는 용어다. 쉽게 말해서 'HIV/AIDS 감염인'이란 뜻인데, 차별을 하지 말자는 뜻에서 'patient, 환자'라는 말을 의식적으로 쓰지 않고 'people'로 치환하여 쓰는 것이다. 이 보고서에서의 PLWHA가 순수 북한 주민인지, 아니면 북한에 들어온 외국인까지 포함한 것인지 여부에 대해서는 명시가 되어 있지 않다. 후자가 맞다면 북한 당국의 공식 발표도 맞다는 의미가 된다.

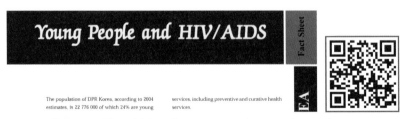

(출처: WHO – 원문 보시려면 http://apps.searo.who.int/PDS_DOCS/B0367.pdf)

이는 어디까지나 10년 전 자료이며, 2018년 현재까지 update가 단 한 번도 되지 않았다. 강산이 적어도 한 번은 변했을 기간이니, 어느 쪽 주장이 맞을지는 알아서 판단하시길.

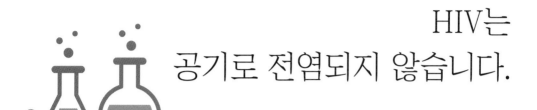

HIV는
공기로 전염되지 않습니다.

HIV AIDS는 오로지 혈액과 체액으로만 감염되며
공기로는 절대(로) 전염되지 않는다.

HIV Is <u>NOT</u> Transmitted By

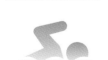

| Air or Water | Sativa, Sweat, Teears or Closed-Mouth Kissing | Insects or Pets | Sharing Tollets, Food or Drinks |

체액이라 해도 침이나 땀으로 전염되는 건 불가능하다.

왜냐하면 HIV가 전염되려면 상당한 양의 바이러스 용량이 필요하기 때문이다.

이를 근거로 보면 에이즈 환자와는 악수를 하거나 포옹을 해도 전염될 우려를 할 필요가 없다.

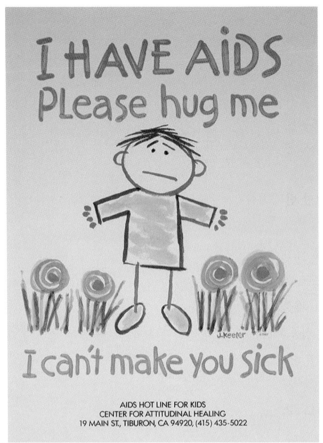

(출처: *https://www.nlm.nih.gov/exhibition/survivingandthriving/digitalgallery/detail-A028344.html*)

약간의 우스개이지만, 모기가 환자의 피를 빤 후 주변의 다른 사람을 흡혈하면 옮을 수도 있지 않느냐는 우려도 한때 진지하게 논의된 사항이었다. 이 또한 전염이 불가능한 게, 모기가 최대한 흡혈을 해 봐야 1 cc도 되지 않는 용량이다. 이 양으로 타인에게 HIV를 옮긴다는 것은 터무니없는 말이다.

혈액을 비롯한 체액으로 전염되는 경로에는 다음과 같은 경로들이 있다.

✳ 성접촉

생각보다 높지 않다. 항문 성교일 때는 1만 회당 11건(삽입하는 입장)에서 138건(삽입 당하는 입장), 남녀 교합일 경우는 1만 회당 4~8건이다.

항문 성교를 당하는 경우를 제외하면, 나머지 성행위들의 경우는 크게 잡아도 대략 1,000회당 1건 내외 보면 된다.

✳ 주사기를 통해 혈관에 직접 침투

- **수혈 ← 1만 번의 노출에서 9,250건의 확률이므로 가장 높다.**

성교와는 비교도 되지 않을 만큼 막대한 양의 바이러스가 직접 들어오기 때문이다. 또한, 앞서 병리기전에서 설명했듯이, 바이러스는 CD4+ 세포를 조종해서 최대한 증폭하는데, 혈류로 곧장 들어옴으로써 이 CD4+ 세포들이 드문드문 있는 점막에서의 체류 과정을 생략하고 곧장 lymphoid organ(점막보다 CD4+ 세포가 훨씬 오밀조밀하게 집중적으로 모여 있음)으로 직행하여 더욱 크게 증폭이 되기 때문이다.

대표적으로 미국의 세계적인 테니스 선수이자 국가대표 감독까지 역임했던 아서 애쉬의 사례가 있다. 워낙 모범적인 생활을 한 위인이라 에이즈에 걸린 것에 모두들 의아해 했으나, 수혈에 의해 전염되었음이 밝혀진다. 그의 사후에 수혈에 의한 에이즈 예방에 힘쓰는 아서 애쉬 재단이 설립되는 계기가 되었으며, 사전 점검을 철저하게 시행하는 체계가 정립됨으로써 현재는 수혈로 인한 감염 사례는 확연히 줄어들었다.

✳ 약물 남용과 주사기 공유 ← 63건/1만 회

수혈보다는 들어오는 바이러스의 양이 적어서 상대적으로 낮지만, 성교에 의해 들어오는 양보다는 훨씬 많기 때문에 감염 확률이 더 높다.

✳ 의료진의 주사바늘 찔림 사고 ← 23건/1만 회

이에 대해서는 후반부에 강의할 노출 후 예방에서 다시 자세히 다루도록 하겠다.

✳ 출산

임신 기간 동안 바이러스가 태반을 침투하는 게 아니고, 출산하는 순간에 집중하여 태아에게 전염된다. 그러므로, 출산 전후해서 집중적으로 예방하는 것이 핵심이다.

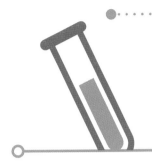

HIV양성이면
감염이 맞는가?

HIV 검사는 1차로 ELISA를 시행한다. 양성이 나오면 한 차례 더하고, 계속 양성이면 Western blot 검사로 확진 여부를 정한다.

HIV-ELISA에서 음성이면 그걸로 상황 끝! 감염 아니다.

정 불안해서 잠복기 진입 직전의 12주에도 검사해서 음성이면 끝! 감염 아니다.

HIV ELISA는 민감도, 특이도가 100%에 수렴하므로 거짓 음성이 거의 제로, negative predictive value도 100에 가깝기 때문이다(음성으로 나옴에도 불구하고 불안감에 여러 병원에서 수 차례 헛되이 검사하시는 분들이 종종 있다. 안 그래도 되는데……).

Western blot에서 음성이면 역시 상황 끝이며 양성이면 감염 확정이다.

여기서 주의해야 할 점은 HIV ELISA는 민감도 특이도가 모두 97~99%에 달하는 우수한 검사임에도 불구하고, HIV ELISA 양성이라 해서 HIV 감염자로 속단하면 안된다는 것이다.

얼핏 보면 높은 민감도 특이도 때문에 양성자로 확정해도 될 것처럼 보이지만, 실제로는 그렇게 간단하지 않다. 주된 이유는 검사 대상 질환의 유병률이 높지 않기 때문이다. 그래서 검사 결과가 양성으로 나오더라도 그 질환에 걸렸을 정확한 확률을 구하려면, 유병률(prevalence; PR)까지 고려한 post-test probability로 계산해 봐야 한다(소위 베이즈 통계되시겠다).

post-test probability = (PR × sensitivity) / [PR × sensitivity + (1−PR) × FPR]

PR: prevalence,

FPR (위양성률): false-positive rate = 1 − specificity.

HIV ELISA의 민감도가 100%, 특이도가 95%로 매우 우수하다고 하자. 위양성률은 1−특이도 = 5%이다. HIV 국내 유병률은 인구 5천만 명당 1만 명, 즉 0.02%로 하자(계산하기 쉬우라고).

post-test probability = (0.0002 × 1.0) / {0.0002 × 1.0 + (1 − 0.0002) × 0.05} = 0.004

즉, 이 검사에서 양성일 때 실제로 HIV에 걸렸을 확률은 0.4%이다.

따라서, 1차 HIV ELISA에서 양성이 나온 환자가 있으면 조용히 Western blot 검사를 의뢰하고, 최종 결과가 나올 때까지 해당 환자는 다른 환자와 차이 없이 무덤덤하게 대하도록 한다.

"어휴, 1차 검사를 했더니 환자분께서는 에이즈 양성입니다"라고 성급하게 말하지 마시길.

통보 받은 환자가 그 순간부터 스트레스에 시달리는 건 차치하고라도, 나중에 위양성임이 밝혀지고 난 이후의 사태를 감당할 자신이 없다면 말이다.

Western blot은 HIV의 핵심적인 단백질들을 잡아내는 것으로, 양성이면 확진이다. p24,

gp41, gp120/160 중 2개만 맞으면 양성으로 판정되며, p31이 음성이면 위양성일 가능성이 높다.

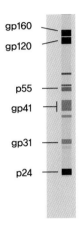

이건 국가 기관에서 판단할 기준이니까 우리 임상의들은 신경 쓰지 않아도 되지만.

Western blot이 확진되고나면 HIV 감염인으로 확정되어 본격 치료가 시작된다. 가장 곤혹스러운 상황 중 하나는 HIV/AIDS가 드디어 확정된 환자분에게 "당신은 HIV에 걸렸습니다"라고 맨 처음 말해 줘야 하는 순간일 것이다. 실제로 첫 선고(?)를 받고 대성통곡하면서 재검하겠다고 떼쓰는 분이 한 분 있었고, 죽어버리겠다며 입원하고 있던 병원 밖으로 무단 이탈하신 분도 한 분 있었다(하루 만에 돌아와서 지금은 내 외래로 잘 다니신다).

그러나, 참 의외인 게 대부분의 환자들은 이미 다 짐작하고 있었다며 초연하게들 받아들인다.

아마 그동안 자기가 걸어온 길(?)도 있고 해서 거의 확신들을 하고 있었던 것 같다. 어쨌든, 대부분이 침착하게 반응하고, 긍정적으로 치료에 임하겠다고 해 주시니 그저 고마울 따름이다. 그러고 보면 정작 더 신경 써야 할 것은 선고가 아니고, 보안 유지이다.

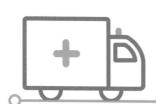

Stage 3만 에이즈;
나머지는 HIV 감염인

HIV/AIDS의 진단은

- 일단 HIV가 확정되어야 하고
- 다음 기준이 맞으면 AIDS (=Stage 3)이다.

CD4+ 세포가 200/㎕ 미만(혹은 14% 미만)이거나
AIDS defining illness에 하나라도 해당하거나.

HIV 양성만 맞고 나머지가 맞지 않으면 AIDS가 아니고 HIV 감염인이다. 이건 확실히
구분짓고 시작하도록 한다.

Stage1은 CD4+ 세포 수가 500/㎕ 이상 (≥26%),

Stage2는 CD4+ 세포 수가 200~499/㎕ (14~25%)
를 기준으로 하지만, 치료 시작하는 건 어차피 똑같다.
Stage3에 들기 위한 AIDS defining illness는 다음과 같다.

- Bacterial infections, multiple or recurrent (6세 미만에서만)
- Candidiasis of bronchi, trachea, or lungs
- Candidiasis of esophagus
- Cervical cancer, invasive
- Coccidioidomycosis, disseminated or extrapulmonary
- Cryptococcosis, extrapulmonary
- Cryptosporidiosis, chronic intestinal (>1 month's duration)
- Cytomegalovirus disease (other than liver, spleen, or nodes), onset at age >1 month
- Cytomegalovirus retinitis (with loss of vision)
- Encephalopathy attributed to HIV
- Herpes simplex: chronic ulcers (>1 month's duration) or bronchitis, pneumonitis, or esophagitis (onset at age >1 month)
- Histoplasmosis, disseminated or extrapulmonary
- Isosporiasis, chronic intestinal (>1 month's duration)
- Kaposi's sarcoma
- Lymphoma, Burkitt's (or equivalent term)
- Lymphoma, immunoblastic (or equivalent term)
- Lymphoma, primary, of brain
- Mycobacterium avium complex or Mycobacterium kansasii, disseminated or extrapulmonary
- Mycobacterium tuberculosis of any site, pulmonary, disseminated, or extrapulmonary
- Mycobacterium, other species or unidentified species, disseminated or extrapulmonary
- Pneumocystis jirovecii pneumonia
- Pneumonia, recurrent (6세 이상에서만)

· Progressive multifocal leukoencephalopathy
· Salmonella septicemia, recurrent
· Toxoplasmosis of brain, onset at age >1 month
· Wasting syndrome attributed to HIV

　　장황하게 많이도 나열되고 있지만, 하나하나 음미해 보는 것이 좋으며, HIV 환자를 처음 대할 때 이 블랙 리스트에 해당되는 것이 있나 없나를 꼼꼼히 확인해 봐야 한다. 한 마디로 기회 질환(opportunistic disease)들의 향연이며, HIV 자체의 치료뿐 아니라 이 기회 질환도 같이 치료해야 하기 때문이다.

　　그리고 각 질환들의 이름을 보라. 결핵, 재발성 폐렴 등 의외로 흔한 질환들이 많다. 좀 섬뜩하기까지 하다.

　　HIV의 기회 질환, 특히 기회 감염은 항암요법이나 조혈모세포 이식을 받고 면역능이 바닥을 치는 백혈병 등의 혈액종양 환자들의 기회 감염과는 좀 다르게 봐야 한다. 후자는 면역능이 갑자기 다 고갈된 상황이며, 특히 선천 면역(innate immunity)이 다 탕진된 상태이다. 이식의 경우에도 adaptive immunity 또한 완전히 고갈되어 있다. 반면에 전자, 즉 HIV/AIDS는 어느 날 갑자기 면역능이 다 털리기보다는 장기간에 걸쳐 서서히 몰락하였다고 이해하면 된다. 부자 망해도 3년이라고, 정말 극단적인 경우가 아니라면 innate immunity가 조금은 남아 있다. 그러나 adaptive immunity는 완전 엉망이 되어 있기 때문에, 세포 매개 면역으로 막아내던 질환들, 예컨대 결핵이나 거대세포 바이러스 감염증, Pneumocystis 감염, 심지어는 암(주로 림프종)까지 저지를 받지 않고 활개를 치게 되는 것이다.

　　세포 매개 면역의 총 지휘관은 누구?
CD4+ T lymphocyte다.
하필이면 바로 이 지휘관을 HIV가 망가뜨린다.

그래서 CD4+ 세포가 얼마나 남아 있느냐에 따라 호발하는 감염질환이 다양하게 나온다.

CD4+ 세포가 < 200/㎕인 경우

- *Pneumocystis jirovecii* 감염.
- Cryptococcosis

CD4+ 세포가 < 100/㎕인 경우

- **Toxoplasmosis**
- Kaposi sarcoma
- 세균성 폐렴, 특히 녹농균.

CD4+ 세포가 < 50/㎕인 경우

- **비정형 결핵균(NTM) 감염.**
- 거대세포 바이러스(cytomegalovirus) 감염.
- Aspergillosis
- Histoplamosis, Coccidioidiasis ← 다행히 우리나라엔 없어요…

CD4+ 세포 숫자와 무관하게 무차별 공격하는 놈들

- 결핵
- 세균성 폐렴 ← 사실, 꼭 HIV만이 아니다. 면역능 떨어지면 언제라도 공격해 오는 놈이다.
- 림프종(Non-Hodgkin's lymphoma)
- Nonspecific interstitial pneumonitis ← 거의 말기에 나타난다.

굳이 이렇게 구분하는 이유는 크게 두 가지다.

첫째, CD4+ 세포 수에 따라 예방약을 주어야 하기 때문이다.

- 200 미만이면 P. jirovecii 예방을 위해 trimethoprim-sulfamethoxazole (TMP-SMX, Bactrim)을 준다.
- 100 미만이면 Toxoplasmosis를 예방하는데, 다행히도 이때도 bactrim을 주면 된다.
- 50 미만이면 비정형 결핵균을 예방하기 위해 macrolide를 준다.

둘째, 처음 만난 HIV/AIDS 환자가 뭔가를 심하게 앓고 있는데 아직 원인 파악이 되지 않았을 때, CD4+ 세포 수를 단서로 하여 무슨 기회 질환에 걸렸을지 미리 예단하고 조치를 취할 수 있다.

그럼 이제부터 상기 기회 질환들 중에 중요한 것들 몇 가지만 추려서 보기로 한다.

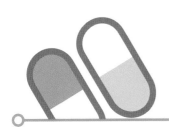

Pneumocystis jirovecii는 합동작전으로 진압한다.

Pneumocystis jirovecii, 폐포자충 폐렴은 HIV/AIDS 환자들을 만날 때 종종 접하는 질환이다. 대한민국의 HIV/AIDS 환자 기회 감염 중에는 결핵이 가장 많다고 공식 보고되어 있지만, 실제 임상 현장에서는 체감상 폐포자충 폐렴이 더 빈번한 것 같다, 물론 내 주관적인 의견일 뿐이다.

학창시절만 해도 폐포자충 폐렴의 원인은 *Pneumocystis carinii*이고, 기생충(원충, protozoa)으로 분류된다고 배웠으나, 이 두 가지 지식은 모두 갈아엎게 된다.

우선, 폐포자충은 기생충이 아니고 진균, 즉 곰팡이로 분류가 바뀐다.

Ribosomal RNA 염기서열이 곰팡이 유형이며, 곰팡이의 특징적인 elongation factor가 있다는 점, cyst의 세포벽 성분에 곰팡이식의 glucan과 chitin이 있다는 점, beta-tubulin이 있다는 점 등등 꼼꼼한 미생물학자들의 깐깐한 재검증에 의해 결국 가문을 바꾸게 된 것이다. 그리고 ***P. carinii*는 숙주가 설치류이며, 인간이 숙주인 것은 *P. jirovecii*로 밝혀졌다.**

이렇게 전면 개정이 되기 전까지는 폐포자충 폐렴을 약자로 PCP로 표기했었는데, PJP로 하자니 그동안 해 온 습관도 있고, 영 바꾸기가 싫더라는 이들 또한 꽤 많았다(물론 저도……). 그래서 *PneumoCystis Pneumonia*, 즉 PcP로 살짝 바꿔서 표기하고 있다(위, 좀 소심한 저항).

림프절 종대나 간 이상 등, 폐 이외에 생기는 경우도 있지만, 대부분은 폐렴으로 나타난다. 진단은 호흡기 검체에서 폐포자충을 확인해 줘야만 확진되지만, 실전에서는 그만한 시간적 여유가 충분하지 않다. 이 폐포자충 폐렴에 걸려서 처음 병원을 찾는 환자들은 이미 숨이 턱에 차서 요단강을 몇 걸음 앞에 두고 있어, 가능한 빨리 치료에 들어가야 하기 때문이다. 그래서, HIV 감염이 확인된 상태에서 호흡 곤란, 폐렴 등을 주로 보이는 환자는 확진까지 기다릴 것 없이 폐포자충 폐렴으로 간주하고 치료를 시작하는 것이 좋다. 한마디로 '**high index of suspicion**' 원칙을 적용해야 한다는 것이다. High index of suspicion을 직역하면 '고도의 의심'이라 번역되겠지만, 진정한 뜻은 논리적으로 완벽하지 않으나 지독한 선입감을 기반으로, 물증이 없음에도 불구하고 내가 의심하는 그 질환이 맞다고 몰아 붙이는 것을 의미한다. 이게 비과학적이라고 비판 받을 수도 있으나, 어차피 본질적으로 '눈에 보이지 않는 적들'과 싸워야 하는 감염내과의 입장에서는 불가피한 추론 수단이다. 이와 비슷한 경우로 불명열 환자에서 장티푸스, 결핵, 성인 스틸병 등이 있다.

일단 빨리 입원을 시키면서 흉부 전산화 단층촬영(chest CT)을 즉시 시행하여, 은은히 번지는 갈아놓은 유리 음영(ground glass opacity; GGO) 여부를 확인하도록 한다.

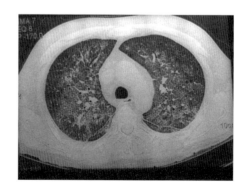

단순 흉부 X-선 촬영에서도 GGO가 나타날 수는 있으나, 초기의 경우에는 눈을 부릅
뜨고, 비과학적인 편견(high index of suspicion)까지 동원하지 않으면 그냥 정상으로 보기
십상이다. 물론 GGO는 폐 부종이나 폐포 출혈 초기 등에서도 나타나는 현상이지만 HIV
환자라면 폐포자충부터 먼저 해결하려 하는 것이 임상가의 바람직한 자세다.

치료를 시작하면서 호흡기 내과 선생님에게 부탁하여 기관지 내시경을 알선한다. 거기
서 얻은 검체를 염색해서 폐포자충을 검출하면 확진 완료다.

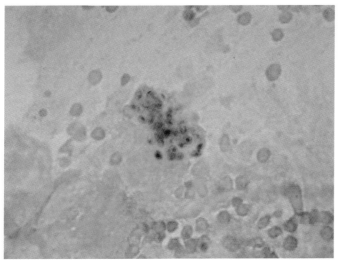

▲ Silver stain으로 cyst 증명

먼저 투여하는 치료 약제는 trimethoprim-sulfamethoxazole (TMP-SMX), Bactrim이다.

이 두 약제는 DNA를 만드는 전 과정의 모든 단계들에 어깃장을 놓는다.

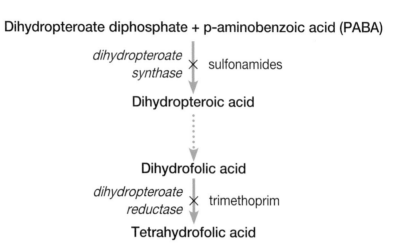

Dihydropteroate diphosphate + p-aminobenzoic acid (PABA)

dihydropteroate synthase ✕ sulfonamides

Dihydropteroic acid

Dihydrofolic acid

dihydropteroate reductase ✕ trimethoprim

Tetrahydrofolic acid

Dihydrofolic acid (dihydrofolate) 형성을 sulfonamide가 먼저 저지를 하며, 운 좋게 이를 피해서 도망가도 이후에는 trimethoprim이 버티고 있다가 dihydrofolate reductase를 억제하여 tetrahydrofolate가 만들어지는 과정마저 막아 버린다. 그 결과, purine 대사가 엉망이 되어 DNA 생성이 원천 봉쇄되고 만다.

이런 식의 저지를 sequential inhibition, 즉 순차적 합동 작전이라 한다.

TMP-SMX 는 1:5의 비율로 구성되어 있다.

기본이 80 mg/400 mg이며 이를 one single strength라는 단위로 부른다. HIV 환자의 폐포자충 치료에 필요한 용량은 어마어마해서, 무려 TMP 15~20 mg/kg, SMX 75~100 mg/kg를 하루에 줘야 한다.

말이 쉽지, 환자 입장에선 엄청 부담스러운 용량이다. 경구로 먹이면 기본이 열여섯 알쯤 나오고, 실제로도 잘 먹지 못하고 토하기 일쑤다. 그래서 되도록이면 큰 중심 혈관 잡은 후 주사로 주입한다. 물론 주사로 준다고 환자가 상대적으로 편안해 하는 건 아니다. 입으로 먹으나 주사로 맞으나 TMP-SMX가 고용량으로 들어간다는 사실은 변하지 않아서, 이 약제가 초래할 수 있는 각종 부작용은 불가피하게 일어난다. 기본적으로 피부 발진(심하면 마구 벗겨짐)과 속 쓰림으로 힘들어 하는 일이 흔하고, 백혈구나 혈소판이 바닥을 치고, 간 기능 이상, 전해질 교란 등등으로 고생한다. 피부 문제는 치료 시작하고 대략 일주일 전후해서 빈번히 온다. 백혈구, 혈소판 감소증이 나타나면 '어마 뜨거워라' 하고 약을 성급하게 끊지 말고 침착하게 기존 용량을 3/4 정도로 줄이면서 경과를 보는 게 낫다. 왜냐하면 이어서 설명할 차선책인 2차 약제들이 TMP-SMX에 비해 썩 만족스럽지 않기 때문이다. 총 치료 기간은 기본적으로 3주이다.

한편, 치료 시작 시점에서 환자가 저산소혈증도 동반하고 있다면(PaO2 ≤ 70 mmHg, 혹은 D(A-a)O2 > 35 mmHg), steroid를 같이 줘야 한다. Prednisone을 기준으로 40 mg을 하루 두 번씩 5일차까지 주고, 이후 하루 한 번씩 10일차까지, 그리고 반을 뚝 잘라서 나머지 21일차까지 하루 20 mg을 준다.

폐포자충 폐렴 치료 시작하고 눈에 띄게 좋아지는 시기는 빠르면 4일, 늦어도 일주일 내외다. 이 시기까지 영 지지부진하면 다음 가능성들을 고민해 보고 잘 판단해야 한다.

- 이번 폐포자충 폐렴이 TMP-SMX에 잘 듣지 않는 놈이다. → 정말 싫지만, 약제를 바꿔야겠다.
- 폐포자충 폐렴에 더해서 다른 감염증이 하나 또 있다. → 거대세포바이러스(CMV) 폐렴이나 세균성 폐렴이 동반되었을 가능성을 빨리 확인해야 한다. 그밖에 림프종이나 카포시 육종 등이 있으나, 이런 경우는 흔치 않다.
- IRIS (immune reconstitution inflammatory syndrome)일 가능성. → 이론적으로 결핵이나 cryptococcus 감염증에서보다는 빈도가 높지 않지만, 실제 임상 상황에서 체감하는 바로는 의외로 드물지 않다. IRIS에 대해서는 뒤에 가서 다시 자세히 다루도록 하겠다.

암만 봐도 TMP-SMX 일차 치료가 실패했다는 판단이 들면 차선책으로 2차 치료 약제로 바꾸도록 한다.

2차 약제로 쓰이는 것으로는

> Pentamidine
>
> Clindamycin + Primaquine
>
> Atovaquone
>
> Trimetrexate + leukovorin
>
> TMP+Dapsone

이 있는데, 우리는 pentamidine이나 clindamycin+primaquine을 선호한다.

Pentamidine은 정말 쓰기 싫은 약이다. 부작용이 TMP-SMX 못지 않게, 아니 실제로는 더 심하게 나타난다. 아차 하면 투여 시 혈압이 급하강할 수 있기 때문에 천천히 주입해야 하며, 신장 이상, 저혈당, 백혈구(과립구) 저하증 등에 시달릴 수 있다.

Clindamycin + primaquine은 상대적으로 부작용이 덜하며, pentamidine에 비하여 치료 효과가 좀 더 낫거나 동등하다고 한다. 그런데 음… 실제 주관적인 경험으로는 솔직히 pentamidine보다 좀 밀리는 감이 있다.

Atovaquone은 말라리아 약제이지만 oxidative phosphorylation을 억제한다는 면에서 폐포자충에도 듣는다. 하지만 중증 폐포자충 감염의 경우에는 쓰지 않는게 좋으며, 경증이나 중간 정도의 폐포자충 폐렴에 적합하다. 또한 원래 말라리아 용이기 때문에 부득이한 경우가 아니라면 TMP-SMX에 비해 기대 수준을 낮추는 것이 좋다.

3주간의 치료 후에 폐렴이 다 나았다 하더라도 환자의 CD4+ 세포 수가 아직도 200/$\mu\ell$ 미만이면 다시 걸리기 십상이다. 그래서 TMP-SMX를 소량 유지시켜 줘야 한다. 보통 one double strength (1DS)나 one single strength (1SS)를 경구로 주면서 외래에서 CD4+ 세포가 200/$\mu\ell$을 넘을 때까지 지속한다. 이를 2차예방(secondary prophylaxis)이라 한다.

동양은 낭만적인 매화꽃으로 본 반면, 서양은 추한 투구게로 보았다.

임상가의 입장에서 확실히 최근 10여 년 사이에 매독 환자가 증가하고 있음을 체감한다. 특히 HIV 환자의 경우엔 매독이 동반되어 있는 경우가 빈번하다. 사실 매독 치료를 하던 와중에 우연히 HIV가 진단되는 경우도 많다.

HIV 환자의 매독은 아닌 환자의 매독과 비교해서 좀 더 심각하게 접근해야 한다. 왜냐하면 HIV 환자가 매독도 검출되면 반드시 신경 매독 여부를 확인해야 하기 때문이다.

매독은 나선형으로 십여 차례 꼬이고 꼬인 모양을 가진 *Treponema pallidum* 균에 의해 생긴다. 매독(梅毒), 즉 매화의 독으로 풀이되는 이 명칭은 1기 매독의 특징인 무통성 성기 궤양 병변인 경성하감(chancre)의 모양이 매화꽃을 닮았다고 해서 그런 이름이 붙었다.

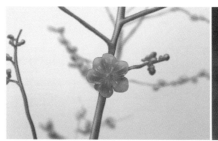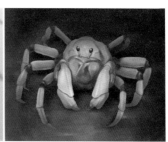

재미있는 사실은, **동양에서는 1기 매독 병변을 매화꽃에 비유한 반면에, 서양에서는 게(crab)를 닮았다고 해서 chancre라고 명명되었다는 것이다(chancre는 라틴어로 crab을 뜻하는 cancer에서 왔으며, 이는 프랑스어로 작은 궤양을 뜻하는 용어로서 chancre로 변하였다. 물론 오늘날 암을 뜻하는 cancer의 어원도 동일하다. 암 병변을 절단하면 보이는 우둘투둘한 단면이 게 껍질과 유사해서 붙인 명칭이라 그렇다).** 매독의 영문명은 syphilis 인데, 1530년 이탈리아의 시인이자 의사인 Fracastoro가 지은 시 'Syphilis 혹은 프랑스 병'에 등장하는 목동 Syphilis의 이름에서 유래하였다.

매독은 콜럼버스가 신대륙을 발견하면서 유럽에 퍼지기 시작했다는 설이 유력하지만, 이미 그 전부터 존재했었다는 반론도 만만치 않다. 공교롭게도 신대륙 발견 다음 해부터 유럽 전역에 매독이 급증하였으며, 페니실린의 발견 이전까지 오랜 세월 동안 난치병으로 많은 이들을 괴롭혔다. 환자들 중에는 역사적으로 유명한 이들도 많았다. 오스카 와일드나 알퐁스 도데, 모파상, 카사노바, 슈베르트 등이 대표적이며, 베토벤, 고흐, 슈만 부부, 아돌프 히틀러, 니체, 그리고 콜럼버스도 매독(특히 신경매독) 환자였을 것이라는 의혹이 있다.

국내에서 매독은 16세기부터 시작된 것으로 추정되지만 본격적인 기록은 19세기 말부터이며 일제강점기에는 흔한 질환이었다. 해방과 더불어 penicillin이 보급되면서 매독은 극적으로 감소하는 듯했으나 1960년부터 다시 급증하기 시작하였다. 이후 의료 환경이 향상되면서 90년대 들어서는 1% 미만까지 떨어졌으나, 2000년대 들어 반등하기 시작하였다.

아울러 HIV 감염인의 증가와 관련되어 이제는 완연한 증가 추세에 접어들고 있다.

매독은 1~3기, 잠복기 등 어느 하나의 공통점도 없이 제각기 독특한 임상 증상들을 보여서 진단과 치료에 애를 먹는다. 그리고 매독에 한 번 접촉하면 발병까지 약 3주 정도(짧게는 3일, 길게는 90일)의 잠복기를 거친다.

1기 매독

맨 처음 발병은 균 접종 부위(주로 성기)에 굳은 궤양이 생기는 걸로 시작하며, 이때가 매독 1기다. 이는 정식으로 경성하감(chancre)이라 불리는데, 바닥은 매끈하고 경계 부위가 뚜렷하고 딱딱하게 솟아올라 있으며 아프지 않다. 이 병변과 더불어 주위에 국소적인 림프절 비대도 동반된다. 이는 치료하지 않아도 3~6주 내로 저절로 사라진다. 그렇다고 해서 나은 건 아니며, 사실은 몸 속으로 도망가서 숨은 채로 전신에 퍼질 준비를 시작하고 있음을 의미한다.

2기 매독

이때부터 2~8주의 소강 시기 동안 균은 체내에 숨어서 충분히 증식을 완료한 후 다시 전신에 퍼지면서 매독 2기가 시작된다. 이때는 미열, 식욕감퇴, 관절통, 감기 비슷한 증세, 그리고 팔꿈치 안쪽(알통 아래쪽)에 림프절이 만져지는 양상을 보인다. 전신 피부와 점막에 분홍색 혹은 선홍색의 반점 내지 구진이 여럿 돋는데, 주로 몸통과 팔다리에 생기며, 특히 손바닥과 발바닥에 생기면 2기 매독을 강력히 의심하는 근거가 된다.

겨드랑이 같이 접히는 부분은 고온다습해서 구진이 점차 커지고 뭉치며 짓눌려지면서 넓고 축축한 무통성 판이 생기는데 이를 편평 콘딜로마(condyloma lata)라고 하며, 전염성이 매우 강하다. 2기 매독의 또 한 가지 큰 문제는, 환자의 40%에서 균이 뇌를 비롯한 중추신경계로 침투한다는 것이다. 이로 인해 두통이나 수막증, 뇌신경마비, 척수염 등으로 나타나는데, 이때 치료를 받지 않으면 훗날 3기 신경매독으로 발전하게 되는 시발점이 된다.

2기 매독도 치료 받지 않지 않은 상태에서 짧게는 3주, 길게는 석달이면 호전된다.

잠복 매독

이후 항체만 양성이고 뇌척수액, 혈액, 임상적으로 모두 정상인 잠복 매독으로 접어든다. 1년 이내인 경우를 조기 잠복 매독, 1년 이상을 후기 잠복 매독이라 한다. 조기 잠복 매독은 일 년 내로 재발할 가능성이 높으며, 후기 잠복 매독은 인체 면역 기능과 균 사이의 평형이 정립되기 때문에 전염성 없이 안정적으로 조용히 지낼 수는 있다. 그러나 산모에서 태아로 전염되는 것은 여전히 가능하다.

3기 매독 혹은 신경 매독

그리고 3기 혹은 후기 매독으로 진행하는데, 이 시기는 매독균이 1, 2기처럼 얼마 동안만 괴롭히는 수준이 아니라, 본격적인 파괴적 양상을 보이게 된다. 후기 매독은 크게 신경 매독, 심혈관 매독, 고무종(gumma) 매독으로 나뉜다. 심혈관 매독은 주로 매독성 대동맥염으로 나타나고, 고무종은 골격계나 피부, 점막 피부조직에 육아종성 병변, 즉 덩어리가 생긴다. 이는 보기 좋지 않은 것은 물론이고, 주요 공간을 차지하면서 국소 파괴적이라는 점이 더 중요하다. 이로 인해 코가 내려앉거나 뼈가 부러지는 등의 증상이 나타난다.

신경 매독은 무증상인 경우도 있지만 증상이 나타나는 경우 소규모로 다발성 뇌경색을 보이는 수막혈관 신경매독과 뇌 실질을 파괴하는 실질 신경 매독의 두 종류로 나타난다. 특히 실질 신경 매독은 전신 불완전 마비(general paresis)와 척수 매독(tabes dorsalis)이 대표적이다. 이들 모두 15~30년이라는 긴 세월 이후에 발현된다. 전신 불완전 마비의 경우는 신경학적인 마비나 이상과 더불어 정신과적인 이상 증세까지 매우 다양한 이상 소견들이 특징이다. Argyll-Robertson 동공 반사 이상이나 기억 상실증, 과도한 반사, 판단과 직관 이상, 불분명한 발음으로 말하는 신경학적인 증상에 더해서 편집 증세나 감정 불안, 과대망상 등 정신 질환이나 치매와 구분하기 어려운 증상들이 공존한다.

척수 매독은 주로 척수의 등 쪽에서 나가는 신경들에 다발성 손상이 오기 때문에 이로 인하여 걸을 때 쓰러질 듯 말 듯 비틀거리거나 심하게 팔자로 발을 내딛거나 혹은 발등이 굽혀지지 않아서 매 걸음마다 발바닥으로 땅을 딱딱 때리며 걷는다든가, 위치 감각 불량, 실금, 발기 부전, 차렷 자세를 취하고 눈 감으면 넘어지는 등(Romberg 징후)의 이상 소견을 보인다. 또한 하지 감각이 소실되었기 때문에 궤양이나 욕창이 쉽게 생기고 퇴행성 관절 질환(Charcot's joint)에 시달린다.

페니실린이 보급되기 전의 시대에는 3기 매독, 특히 신경 매독이 흔했지만 요즘은 보기 어렵다. 그러나 HIV 환자의 경우엔 신경 매독이 적지 않게 나타난다.

원래 HIV 아닌 환자의 무증상 신경 매독 진단 기준은 CSF 백혈구 세포수 5개/㎕, 단백 45 mg/dL를 경계선으로 하지만, HIV 환자가 VDRL 혹은 RPR titer가 1:32 이상이며 CD4 세포수가 350/㎕ 미만이면 증상이 없더라도 뇌척수액(CSF) 검사 소견이 비정상으로 나타나는 경우가 많다. 그래서 일부에서는 CSF 백혈구 수 20개/㎕를 기준으로 삼자는 주장도 있다. 그렇다고 해서 그런 소견이 꼭 신경 매독을 의미하는 것은 아니며 HIV 자체로도 나타날 수 있기 때문에 속단은 금물이다. 신경학적 이상 증상이 없다면 신경 매독의 가능성은 높지는 않다.

만약 신경학적 이상은 있는데 CSF VDRL이 음성이라면 CSF FTA-ABS를 추가로 시행한다. 이는 특이도가 썩 만족스럽진 않지만 민감도가 워낙 좋아서, 만약 음성으로 나온다면 신경 매독 가능성은 희박해진다. CSF에서 PCR이나 RPR 측정은 크게 도움되지 않는다.

치료 약은 HIV에 감염되지 않은 환자들과 동일하다.

다만, penicillin이 툭하면 전국적으로 품절되어서 곤혹스럽게 하는 일이 요즘 들어 더 잦아졌다.

물론 doxycycline이나 ceftriaxone 같은 대체 약이 있지만 치료 효과가 penicillin 만큼은 아닌 것 같다.

응급 질환이 아닌 게 그나마 천만 다행이라고 자위하고 있다.

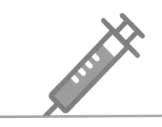

덜 떨어진 구조물이
CMV를 잡는다.

나는 CMV가 싫다.

거대세포바이러스(cytomegalovirus, CMV)는 Herpes virus 가문답게 인체 내에 조용히 잠복하면서 숙주와 일생을 함께 한다. 그러나 HIV/AIDS 환자처럼 면역력이 바닥을 치면 잠에서 깨어나 활동을 시작하여 각종 기회 감염질환을 일으킨다. 대표적인 질환이 CMV retinitis(망막염)이다. HIV 환자의 30% 정도에서 생긴다고 하니, 사실상 모든 환자를 볼 때마다 반드시 안과로 보내서 망막을 확인해야 한다는 얘기다. 특히 CD4+ 세포가 50/μℓ 미만인 상태에서는 확률이 매우매우 높아진다

치료는 ganciclovir를 투여하는데, 2~3주까지는 하루 2차례, 이후 적어도 3개월 동안 혹은 CD4+ 세포 수가 100/μℓ 넘은 채로 6개월 이상 버틸 때까지로 치료 기간을 잡는다. 이 밖에 대장염(colitis) 질환이 CMV 질환의 5~10% 지분을 차지한다.

백혈병이나 조혈모세포 이식 받은 환자들에서 대표적인 골칫거리인 CMV pneumonia

(폐렴)은 어찌된 셈인지 HIV 환자에서는 보기가 쉽지 않다. 미국 NIH에서 내놓은 HIV 환자 진료지침에서는 아예 '매우매우 희귀하다(extremely uncommon)'라는 극단적인 표현까지 쓰고 있다. 물론 CMV를 검사해 보면 나오는 경우가 종종 있다. 특히 폐포자충 폐렴 환자의 검체에서 PCR을 해 보면 꽤 자주 CMV DNA가 검출된다. 문제는 검출된다고 해서 CMV pneumonia의 낙인을 찍을 수 없다는 것이다. 앞서 말했듯이 인체 내에서 조용히 잠복하고 있다가 마침 그 주변에서 폐포자충이 분탕질을 치고 있는 바람에 졸지에 같이 체포되어 검출된 경우가 많기 때문이다. 이를 일컬어 bystander(우연히 옆에 있던 이)라고 표현한다. 이런 용어에서 CMV의 억울함이 전해져 오는 듯하다. 폐렴이 CMV에 의한 것인지 여부를 판단하려면 최소한 폐 조직이 CMV에 의해 망쳐졌다는 물증이 있어야 한다. 예를 들어 inclusion body 같은 것이 대표적이다.

그래서 실제 임상에서 이런 상황을 만나면 과연 CMV 폐렴에 준해서 치료해야 하는지에 대한 고민을 자주하게 된다. 비록 HIV 환자에서는 '극히' 드물다고는 하지만, 실제 임상 현장에서는 '드물다'는 이론이 통하지 않는다. 하나라도 진짜 CMV라면?

CMV를 무시하고 지나쳤을 때 환자가 어떤 대가를 치뤄야 하는지를 감안해 보면 1종 오류의 위험을 무릅쓰고라도 '진짜' 폐렴일 가능성을 염두에 두고 접근해야 한다고 생각한다.

하지만 치료를 시작할 기준이 정립된 것이 없다는 것이 또한 문제다.

조혈모세포 이식 환자의 경우는 각 기관별로 정량 PCR에 의한 cutoff치를 마련해 놓고는 있으나, HIV 환자의 경우에는 정립된 기준이 전세계 어디에도 없다. 그래서 임시 방편으로 조혈모 세포 이식 환자의 기준을 차용해서 치료 방침을 결정하고 있다(대략 CMV DNA 1,000~10,000 copies/mL를 cutoff로 잡는데, 이는 향후에도 계속 조정 중이라 가변성이 있다. 그래도 이 정도 범위로 정해 놓으면 어느 정도 타당한 기준으로 삼을 수 있으며, 환자의 임상적 양상까지 감안해서 판단을 한다).

물론 ganciclovir 투여를 우선으로 하며, 일단 CMV retinitis와 동일한 원칙으로 시작한다.

시작하고 나면 새로운 고민이 생긴다. 언제 치료를 종결해야 하느냐는 것이다. 이 기준도 역시 정립된 것이 없지만, 방사선 촬영 소견에서 폐렴이 완전히 사라짐과 동시에 CD4+ 세포 수가 100/$\mu\ell$ 넘을 때까지가 가장 무난하지 않을까 한다. 이래 저래 진짜 나는 CMV가 싫다.

덜 떨어지게 생긴 ganciclovir

CMV의 치료제로 가장 먼저 손 꼽히는 것은 ganciclovir이다.
이렇게 생겼다.

어딘지 모르게 친숙해 보이지 않는가? 핵산의 일종인 guanosine과 흡사하게 생겼다. 한번 guanosine monophosphate (GMP)와 비교해 보자.

형제라 해도 좋을 만큼 닮았다. 그런데 몇 군데가 좀 다르다. GMP가 phosphate를 갖고 있는 반면에 ganciclovir는 hydroxyl 기를 갖고 있다. 이거야 바꿔 달면 되니까 별 특징이라 할 수 없다. 가장 결정적인 차이는 GMP의 ribose 구조에 해당하는 부위에 ganciclovir는 덜 떨어진 구조물로 이뤄져 있다는 것이다. 이것이 항 CMV 작용을 보이는 핵심이다.

모양이 비슷하니까 CMV가 증식하는 과정에서 진품 deoxyGTP (dGTP)와 유사한 짝퉁으로서 경쟁하여 달라 붙고, 덜 떨어진 ribose 구조로 인하여 DNA 가닥이 하나하나 늘어나는 과정이 봉쇄되는 것이다.

Ganciclovir는 CMV가 감염된 세포 내로 들어가면, 세 차례의 phosphorylation을 거쳐서 dGTP 와 최대한 닮은 모습으로 변장을 한다.
1차적으로는 바이러스 자체가 갖고 있는 viral kinase (UL97)에 의해 phosphorylation이 되고, 2차, 3차는 세포내 kinase를 써서 phosphorylation을 완성한다.

그 결과 다음과 같이 감쪽같이 변장을 완료한다.

CMV의 DNA polymerase 입장에서는 이 둘을 감별하기가 매우 어렵다.

그 결과 진품 dGTP가 결합되지 못하고 ganciclovir triphosphate가 CMV DNA 가닥에 달라 붙어서 더 이상의 진행을 방해함으로써 CMV를 죽이게 된다.

Ganciclovir를 경구로 먹을 경우, 장에 잘 흡수되게 만든 것이 val-ganciclovir이다. 기존 ganciclovir에 L-valyl ester를 붙인 구조를 하고 있다.

이 약이 장에 도달하면 장에 있는 intestinal peptide transporter I 효소가 마중 나와서, 자기가 좋아하는 valine을 잡아 끌면서 세포 내로 입장하게 해 준다. 일단 세포 내로 들어오면 valyl- 기는 가수 분해되고, 기존의 ganciclovir로 복원되며, 이후 과정은 똑같이 3번의 phosphorylation 으로 진행된다.

Ganciclovir의 주요 부작용은 골수 억제에 의한 neutropenia와 thrombocytopenia이며 이는 20~40%에서 나타날 정도로 흔하다. 실전에서도 이 문제 때문에 ganciclovir를 주는 동안에는 백혈구와 혈소판 수치를 각별히 신경 쓸 수밖에 없다. 대개 치료 시작하고 2주 정도에 나타나며, 할 수 없이 잠시 중단해야 하는 경우도 잦다. 그리고 나서 1주 정도 지나면 대개는 다시 회복된다.

부작용 때문이거나, 치료 실패라고 판단되면 차선책을 내놓아야 한다.
2차 선택 약제로는 foscarnet과 cidofovir가 있다.

도깨비 같은 모양의 foscarnet

먼저, foscarnet은 ganciclovir처럼 핵산 짝퉁 구조가 아니고 상당히 도깨비스러운 모습을 하고 있다.

Pyrophosphate anion의 짝퉁 구조를 하고 있다.

하긴, 도깨비 불의 정체가 바로 인(phosphorous; 燐)이니 아주 엉뚱한 비유는 아니다.

다시 말해서 CMV DNA와 경쟁하는 것이 아니고, pyrophosphate와 경쟁한다.

즉, CMV DNA polymerase의 pyrophosphate binding site를 콕 짚어서 선점해 버리는 것이다.

따라서 CMV가 ganciclovir에 내성을 보이는 기전인 protein kinase와는 아무런 상관이 없는 것이다. 그래서 ganciclovir 내성 CMV에 치료제로 쓸 수 있다. 하지만 신장 독성이라는 좀 심각한 부작용을 갖고 있으며, Calcium이나 Magnesium 같이 divalent ion을 보면 득

달같이 달라붙는 성질을 갖고 있기 때문에(pyrophosphate라는 구조상 본질적으로 어쩔 수 없다) 전해질 이상을 잘 초래하므로 사용에 주의를 요한다.

Cytosine 가문에서 나온 Cidofovir

Cidofovir는 cytosine 구조를 가지고 있다.

다시 말해서 ganciclovir가 guanosine과 경쟁하는 반면, cidofovir는 cytosine과 경쟁을 한다.

Ganciclovir와 좀 다른 점은, diphosphate 구조 형태로 항 바이러스 작용을 한다는 것이다. 이 약제 또한 신독성이 주요 부작용이므로 신중히 모니터 하면서 사용해야 한다.

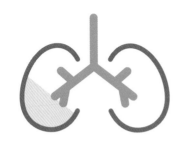

Kaposi sarcoma, Cryptococcosis, 결핵 등의 기회질환들

HIV/AIDS 환자가 걸릴 수 있는 기회 질환은 지금까지 기술한 것 외에도 다양하게 있다. 하지만 실제 임상에서 만났던 기회 질환들은 폐포자충 폐렴이나 거대세포 바이러스 망막 염이 대부분을 차지했고, 나머지는 좀처럼 접하기 힘들었다. 에이즈 치료 체계가 제대로 잡히기 전에는 지금보다 기회 질환들이 다양하게 속출했었지만, antiretroviral therapy가 정립된 오늘날에는 극소수 몇 가지 기회 질환만 제외하고 나머지들은 이름 그대로 볼 '기회' 가 매우 희박해졌다. 대표적인 것이 Kaposi sarcoma다.

Kaposi sarcoma라고 하면 영화 '필라델피아'에서 탐 행크스가 보여준 증상인 온몸에 흉 측할 정도로 다닥다닥 시커멓게 돋아난 혈관종을 연상할 것이다. 에이즈 발흥 초기에는 이런 양상을 보이는 환자가 많았다. 그러나 오늘날에는 이런 경우를 보기는 쉽지 않다. 물론 어느 정도 피부 질환을 보이는 환자들은 여전히 적지 않지만, 대개는 면역체계 교란 으로 인해 알러지를 흉내내는 eosinophilic folliculitis가 가장 흔하다(그냥 신체 여기 저기에 여드름이 나 있는 그런 모양이다).

Kaposi sarcoma는 요즘 드물지만 여전히 나타나고 있고, 실제로는 이런 모양으로 나타난다.

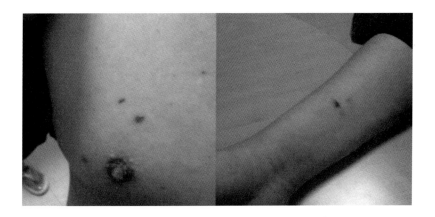

보이시는가? 착한 사람 눈에만 보인다.

그리고 sarcoma라는 이름을 가지고 있지만, 사실은 악성 종양이 아니다. 그래서, 치료는 병변이 정상 생활에 물리적으로 지장을 줄 정도이거나 미관상 심하게 안 좋은 경우가 아니라면 굳이 할 필요까지는 없다. 또한 antiretroviral therapy를 충실히 이수해도 병변이 덩달아 좋아지기 때문이기도 하다. 위에 예를 든 환자의 경우, 초진 당시에 보였던 Kaposi sarcoma 병변들은 HIV 치료 시작하고 3개월 이내에 저절로 소실되었다.

Cryptococcosis는 HIV/AIDS 환자가 걸렸다 하면 과반수가 사망하는 악명 높은 기회감염이다. 특히 중추신경계를 침범하는 cryptococcal meningitis 혹은 meningoencephalitis는 90%의 사망률을 보인다. 내가 경험한 cryptococcus의 경우는 처음부터 원인 모를 고열과 혼수 상태로 응급실로 실려와 중환자실로 입원하여 집중 치료를 했음에도 불구하고 보람 없이 하루 이틀 내로 하늘나라로 가시곤 했다. 그리고 나서 cryptococcal 항원 양성 결과를 받아 들고, 또한 일주일은 되어서야 Cryptococcus neoformans가 뇌척수액과 혈액에서 배양되었다는 보고를 받았었다.

이렇게 당하고들 나니까, 앞으로 HIV 환자가 느닷없이 고열과 혼수 상태로 실려오면 광범위 항생제와 더불어 아예 cryptococcosis에 대한 치료도 눈감고 그냥 때려버리겠다고 벼르고 있다. 그런데… 이후로 cryptococcosis 증례가 내게 오지 않고 있다(……).

Cryptococcosis의 치료는 처음 2주 동안 amphotericin B와 flycytosine으로 기선을 제압하고 10주간 fluconazole 400 mg으로 굳히기에 들어가며, 이후 무사히 살아남으면 반으로 줄여서 준다. 이걸 해리슨 19판 교과서에서는 평생 투약하라고 하지만, 미 NIH 진료지침에서는 1년 정도로 권장하고 있다. 어느 쪽으로 방침을 정할지는 다음 증례가 오면 고민해 보려 한다. 제발 와라. 네게서 1승을 꼭 거두고 싶다.

결핵은 대한민국 에이즈 환자에서 가장 빈번한 기회감염이라고 하지만, 실전에서는 생각보다 그리 자주 만나지는 못하고 있다. 결핵은 에이즈라고 특별히 치료 방침이 달라지는 건 아니지만, 하나 조심해야 할 것은 protease inhibitor를 투여하거나 rilpivirine, elvitagravir/cobicistat 제제(Stribild도 해당하겠다), tenofovir alafenamide를 복용하는 경우에는 rifampicin 대신 rifabutin으로 항결핵제를 구성해야 한다. Rifampin 자체가 간에서 CYP3A4 inducer 역할을 강력하게 하기 때문에, 상기한 약들의 혈중 농도가 현저히 낮아져서 치료에 지장을 주기 때문이다. Rifabutin은 이 작용이 상대적으로 덜하기 때문에 이걸로 대체한다.

또 하나 골치 아픈 것이 잠복결핵이다.
잠복결핵은 엄밀히 말해서 병이 아니다. 전세계 인구의 1/3이 결핵균을 보유하고 있으며, 전염력도 없다. 다만, 병이 생기냐 아니면 평화롭게 공존하느냐의 문제만 있을 뿐이다. 발병률은 보유자의 10% 정도이다.

단, 당뇨 환자는 20% 정도의 확률이며, HIV/AIDS 환자의 경우가 가장 극단적이다. HIV/AIDS 환자가 잠복결핵이라면 매 1년마다 확률이 10%씩 증가한다. 즉, 잠복결핵 진단 받고 5년 동안 아무 일 없었다면 그 시점 이후부터 진짜 결핵이 발병할 확률이 무려 60%에 달한다는 얘기이다. 따라서 HIV/AIDS 환자의 경우 tuberculin 피부 반응 검사나 IGRA 가 양성이면 고민할 필요 없이 예방적 항결핵제 투여를 시작하는 것이 좋다.

이제 antiretroviral therapy와 각 약제들에 대해 논하기로 한다.

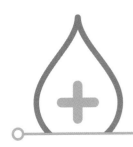

NRTI -
바이러스를 죽이려면;
그리고 달라스 바이어스클럽

여러 종류의 항생제들이 작용하는 각종 기전들을 보면 전반적인 공통점은 세균을 터뜨려 죽인다는 데 있다. 물론 세균 내로 침투하여 생존에 필요한 각종 대사들을 억제하는 것도 중요하지만 항 바이러스 제제들은 항생제와 비교해서 작용 기전이 근본적으로 다르다. 마음 같아서는 바이러스의 DNA, RNA를 갈기갈기 조각내어 버리고 싶지만 현실은 그렇지 않다.

크게 2가지로 대별할 수 있다.

- 바이러스의 DNA, RNA가 자라나지 못하게 하는 것. 다시 말해서 증식을 억제하는 것.
- 바이러스의 생활사 각 단계들마다 개입해서 그 다음 단계로 진전하지 못하게 하는 것. 이 기전은 주로 각 단계에서 작동하는 효소들을 억제하는 것이 주종을 이룬다.

HIV의 경우 역전사(reverse transcription)를 저지하는 약제부터 개발이 되었는데, 이를 역전사 효소 억제제(reverse transcriptase inhibitor)라 한다. 역전사를 억제하는 방법으로는 역전사를 통해 바이러스 DNA가 차곡차곡 쌓이는 것 자체를 억제함으로써 결과적으로 효소의 작용이 저지되도록 하는 것과, 역전사 효소 자체를 억제하는 것으로 나뉜다. 전자에 해당하는 것이 Nucleoside analogue reverse transcriptase inhibitor (NRTI)이고, 후자에 해당하는 것도 NRTI이며, 추가로 Non-NRTI (NNRTI)도 효소를 직접 억제한다. 단 이 둘은 효소 억제 기전이 엄연히 다른데, NRTI는 효소가 polymerization을 수행하는 핵심부위에 진품 nucleotide보다 더 잘 붙는 반면, NNRTI는 핵심 부위와는 상관없이 동떨어진 부위에 가서 부딪히다시피 달라 붙어서 효소를 방해한다는 점이 다르다.

NRTI의 N은 nucleoside analogue를 뜻한다.

Nucleoside는 sugar-base의 기본 골격을 갖추고 있으며, 5'에 phosphate 기가 붙으면 nucleotide라 한다. 이 5' 부분이 3'에 있는 -OH와 달라 붙음으로써 DNA, RNA 가닥의 증식이 진행되는 것이다.

반면에 nucleoside analogue(짝퉁)은?

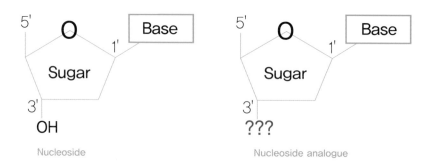

Nucleoside   Nucleoside analogue

얼핏 보면 유사해 보이지만, 자세히 들여다 보면 3' 쪽이 신통치 않은 구조이다. 3'에 아예 아무런 기가 없거나 -OH 대신 엉뚱한 기가 붙어 있어서 5'→3' 증식이 원천 봉쇄된다. 이런 nucleosdie analogue가 한참 신나게 증식이 진행 중인 바이러스에게 가서 끼어들게 되면, 진품과 짝퉁이 서로 경쟁을 하게 된다. 게다가 이 짝퉁은 효소에 달라 붙는 친화도가 매우 높으니 승산 또한 매우 높다. 이렇게 짝퉁이 일단 달라붙고 나면 더 이상의 증식은 사실상 중단된다. 그 결과 바이러스는 죽을 수밖에 없다.

이런 기전을 기본으로 해서 NRTI가 먼저 개발되었다.

그런데 NRTI는 바이러스의 효소만 억제하는 게 아니고, 사람의 DNA polymerase에도 작용을 한다. 좀 더 정확히 말하자면 미토콘드리아에 있는 DNA (mitochodrial DNA, mtDNA) polymerase를 억제한다. 이 효소는 mtDNA polymerase-γ (pol-γ)라고 하며 이것이 제대로 작동이 안되면 미토콘드리아의 DNA가 결국 고갈되고, 이에 따라 미토콘드리아에서 해 줘야 할 일들에 모조리 차질을 빚게 된다. 그 결과,

- 산소를 처리하는 oxidative phosphorylation이 시작도 제대로 못하게 된다. 왜냐하면 mtDNA가 만들어내는 peptide 상당수가 oxidative phosphorylation 작업의 필수 요소들이기 때문이다. 그래서 lactic acid가 잔뜩 만들어져서 쌓이고 lactic acidosis가 초래된다.
- Oxidative phosphorylation의 최종 산물인 ATP 가 제대로 만들어지지 못하게 된다. 이로 인해 신체 내 각종 기관에 연료 공급이 절대 부족하게 되어 모두 다 제대로 작동을 못하게 된다. 게다가 reactive oxygen species (ROS)도 잔뜩 만들어져서 각종 세포에 치명적인 손상을 가한다. 신경 세포에 연료가 제대로 못가고 유독 물질만 왕창 나와서 손상까지 되었으니 neuropathy가 초래되고, 근육 세포들이 힘을 못 쓰니 myopathy가 온다.
- 지질(lipid) 대사가 제대로 처리가 안 되어 쓸데없이 기름이 쌓인다. 그 결과로 lipodystrophy, hepatic steatosis 등이 초래된다.

이 밖에도 많은 장애들이 생길 수밖에 없다.

NRTI 약제들 중에 미토콘드리아를 고장나게 하는 건 d로 시작하는 약제들(dideoxy-nucleoside)일수록 특히 심하다. 고장내는 순서대로 나열해 보자면, ddC (Zalcitabine) >

ddI (didanosine) > d4T (Stavudine) > zidovudine >> lamivudine/emtricitabine의 순서다.

오늘날 ddC, ddI, d4T는 사용되지 않는 약이다.

여기서 ddC를 한번 짚고 넘어가야 하겠다.

달라스 바이어스 클럽

영화 '달라스 바이어스 클럽'에서 주로 다뤄지는 약인데, 주인공은 맨 처음 나온 zidovudine이 부작용투성이에 효과도 별로 없음에도 미 식약청과 제약회사, 의사들이 사기를 치고 있다고 주장하고, 훨씬 더 나은 약이지만 아직 승인이 안 되었다고 주장하는 ddC를 밀반입하여 에이즈 환자들에게 판다. 이 밖에도 peptide T 같이 검증되지 않은 약들도 판매한다. 영화에서는 마치 거대한 정부 기관과 대기업, 그리고 기득권인 의사들에게 용감히 맞서는 영웅으로 그리고 있지만, 에이즈 질환과 약에 대해 조금만 안다면 얼마나 사실을 왜곡했는지 쉽게 알 수 있다. 아시다시피 zidovudine은 맨 처음 개발된 항에이즈 약제이며, 이전까지는 사망률 100%였던 에이즈에 처음 서광을 비춰주었다. 처음 나온 약이니 완벽할 수 있는가? 부작용은 필연적이었으며, 당시엔 단일 제제로만 투약했으니 치료율도 그리 높지는 않았다. 하지만 여기서 중요한 것은 치료율 0%를 극복한 첫 약제라는 것이다. 게다가, 그가 팔아댄 약인 ddC는 zidovudine에 비해 효과가 없다고 해도 무방할 정도에 치명적인 부작용들도 많았다. 말하자면 역대 에이즈 치료제 중에 지금까지도 최악의 치료제다. 그래서 이 ddC는 이러한 문제점들과 무효과로 일찌감치 퇴출되었다. 혹시 '달라스 바이어스 클럽' 영화를 보실 분이 있으면 바로 이러한 진실은 사전에 알고 나서 감상하시길 권한다. 다만, 영화 자체는 진짜 잘 만들었고, 연기도 최고 수준을 보여주며(아카데미 주연/조연상을 차지함) 엄청 재미있다는 건 보장한다.

그리고, NRTI 를 비롯한 항 에이즈 약제들의 부작용을 다음과 같이 표로 요약해 보았다.

부작용	NRTI	NNRTI	PI	InSTI	Entryl
간기능 이상	O	O	O		O
근육계 이상	O[1]			O[13]	O
당대사 이상	O		O		
말초신경계 증상	O[2]		O[9]		
빈혈	O[3]				
신기능 이상	O[4]		O[10]		
심기능 이상			O		
위장관 이상	O	O	O	O	O
중추신경계 이상	O[5]	O[7]			
지질대사 이상	O	O[8]	O		
췌장염	O[6]		O[12]		
피부 발진	O	O	O		O[14]
호흡기계 증상			O		O[15]
Lactic acidosis	O				

1: zidovudine, stavudine
2: peripheral neuropathy by stavudine, zalcitabine
3: zidovudine
4: tenofovir
5: optic neuritis by didanosine
6: didanosine, stavudine
7: efavirenz; rilpivirine (less than efavirenz)
8: efavirenz
9: oral paresthesia by amprenavir, intracranial hemorrhage by tioranavir
10: nepholithiasis by indinavir, amprenavir
11: mainly diarrhea
12: lopinavir/ritonavir
13: CPK elevation or rhabdomyolysis by raltegravir
14: injection-related
15: increased rate of bacterial pneumonia with enfuvirtide

그럼 이제부터 Zidovudine을 필두로 NRTI 각 약제들에 대해 알아보기로 한다.

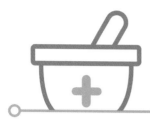

NRTI 약제들

여기서 부터는 에이즈 치료에 대한 전문적인 내용입니다.
나름 이해하기 좋도록 기술했다고 자부하지만,
전문 분야 종사자가 아니면 읽기힘들수가 있습니다.
그러므로 여기부터 훌쩍 뛰어넘어
96P '완치는 가능한가?'편으로 넘어가셔도 됩니다.

NRTI는 nucleoside 짝퉁이기 때문에 기본적으로 adenine,guanine, thymine, cytosine 가문 중 하나에 소속되어 있다. 가장 먼저 NRTI를 배출한 가문은 thymine 가문이었고, 이후 다양한 NRTI 들이 속속 배출되었다.

Thymine 가문- Zidovudine

1987년에 처음 선 보인 항 에이즈 약제이다.

3'-azido-3'-deoxythymidine 구조로, 처음엔 azidothymidine (AZT)로 불렸고 현재는 zidovudine (ZDV)로 칭하고 있다.

Hydroxyl (−OH) 기가 있어야 할 3'에 엉뚱하게 질소 3형제인 azide 기가 붙어 있다.

$$\overset{-}{N} = \overset{+}{N} = \overset{-}{N}$$

Azide는 매우 튼튼한 구조로, 엄청난 고열과 충격이 있어야만 부서져서 질소 가스를 분출해 낸다. 그런 성질을 이용해서 실생활에 쓰는 것이 바로 자동차 에어백이다. HIV에 임해서는 당연히 thymidine과 경쟁을 하며, 앞서 언급했듯이 효소의 핵심 부위에 대한 친화도가 매우 높기 때문에 승리하는 경우가 많다.

최초로 나온 항 에이즈 약이라 동지들(?)이 없었기 때문에, 처음에는 단독 투여로만 사용되었다. 그래서 분명히 치료율 0%에서 벗어나기는 했으나, 기대만큼 치유율이 높지 않았고, 단독 사용에 따라 불가피했던 약제 내성은 점차 치료율을 떨어뜨렸으며, 미토콘드리아에 작용하는 독성으로 인한 부작용도 만만치 않았다.

특히 zidovudine은 빈혈과 과립구 저하증이 잘 생긴다. 그래도 cytochrome P450과 무관한 것은 천만다행이긴 하다. 이러한 제반 문제점들은 이후에 나오게 되는 후배 약들과의 병합으로 해결을 하게 된다. 대표적인 제형이 lamivudine과 손을 잡은 Combivir이다. 이제는 고전적인 약이지만, 항에이즈 시대 초창기때부터 나와 함께해 온 환자들 중 일부는 아직도 이 약을 잘 드시고 있다. 신약으로 바꿔드리려고 했지만 정상 생활을 잘 유지하기 때문에 굳이 변경을 원하지 않아서..

"신약이요? 앞으로 살아갈 날도 많은데, 좋은 카드는 미래를 위해 아껴 놓고 있는 게 낫지 않겠습니까?"

하지만 Combivir는 뒤에 다룰 tenofovir 기반 약제 조합에 이미 1순위를 내주고 선택 서열에서 한참 밑으로 내려가 있다.

Cytosine 가문 – Lamivudine과 형보다 나은 아우 emtricitabine

Lamivudine (2′, 3′-dideoxy-3′-thiacytidine, 3TC)과 이후에 나온 emtricitabine (FluoroTC, FTC)는 cytosine이 기반이다.

따라서 이 두 형제 약제는 성격이 거의 비슷하다고 보면 된다.

잘 알려져 있다시피, HIV뿐 아니라 hepatitis B virus (HBV)의 치료에도 사용된다. 당연히 cytidine과 경쟁을 한다.

미토콘드리아의 pol-γ에는 거의 작용하지 않아서 그나마 부작용이 NRTI 중엔 매우 낮은 편이다. 특히 다른 약제와의 조합에서 항상 기용되는 약제이다. 홈즈를 돕는 왓슨 같은 존재.

굳이 둘의 차이를 논하자면, lamivudine이 참여한 조합(예를 들어 Combivir, kivexa, Triumeq)보다는 emtricitabine이 합류한 조합(예: TruVada, Stribild) 쪽이 치료 효과 면에서 좀 더 우세하다. 형보다 나은 아우인 셈이다.

Guanine 가문 - Abacavir

* Abacavir는 guanine을 기반으로 한다.

HIV를 사이에 두고 guanosine과 경쟁을 한다.

Abacavir   *Guanosine*

단독으로 사용되기도 하지만, 대개는 lamivudine과의 조합인 Kivexa 혹은 dolutegravir와 lamivudine과의 조합인 Triumeq 제제가 주로 쓰인다. Abacavir에서 가장 신경써야 하는 것은 환자가 HLA-B*5701을 가지고 있는지 여부다. 만약 있다면 피부 발진으로 시작하는 심한 알러지 내지는 analphylaxis의 위험이 높다. 단, 아시아인들에게는 매우 드문 것이라 이러한 부작용도 드물다. 공식 진료 지침에서는 abacavir 제제를 투약하려면 HLA-B*5701

여부를 확인하라고 권유하고 있지만, 일단 가격이 비싸서 환자가 꺼려하며, 실제로도 매우 드물기 때문에 잘 시행하지 않는다. 간 기능이 안 좋은 경우에도 이 약제는 금기이다.

Adenine 가문 - Tenofovir

- Tenofovir는 adenine에서 유래되었으며, 다른 NRTI 약제와는 달리 phosphate를 이미 갖고 있어서 nucleotide로 분류된다. 그리고 마치 ganciclovir처럼 ribose 구조가 불완전하다. 이 약제 또한 HBV에도 효과가 있다.

원래는 경구 흡수가 매우 불량하여 주사제로만 쓰일 운명이었다. 그러나 disoproxil fumarate (TDF)를 붙여서 장 흡수가 잘 되게 함으로써 경구 복용이 가능하게 되었다. FTC와의 궁합이 가장 치료 성적이 우수하여 Truvada 혹은 Stribild (TDF+FTC+elvitegravir+cobicistat)로 사용되며 현재 선택 서열 1순위이다.

문제는 신장 독성과 골다공증의 위험 소지이다. 신장에서 대사가 주로 되면서 축적되다 보면 신 독성을 일으킬 수 있기 때문이다. 이는 태생적인 이유가 있다. Tenofovir 이전에 항 에이즈 약제로 야심차게 개발되었다가 미 식약청 승인을 받지 못한 비운의 약이 있었는데, 이름하여 adefovir라 하였다.

어떤가? 기 하나만 다를 정도로 거의 쌍둥이다.

Adefovir가 승인받지 못한 이유는 바로 신독성 때문이었다. 이후 절치 부심하며 시행착오를 거듭한 끝에 결국은 HBV 치료제로 승인되었다. Tenofovir도 adefovir와 너무나 닮은 구조라 신 독성은 충분히 예상되고 있었다.

이 신독성 문제를 해결한 제품이 tenofovir alafenamide (TAF)이다.

이 약제는 lymphoid organ에서 활성화되어 모든 대사를 그 안에서만 끝 마쳐서 신장까지 가서 축적될 일이 없기 때문에 신독성 문제로부터 자유롭다. 기존 Stribild에서 TDF를 TAF로 대체한 약제가 Genvoya이다.

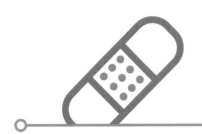

NNRTI,
NRTI가 아닙니다.

NNRTI는 Non-NRTI, 즉 우리는 NRTI가 아니라고 항변하는 느낌을 주는 약제다. 하지만 에이즈 치료에서 NRTI 2개와 1개의 NNRTI 조합은 우선적으로 선택되는 처방이다.

NNRTI도 이름 그대로 NRTI처럼 역전사 효소를 억제한다. 다만 그 방법이 전혀 다르다. NRTI는 역전사 효소의 핵심 작용 부위(active site)에서 노는 반면, NNRTI는 핵심 부위에서 동 떨어진 곳에 부딪혀서 달라붙는다. 그 결과 효소가 찌그러져서 소위 말하는 conformational change를 초래하고, 이로 인해 효소가 제대로 작동을 못하게 한다. 효소의 핵심 부위에 작용하는 게 아니므로 phosphorylation은 당연히 불필요하다. 반감기가 매우 길어서 체내에 오래 머무르며, HIV-1에만 효과가 있다. 즉, HIV-2 환자에는 쓰면 안 된다. Cytochrome P450의 영향을 받으며 lipid 대사 이상도 초래할 수 있다.

여러 약제들이 나와 있지만, 나의 경우는 efavirenz를 주로 쓰고 있다.

불소를 무려 3개나 장착한 모습인 구조를 보기만 해도 참… 살벌해 보인다. 이 약제는 중추신경계로 잘 침투하기 때문에 대낮에 복용하면 헤롱거리기 십상이므로 반드시 취침 전에 삼키도록 한다.

중추신경계에 작용하는 약이니 당연히 부작용도 중추신경계 쪽으로 나타난다. 졸리는 건 기본이고, 정신과적인 양상을 나타낼 수도 있다. 그리고 개인적으로는 "자꾸 악몽을 꿔서 괴로워요" 하는 환자들이 좀 있어서 어쩔 수 없이 다른 약으로 바꾼 사례도 꽤 있다. 이 약제는 신경 정신과적으로 문제가 있을 것 같은 느낌을 주는 환자에게는 주지 않는 것 이 좋을 듯하다. 이 밖에 선천성 기형으로 신생아에서 neural tube defect를 유발할 수 있다고 하므로 혹시 드물지만 가임기 여성 에이즈 환자를 진료할 때는 고려해야 할 것이다.

최근 나온 신약으로 rilpivirine이 있다.

Etravirine과 더불어 NNRTI 내성 바이러스의 치료에 쓰이며, efavirenz보다 먹기는 좋으 나 HIV RNA 카피수가 10만/mL 넘는 경우엔 치료 실패로 끝나는 일이 많다.

떠나는 님의 발목을 잡다.

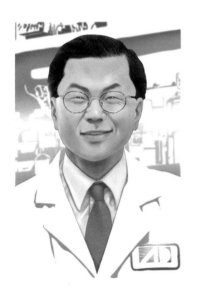

Protease inhibitor (PI)는 에이즈 치료 역사에서 한 획을 그은 약제다. 한 가지 약제만 주던 기존의 치료 방침에서, 복수의 약을 조합해서 주는 방식으로 전환하게 한 약제이기 때문이다.

1995년에 Saquinavir와 ritonavir가 처음 나왔는데, 이 약을 사용한 이후부터 에이즈 환자의 사망률이 극적으로 감소하기 시작했다. 이러한 성과에 고무된 전문가들은 NRTI와 이 PI를 조합해서 투약하는 것에 주목을 하기 시작했고, David Ho에 의해 정립이 된다.

당시에는 이런 조합법을 'Cocktail'이라고 불렀는데, 이후 'highly active antiretroviral treatment (HAART)'로 불리다가 'combination Antiretroviral Treatment (cART)'로 바꿔 부르고 있다. 지금은 그냥 ART (antiretroviral treatment)로 통칭한다. 역시 용어는 날이 갈수록 단촐해지게 돼 있다.

PI는 HIV 생활사의 마지막 단계인 세포에서의 탈출 단계에서 Gag와 Gag-Pol 단백을 자르는 aspartyl protease를 저지한다. 이 단백들이 제대로 잘리면 역전사 효소나 integrase 등이 갖춰져서 완성된 바이러스 입자가 되지만, 억제돼서 제대로 마무리가 안 되면 겉만 멀쩡하지 전염성은 전혀 없는 바이러스 입자에 불과한 무용지물이 된다.

PI는 -navir 돌림 가문과 -previr 돌림 가문이 있는데, 전자의 경우가 HIV 치료제이고, 후자는 hepatitis C virus (HCV) 치료제이다.

여러 PI 제제들 중에서 먼저 주목해야 하는 것이 ritonavir이다.

원래 용도는 물론 항 HIV 약제이지만, CYP3A4를 매우 강력하게 억제하는 능력을 가지고 있어서, 다른 PI 약제와 같이 투여되면 파트너 약제가 덜 대사되어 높은 혈중 농도를 장시간 유지할 수 있게끔 해주며, 이에 따라 항 HIV 능력도 쑥쑥 올려주는 도움까지

준다. 이를 booster라고 하며, 특히 Lopinavir와 짝을 이룬 Kaletra (Lo/r)가 대표적인 약제다.

PI는 체내 대사, 특히 인슐린과 지질 대사에 영향을 미쳐서, 제2형 당뇨나 고지질 혈증을 유발할 수 있다. 또한 신 결석도 중요한 부작용 중 하나이며, indinavir를 사용하는 경우에 빈번하다. 실제 임상에서 가장 흔히 보는 부작용은 설사인데, 얼핏 보면 별 거 아닌 것 같지만 이 때문에 약을 바꿔야 하는 일도 꽤 있었다.

PI는 NRTI나 integrase와 비교해서 내성이 잘 생기지 않는다. HIV가 PI에 말을 안 들으려면, 다른 종류의 약제에 대해서보다 훨씬 더 많은 돌연변이를 동시다발로 일으켜야 하기 때문이다. 즉, 사실상 PI 내성을 수립하기가 녹록치 않다는 뜻이다. 그래서, 내성으로 약 처방을 전면 교체해야 할 경우에 일단 PI는 잡아놓고 나서 고민을 시작하는 것이 좋다.

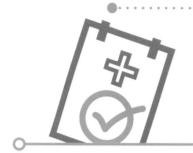

Integrase inhibitor,
위장 잠입을 저지하다.

2007년 들어 2NRTI + NNRTI 혹은 2NRTI + PI로 구성해 오던 항 에이즈 치료 체제에 새로운 조합을 만들 신약이 출현한다.

Integrase 억제제, 정확히는 Integrase strand transfer inhibitor (InSTI)로 분류되는 raltegravir 가 공식으로 승인된다.

이를 기점으로 2NRTI + InSTI라는 새로운 조합이 만들어지며, 항 에이즈 치료에 있어서 최우선 순위로 올라선다.

그리고 Elvitegravir가 나온다.

이는 기존의 TDF, FTC, 그리고 cobicistat와 어우러져서, 드디어 1알짜리 복합제제인 Stribild가 탄생한다.

Stribild의 핵심은 cobicistat인데, 이것이 CYP3A를 강력히 억제함으로써 elvitegravir가 체내에 오래 머물 수 있게 하여 1알짜리가 가능하게 된 것이다. Cytochrome을 억제하는 기전 면에선 ritonavir와 동일한데, 사실 cobicistat는 ritonavir에서 온 화학물이다.

Ritonavir의 valine 기를 2-morpholinoethyl로 바꾸고

중간쯤의 hydroxyl기(-OH)를 제거하여 항 바이러스 기능을 거세해 버린 산물이 바로 cobicistat인 것이다.

항 바이러스 작용을 거세함으로써 내성이 생길 여지를 하나라도 더 줄였다는 의의도 있다.

그동안 많은 수의 알약을 삼켜야 했던(pill burden) 에이즈 환자들 입장에선 하루에 딱 한 알만 먹어도 되니, 최고의 희소식이 되었을 것이다. 확실히 한 알짜리로 전환해서 주기 시작한 다음부터 약을 잘 먹지 않고 게으름 피우던 환자들 중 상당수가 꼬박꼬박 잘 먹는 모범생으로 개과천선하긴 했다.

이후에 나온 또 다른 InSTI인 dolutegravir는 cytochrome P450과는 무관하며, 체내 혈중에서 오래 버티기 때문에 cobicistat 같은 booster도 필요 없다. 그래서 ABC, 3-TC와 더불어 한 몸이 됨으로써, 또 다른 한 알짜리 약인 Triumeq이 나오게 된다. 또한 새로 나온 bictegravir는 Tenofovir-alafenamide + emtricitabine과 합쳐져서 Biktarvy라는 한 알짜리 약제로 나온다.

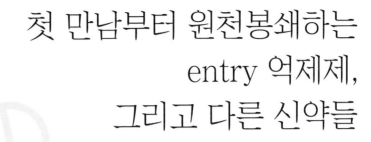

첫 만남부터 원천봉쇄하는 entry 억제제, 그리고 다른 신약들

HIV가 감염되는 맨 처음 단계는 바이러스가 CD4+ 세포와 만나는 순간이다. 바로 이 첫 만남을 원천 봉쇄하는 약제가 entry inhibitor이다.

Entry 과정을 좀 더 세분해서 보면,
- 먼저 달라붙는 단계인 attachment
- 반드시 거쳐야 할 chemokine co-receptor에의 결합.
- 최종 단계인 fusion.

Attachment를 억제하는 약제로는 fostemsavir와 ibalizumab이 있다. 이 중에서 fostemsavir 는 gp120이 CD4와 만나는 아주아주 초기 단계를 막는다. 한편 ibalizumab은 CD4에 결합하여 gp120이 달라붙는 것을 저지하는 단일클론 항체다. 이는 CCR5와 CXCR4 바이러스 모두에 효과가 있는데, 아직 개발 단계이지만 많은 기대를 받고 있다.

Chemokine co-receptor 억제제로 대표적인 약제는 maraviroc (Selzentry, Celsentri)이다.

작용기전은 CCR5 receptor를 allosteric inhibition하는 것이다. 이 약제는 여러 면에서 관심을 많이 받는 약이다.

첫째, 약제들 중에서 가장 이상적인 작용 기전이다.

바이러스가 아예 인체 세포에 들어가는 걸 원천 봉쇄한다는, 작용 기전으로 보면 가장 확실한 방법이다.

물론 실제 현실에서는 별로 재미는 못 본다. 왜냐하면, AIDS 환자를 치료하기 시작한다는 것은 이미 바이러스가 적어도 인체 내로 들어오는 데는 성공했다는 얘기다. 즉, maraviroc이 저지하는 관문은 이미 통과한 후라는 것. 그래서, 이미 들어온 건 할 수 없으니 그들이 수를 불리는 것부터라도 막자는 게 제1 원칙이다(reverse transcriptase inhibitor, 즉 NRTI, NNRTI가 우선인 근본적인 이유).

그런데 이러한 핸디캡 아닌 핸디캡은 다른 시각에서 보면 대단히 유리한 점으로 바뀔 수 있다.

둘째, 아직 시작하지 않은 상황이라면 이보다 더 좋은 약이 있을까?

요즘 핫 이슈인 pre-exposure prophylaxis를 두고 하는 말이다. 물론 truvada를 주로 쓴다. 그런데, 아직 바이러스가 들어오지 않았다면 이론적으로는 이 entry 억제제를 쓰는 게 더 합리적이지 않은가? 하는 것이 내 생각이긴 한데, 현재까지 이 용도로 연구된 성적 보고들이 많지는 않아서 확신은 못하겠다. 그래도 이 방면으로 더더욱 연구들이 이뤄질 것이라 전망한다.

셋째, 치료메뉴 강화(intensification)의 의미

기존 치료 메뉴에 maraviroc을 추가함으로써 더욱 강화하는 시도들이 나오고 있다. 이론적으로는 체내 HIV는 공격을 받으면 심산유곡으로 도망쳐 들어가서 빨치산이 된다. 숨죽이고 조용히 지내면서 산 아래쪽에서 다른 반응은 없는지 자기 무리들 일부를 조금씩 하산해서 파견한다. 내려왔다가 아직 싱싱한 CD4+ 세포들이 보이면 옳다구나 하고 달려들어 감염시킨다. 이런 식으로 은밀하고 위대하게 HIV는 체내에서 유지를 하는 것이다. 바로 이 새로운 감염, 즉 새로운 entry를 막을 수 있는 약제는 기존 NRTI 등으로는 불가능하며 오로지 maraviroc만이 가능할 것이다. 바로 이런 점에 근거를 두고 있다.

아울러, 기대치 않았던 엉뚱한 쓰임새

CCR5 를 차단하는 여파로 HIV뿐 아니라 다른 암이나 염증성 질환에서 기대치 않았던 성과를 거두기도 한다.

1) 전립선 암의 전이를 억제한다.
2) 위암, 유방암의 진행을 억제한다.

3) 조혈모세포 이식 후 GvHD를 억제한다.

4) pulmonary arterial hypertension 치료.

5) Rheumatoid arthritis의 치료 - synovium의 염증 억제.

6) 간 질환의 치료 효과.

아직은 AIDS 치료 실패시 마지막 수단으로서만 거론되고 있지만, 이런 류의 약제들이 가진 기전을 감안해 보면 그 쓰임새는 보다 더 넓어질 것으로 전망한다.

이 약제의 주된 부작용은 hepatotoxicity이므로 간 기능 이상 시에는 사용을 지양하는 것이 좋겠다.

Fusion 억제제로는 enfuvirtide (T20)가 있다. 구조는 보기만 해도 어지러울 정도로 매우 매우 기나긴 모양을 하고 있다.

CH$_3$CO-Tyr-Thr-Ser-Leu-Ile-His-Ser-Leu-Ile-Glu-Glu-Ser-Gln-Asn-Gln-Gln-Glu-Lys-Asn-Glu-Gln-Gln-Leu-Leu-Glu-Leu-Asp-Lys-Trp-Ala-Ser-Leu-Trp-Asn-Trp-Phe-NH$_2$

무려 36개의 아미노산으로 이뤄져서 gp41을 흉내 내는 구조이니, 정말 길긴 길다.

이 약제는 피하주사로 투여하며, 백약이 무효할 때 마지막으로 시도하는 약이다. 그러나 내성이 잘 유도되기 때문에 1차 약제로는 부적합하다. 국내에서는 희귀의약품 센터를 통해서 구해 쓴다.

T20에 내성인 경우는 sifuvirtide를 시도한다.

지금까지 소개한 약제들 이외에 현재 개발 중인 약제들은 다음과 같다.

- Translocation 억제제 MK-8591 – 역전사 효소에 딱 달라붙어서, 새로운 nucleotide 를 붙이기 위해 옆으로 이동하는 걸 막는다.
- Maturation_inhibitors는 한마디로 '화룡점정'을 알 박기로 방해한다고 보면 된다. HIV가 숙주 세포 내에서 제조 공정이 다 끝나고 맨 마지막 단계인 proteolysis 지점 을 방해하는 약제이다. 구체적으로 말하자면 Gag protein의 p24/CA protein과 SP1 (spacer peptide 1) 사이를 잘라 줘야만 전염성을 가진 바이러스 입자가 최종 완성되 는데 이걸 억제하면 전염성이 없는 아무짝에도 쓸모 없는 평범한 바이러스 입자가 되어 밖으로 나가게 된다. 얼핏 보면 protease inhibitor (PI)로 오해하기 쉽지만, PI 는 문자 그대로 protease, 즉 효소를 억제하는 약제이고 이 maturation inhibitor는 Gag protein, 즉, 효소가 아니라 효소의 고객을 방해하는 약제이다.

현재까지 개발되고 검증 중인 약제로는 MPC-9055(Vivecon; bevirimat)가 먼저 나온 1 세대인데, 50% 이상의 내성을 보여 중단되었다. 그 다음 세대로 나온 것이 BMS-955176 = GSK3532795 (Clin Infect Dis 2017; 65(3): 442-452)이다.

이렇게 지금 이 시각에도 더 나은 항 에이즈 치료제 개발을 위해 많은 연구자들이 끊 임없이 노력하고 있다.

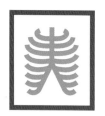

완치는 가능한가?

구슬이 서 말이라도 꿰어야 보배이듯이, 여러 항 HIV 약제들 중에 어느 것을 골라서 적절히 조합하여 투여하는지가 치료 원칙의 핵심이다. 적절한 조합을 찾는 과정은 공교롭게도 항 HIV 약제들이 개발되어 온 역사와 일치한다. 여기서 HIV의 생활사를 다시 되짚어보자.

첫 만남에 이은 침투, 이후 세포내 역전사 증식, 숙주 유전자로 위장 잠입, 잠복기를 거친 후 살림살이 챙겨서 도망의 과정으로 요약되는데, 이 단계들 중에서 어느 것을 맨 먼저 공략해야 할까?

학생들이나 전공의들에게 이 질문을 하면 열에 아홉은 첫 만남의 저지, 즉 entry inhibitor를 쓰자고 대답한다. 물론 가장 이상적인 답변이지만 현실을 생각해 보자. 지금 나에게 HIV 감염된 환자가 왔다면 그 환자의 체내에서 진행된 HIV의 생활사는 이미 첫 만남을 완료하고 세포 내에 들어와 있음을 의미한다. 즉, 일차 침입을 막는 것은 이미 늦었으며, 일단 세포 내에 들어온 바이러스가 활개 치는 것을 최대한 막아야 한다. 바이러스가 침입해 들어와서 맨 처음 하는 짓은 무엇이다? 역전사 효소를 사용해서 무리의 숫자를 늘리는 증식 과정이다. 따라서 이 역전사 증식 과정을 최대한 저지하는 것이 최우선 선결 과제이다. 그래서 역전사 효소 억제제를 일 순위 무기로 꺼내드는 것이다.

주지하다시피 역전사효소 억제제인 NRTI는 바이러스의 nucleotide와 경쟁을 한다. 공정한 경쟁이라고 치면 서로의 승산은 50대50이라고 하자(물론 실제로는 NRTI가 효소에 달라붙는 친화력이 훨씬 더 높지만). 약제 쪽의 승산을 더 높이려면? 한 가지를 더 추가해서 조금 비겁하지만 2대 1로 싸우면 된다. 그래서 NRTI는 2개를 마련하는 것이다. 여기에 더해서 protease inhibitor나 InSTI, 혹은 NNRTI 하나를 파트너로 붙여주면 완벽한 호흡을 자랑하는 팀이 되어 바이러스를 제압하게 된다.

현재 미국 NIH의 AIDS Info 치료 지침에 의하면 NRTI 2개에 InSTI 조합을 최우선으로 권장하고 있다.

https://aidsinfo.nih.gov/guidelines/html/1/adult-and-adolescent-arv/11/what-to-start

한마디로 Stribild나 Triumeq (HLA-B*5701 음성에 한해), 혹은 Truvada + raltegravir를 주라는 얘기다.

물론 2NRTI + PI나 2NRTI + NNRTI도 훌륭한 조합이다.

치료 시작하고 첫 2~4주에 CD4+ 세포 수와 HIV RNA 카피 수를 확인해야 한다(개인적으로 솔직히 2주는 좀 빠른 것 같아서 4주차 때 검사한다). 첫 1달에 CD4+ 세포 수는 늘어나 있어야 함과 동시에(정확한 기준은 없고, 좀 너그럽게 봐서 첫 1년에 50~150개/$\mu\ell$ 정도 늘어나면 족하다. 그런데 실제로는 1~3개월 내로 200/$\mu\ell$ 이상 수준으로 회복되는 환자들이 많다. 생각보다 치료 반응은 꽤 괜찮다), HIV RNA 카피 수는 최소 1 log는 떨어져야 한다. 이후 6개월 내지 1년 내로 200 카피/mL 미만을 성취해야 하는데, 이에 도달하지 못하면 내성에 의한 치료 실패로 간주하고 약제 감수성 검사를 다시 시행한 후, 이를 바탕으로 다른 조합을 강구해야 하는 골치 아픈 상황이 된다.

https://aidsinfo.nih.gov/guidelines/html/1/adult-and-adolescent-arv/458/plasma-hiv-1-rna—viral-load—and-cd4-count-monitoring

완치는 가능할까?

완치된 사람이 딱 한 명 있긴 했다.

소위 '베를린 환자'로 불리는 Timothy Brown이다.

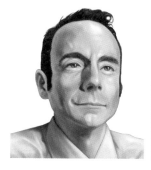

https://hivandaidsdevelopments.wordpress.com/2013/11/08/timothy-brown-the-story-behind-the-cure-2/

에이즈 환자인 그는 기회 질환으로 백혈병에도 걸린다. 그래서 베를린의 대학병원에서 조혈모세포 이식을 받는데, 완전히 회복된 이후 어찌된 셈인지 HIV도 더 이상 검출이 되지 않았다. 알고 보니 그에게 조혈모를 공여한 사람이 선천적으로 CCR5 Δ32에 돌연변이가 있는 이였다. 이게 의미하는 것은 CCR5 coreceptor가 제대로 마련되지 않아 HIV 감염의 첫 단계인 entry에서부터 침입이 원천 봉쇄되었다는 뜻이다. 이 기가 막힌 행운으로

Timothy Brown은 현재까지 전세계 유일무이한 에이즈 완치자가 되었다. 이는 환자 한 명의 행운으로 끝난 게 아니라, 유전자 영역에서 HIV 완치를 도모할 수 있는 단서를 하나 제공했다는 데 의의가 있다.

Timothy Brown만큼 운 좋은 수준은 아니지만, 완치 방법에 또 다른 단서를 시사해 주는 일부 집단이 있다. 이름하여 long-term nonprogressor (LTNP)라고 통칭하는 극소수의 환자들인데, 10년 이상 감염 중이고 항 HIV 치료를 받지 않은 상태에서 CD4+ 세포수가 정상 범위이며, 수년간 안정상태를 유지하는 이들을 말한다. 즉, 특별히 치료를 받지 않음에도 불구하고 자기 힘으로 혈중 바이러스 수치를 억제하며 정상 면역 반응을 유지하는 환자들이다. 특히 이들 중에서 바이러스 수치가 50 카피/mL 미만인 이들을 elite controller라고 한다. 왜 이런 현상을 보이는지에 대해서는 아직 규명이 되지 않고 있으나, 확실한 것은 이들 소수 LTNP 환자들은 각자 자체 내에서 HIV를 효과적으로 제어하면서 일상생활에 별 문제 없이 잘 공존한다는 사실이다. 따라서 HIV를 제어하는 그 무엇이 이들 체내에 있다는 뜻이므로, HIV 완치에 있어서 단서를 던져 주고 있다.

다시 자문해 보자. 그렇다면 완치는 가능할까?

솔직히 말하겠다. 엄밀히 말해서 '치료'는 되지만 '완치'는 아직 요원하다.

왜냐하면 간단히 말해서 체내에 들어온 바이러스를 문자 그대로 '전멸'시킬 방도가 없기 때문이다. HIV/AIDS로 처음 진단될 때 측정된 바이러스 RNA 수치가 수백만 copies/mL를 상회하더라도, 치료를 시작하고 한달이면 대부분 바닥을 치며, 잘 유지만 되면 정기적으로 측정해도 40 copies/mL 미만으로 꾸준히 잘 억제된다. 그러나, 여기서의 함정은 40 copies/mL 미만이라는 수치가 말초 혈액에서 얻은 성적이라는 것이다. 즉, 혈액이 아닌 곳에서 실제 바이러스의 양이 얼마인지는 제대로 반영이 안된다는 것. 다시 말해서, 환자의 몸을 혈액과 혈액이 아닌 곳으로 나눠서 본다고 하면, HIV와의 첫 번째 전쟁에서 거둔 개가는 어디까지나 말초 혈액에 나와 까불거리고 있는 경솔한 바이러스들을 몰살시킨 것에 지나지 않는 것이다.

이보다 더 거대한 용량을 가지고 혈액 아닌 곳에 숨어서 암약하는 놈들, 이 놈들은 안전하게 숨어서 환자와 함께 평생을 같이 가게 된다. 이 거대한 빨치산들을 소위 latent reservoir라고 부른다. 설사 항HIV 약제가 reservoir까지 간다 하더라도, 이 reservoir를 구성하는 바이러스와 이 바이러스들이 숨은 잠자는 CD4+ 세포들에게는 아무런 영향이 가지 않는다.

약제가 작용하려면 바이러스가 어느 정도는 활동을 해야 하며(transcription 내지는 증식), 이 바이러스를 품은 세포들도 어느 정도 움직여 줘야 한다. 그러나 reservoir에서는 세포도, 바이러스도 모두 쿨쿨 자고 있기 때문에 약제가 도달해 와도 머쓱해 하다가 아무 것도 못하고 그냥 사라진다(엄밀히 말해서는 조금이나마 약효는 보인다. 그런데, 약효를 보이면서 이 *reservoir*를 모조리 다 섬멸할 때까지 걸리는 시간이 무려 70년 이상이다!!! 인간의 평균 수명이 100세 이상이라면 모를까, 사실상 아무 것도 못하는 것이나 마찬가지인 셈이다).

왜 reservoir는 무덤덤할까?

1. 세포 탓

- 정상적인 면역 반응의 탓이다. 바이러스와 맞서게 되는 CD4+ T cell은 증식, 분화를 거쳐 전투를 하게 되는데, 대부분은 장렬히 전사를 하지만, 일부가 후학들을 위한 memory cell이 되고, 미래를 기약하며 은거하여 잠을 자게 된다. 문제는 HIV 바이러스를 품고서 은거하게 된다는 것이다. 게다가 비정상적으로 오래 산다!

2. 은거지 탓

- Memory CD4+ T 세포 자체가 은거지가 되기도 하지만, 중추신경계(이거 대단한 철통 방어막이다), 장 점막, 림프절, 등등에도 바이러스가 꼭꼭 숨는다.

3. 바이러스 탓

- 바이러스 자체가 알아서 은인자중을 한다. 소위 말해서 증식을 안하고 그냥 가만히 은신처에서 숨죽이고 있다. 게다가 비정상적으로 오래 산다(*memory cell*이 오래 사

니까 덩달아! 숨 죽이는 방도로는, 자기의 염색체 가닥을 꼬고 또 꼬아서 엉킨 실타래처럼 만들어 증식을 아예 물리적으로 원천 봉쇄하거나, 증식에 관여하는 재료들을 낮추거나, 혹은 안 쓰거나, 증식을 시작하는 걸 못하게 하는 효소(histone deacetylation; HDAC)를 쓰거나 하는 식으로 갖가지 꼼수를 쓴다.

이렇게 아무 것도 안하고 있으면, 약제가 도달해도 백약이 무효.

그럼 reservoir는 잠복하면서 잠만 자는가?

그렇다면야 환자에게 해를 안 끼치면서 평생을 같이 하겠지만, 실제로는 정중동, 즉, 고요한 가운데 은밀히 움직인다.

1) 말초 혈액의 바이러스 일정량 유지

• 약제 폭격 동안은 쥐 죽은 듯이 숨어 있지만, 말초 혈액에서 유지해야 될 바이러스의 최소 농도 수준을 나름 책정해 놓고 있다. 그래서, 만약 말초 혈액에서의 바이러스 수치가 기준치 미만으로 떨어지면 즉시 이를 알아채고, 잠자는 동지들 일부를 깨워서 튀지 않을 정도로만 말초로 내보낸다. 그래서 0 copies/mL가 아니고 <40 copies/mL인 것이다. 가끔 이 수준 유지를 못하고 튀는 경우가 있는데, 이를 blip이라고 한다. 이는 일시적인 현상이며 내성을 의미하는 걸로 오해하면 안된다.

2) 신규 회원 모집

• 위 1)과 같은 과정 중에 새로운 CD4+ T 세포에 감염되어 신규 회원을 등록시킨다. 아마도 외부로 나간 만큼 손실된 reservoir 양을 이걸로 벌충하는 듯하다. 이것이 중요한 개념인 게 곧 이어 논할 reservoir 공략 작전의 토대가 되기도 하는 부분이다.

자, 그럼 어떻게 이 반응 없는 reservoir를 공략할까?

앞에서 논한 reservoir 생성 기전을 거꾸로 밟아 가면 묘안이 나올 것이다.

1) 잠자는 세포를 깨운다.

- 가장 먼저 생각해 낼 수 있는 전략이다. 비유하자면 엄폐된 차량에 타고 있는 요인을 저격 암살하는 게 아니라, 아예 차와 함께 폭발시킨다는 것. 그러나 실제 시도해 보니 배보다 배꼽이 더 큰 부작용이 생겼다. 잠자는 세포를 깨운 것까지는 좋았는데, 덩달아 cytokine storm이 와서 오히려 환자의 목숨만 위험해지는 상황들이 초래되었다. 그래서 이 전략은 폐기되었다. 결국, 차는 놔 두고, 타고 있는 요인을 저격하는 게 답이라는 결론을 얻었다.

2) 충격과 공포.. 가 아니고 충격과 학살(shock & kill)

- 자고 있는 바이러스를 깨우는 것이다. 주요 target이 바로 HDAC이다. 이를 억제하는 약제(HDACi)를 쓰면 바이러스의 transcription이 재개되어 약제 입장에서 먹음직스럽게 활성화된다.

 처음에 시도된 것이 항 경련제인 valproic acid였다.

 그러나… 실패.

 현재는 cutaneous T cell lymphoma 치료에 쓰는 Vorinostat (SAHA)가 검토 중에 있다.

 이밖에 주목할 만한 약제는 Panobinostat, romidepsin, oxamflatin 등이 있다.

 또 다른 target이 DNA methylation inhibitor인데 decitabine, disulfiram(알콜 중독 치료제, 그거 맞다!)이 검증 중이다.

 또 하나의 전략이되, 아직 논쟁 중인 것이 intensification이다.

 기존 항 레트로바이러스 치료 regimen에다가 다른 기전의 약제를 하나 더 추가한다는 것인데 이는 전제 조건이 reservoir가 신규 회원을 모집한다는 설이 참이라는 데 있다.

 문제는, 이 설에 대한 반론이 만만치 않다는 것.

 현재까지 시도된 것으로는 entry inhibitor인 maraviroc을 추가하는 것(이건 성과가 좋지 않음)과 InSTI인 raltegravir를 추가하는 것이다. Raltegravir 추가는 주로 스페인을 중심으로 꽤 개가를 올리고 있으나, 별 효과가 없다는 반론 보고도 많아서 아직 결론을 내리긴 어렵다. 내 개인적으로는 효과가 있는 쪽으로 승부가 나면 좋겠다. 앞에서 언급한 vorinostat, disulfiram 등을 주는 것보다는(게다가 이런 약제들은 자체적인 위험성도 내포하고 있다!) 차라리 항 에이즈 약제를 하나 더 드리는 것이 실제 임상가 입장에선 훨씬 더 편리하기 때문이다.

에이즈의 완치는 가능할까?

Timothy Brown 같은 행운아들도 있지만, 현 시점에서는 당연히 어렵다. 그러나, 전술한 바와 같은 노력들이 누적되다 보면… 가능하지 않을까?

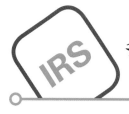

IRIS,
숙주의 반격과 과도한 한풀이

IRIS, Immune reconstitution inflammatory syndrome은 기회질환이 합병된 HIV 환자에게 항레트로바이러스 치료를 시작하고 나면 CD4+ 세포 수가 늘어나는 등, 제반 면역력이 돌아오는데, 이에 따라 염증 반응 능력도 회복되면서, 역설적으로 임상적인 악화를 보이는 현상이다.

대개는 경미한 증세를 보이다가 소실되지만, 심하면 사망까지 이를 수도 있다. CNS 병변이 있는 Cryptococcus 감염, 혹은 결핵균 감염이 동반되어 있는 경우가 가장 많으며 이 밖에 폐포자충 감염 치료 등에서도 이 IRIS에 당할 수 있다. 특히 치료 시작 시점에서 CD4+ 세포수가 50/㎕ 미만일 경우 IRIS에 당할 위험이 높다. 주된 이유는 결핵이나 Cryptococcus 같은 기회감염 병원체가 침투해 들어 왔을 경우, 제때제때 처리를 못하기 때문이다.

체내에 침투해 온 병원체는 CD4+ 세포의 총 지휘 아래 monocyte/macrophage, CD8+ 세포 등등 전 면역 체계가 일사불란하게 움직여서 제압해야 한다. 그런데 CD4+ 세포의 씨가 거의 다 말랐거나 아예 고갈되었다면?

들어와서 깐족거리는 병원체들의 전횡을 그냥 바라만 보고 있을 수밖에 없다. 그렇게 시간이 가다 보면 전 면역 체계들의 울분이 쌓이고 또 쌓인다. 그런 와중에 마침 항 레트로 바이러스 치료가 시작되어 CD4+ 세포들의 수가 회복되고 "얘들아, 형 돌아 왔다! 이제 반격을 하자꾸나!"하면 일제히 신나게 바이러스에게 보복을 시작한다. 그것도 필요 이상으로 과도한 한풀이를 하게 되는데, 그 와중에 바이러스뿐만 아니라 바이러스가 침투해 있는 체내 기관들도 본의 아니게 파괴가 된다.

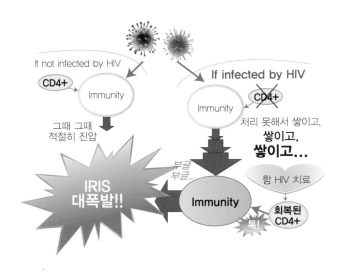

그 결과, 역설적으로 염증이 더 심해지는 것이다. 문제는 환자의 악화되는 임상 양상이 IRIS로 인한 것인지, 아니면 에이즈 자체로 인한 것인지 구분하기가 쉽지 않다는 사실이다. 일단은 항 레트로바이러스 치료에 의한 개선 효과, 예컨대 CD4+ 세포수가 늘어나고 HIV RNA 카피 수가 확실히 감소하고 있는 가운데 염증이 심해지고 있다면, 에이즈보다는 IRIS일 확률이 더 높아진다.

무엇보다 가장 중요한 예방 방침은, 기회 감염이 합병된 환자를 치료할 때는 항 레트로바이러스 치료를 첫날부터 시작하지 말고, 기회감염만 우선 치료하기 시작하라는 것이다. 그리고 상황을 봐서 적절한 시일이 흐른 후에 항 레트로바이러스 치료를 시작한다.

현재까지 항 레트로바이러스 치료의 시간차 공격 시기는 정립된 것은 없으나, 전반적으로는 2주 내외에서 시작하는 걸로 권장되고 있다. 단, cryptococcosis의 경우는 2~10주 정도 더 묵혀뒀다가 시작함이 좋을 것으로 권장되는데, 특히 중추신경계 질환일 때는 최대한 늦추는 것이 낫겠다.

https://aidsinfo.nih.gov/guidelines/html/4/adult—and—adolescent—opportunistic—infection/333/
cryptococcosis

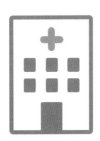

예방 -
사후약방문, 사전 약방문;
그리고 마무리

Postexposure prophylaxis (PEP)

• HIV 환자의 체액에 오염된 주사 바늘에 찔리거나 혈액을 철썩 하고 맞을 경우엔 공포
에 떨지 말고 곧장 예방 조치를 받도록 한다.

사실 HIV가 감염되려면 바늘에 찔린 경우는 0.2~0.3%(10,000번의 사고 중에 23건),
피를 맞을 경우, 그것도 점막(예: 눈)에 직접 맞을 경우는 0.09%로 매우 희박한 확률이
다. 반면에 B형 간염 혈액에 오염된 주사 바늘에 찔린 경우는 30%의 확률로 훨씬 높
다.

만에 하나 HIV가 체내에 들어갔다 하더라도 완전히 자리를 잡으려면 2~3일은 걸
리므로, 그 전에 항 레트로바이러스 제제를 복용하면 예방이 된다. 과거에는 깊이 찔
리면 3개, 얕게 찔리면 2개의 항 레트로바이러스 약제를 주는 방침이었으나, 현재는
그냥 3가지 약제를 다 주는 것으로 지침이 확립되었다. 이는 깊이 찔렸는지 얕게 찔렸

는지를 판단 한다는 것이 주관적이기도 했고, Stribild 같이 3개 제제가 한 알로 응축되서 나오기 때문이기도 하다.

약제는 4주 동안 복용하며, 6주, 12주, 6개월에 HIV 여부를 점검하는 걸로 완료한다.

Preexposure prophylaxis (PrEP)

요즘 핫 이슈로 떠오르고 있는 주제인데, HIV에 걸리지 않은 위험군, 예를 들어 동성애자나 약물 남용자 등에게 미리 항 레트로바이러스 제제를 줘서 예방하자는 방침이다.

보통 Truvada를 처방하는데, 꾸준히 먹거나, 일을 치룰 때마다 간헐적으로(당일에 2알, 이후 이틀간 하루 1알) 복용하는 용법이 있다. 이렇게 취지는 괜찮으나 개인적으로는 우리나라에선 과연 제대로 수행될 수 있을지 의문이긴 하다. 동성애자인 경우 자기가 커밍아웃하면서 생면부지의 의사에게 찾아온다는 것이 쉽지 않을 것이며, 무엇보다 HIV에 걸리지 않은 입장이므로 약제 구입에 아무런 혜택이 없어서 비싼 돈을 지불해야 하기 때문이다. 이 방침이 국내에서 원활히 시행될지는 좀 더 두고 봐야 할 것이다.

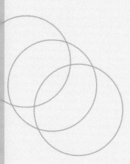

중요한 법정
감염병들

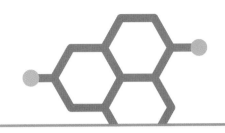

콜레라
Cholera

어원, 가브리엘 마르께스, 전종휘 교수님과 호열자, 그리고 Vibrio

*Cholera란?

- 급성 설사이다. 그런데
- 정도가 지나쳐서, 걷잡을 수 없이 좌악좌악 싸다보니 탈수가 되고 목숨까지 앗아가는 그런 무시무시한 설사 그 자체를 일컫는 용어다.

*콜레라 시대의 사랑

- '백 년간의 고독'으로 유명한 가브리엘 마르께스의 저 유명한 소설 '콜레라 시대의 사랑'을 아시는가? 읽다보면 남녀의 사랑 이야기인데, 왜 하필 지저분

한 '콜레라'를 제목에 달았는지 매우 궁금했었다.

알고보니 소설의 배경이 되는 시대가 바로 남미에 콜레라가 창궐했던 시기였지만, 그게 이유의 모든 것이 아니고…

· 스페인어를 찾아보면 Colera라는 단어는

· 남성 명사로 받으면 질병 콜레라가 되는 반면

· 여성 명사로 받으면 분노, 격노, 울분 등의 의미를 가진다.

그러니까… 그 당시 남미 사회상이 결코 행복하지 않은 사회였음을 중의법으로 교묘하게 은유한 제목이었던 것이다.

*호열자, 그리고 故전종휘 교수님

· 내가 학생 시절이던 때까지도 콜레라는 종종 호열자로 불리기도 했다.

· 虎列刺: '호랑이가 발톱으로 배를 갈라놓은 것처럼 고통스러운 질환'이라는 뜻으로 쓰인 줄 알았더니 그게 아니었다.

· 虎列刺는 일본인들이 일본식 한자로 콜레라를 음독한 것이었다. 즉, コレラ.

그래서 故전종휘 교수님께서는 콜레라를 호열자로 부르는 걸 극도로 싫어하셨다.

*이제 Vibrio 이야기를 해 보자

Vibrio란 명칭의 유래는 지금으로부터 무려 4세기 전인, 17세기로 거슬러 올라간다.

당시 현미경 덕후였던 Antonie van Leeuwenhoek는 여느때처럼 현미경으로 미생물들을 관찰하고 있었다. 그중에서도 특히 휘어진 막대 모양을 한 간균들이 눈에 띄었는데, 이(mobile) 간균들은 매우 활발하게 움직이며 노는 형상을 보였다. 이를 '잘 논다', 즉 진동한다는 의미를 붙여 vibrion이라고 부르게 된 것이 오늘날에 이른다.

그런데, 사실 그가 발견한 vibrion은 *Vibrion*균뿐만 아니라 *Clostridium*도 있었다고 한다.

*Vibrio*균은 그람 음성으로 염색되는 curved bacilli, 혹은 쉼표(comma) 모양의 균이다.

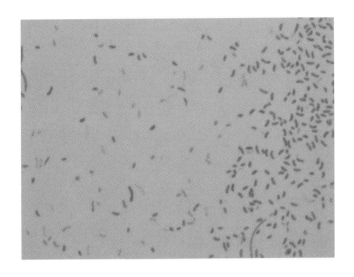

사진에서 보는 바와 같다(착한 사람 눈에만 보인다!).

소위 말하는 facultative anaerobe 되시겠다. 다시 말해, 산소가 있으면 당연히 ATP 잘 만들지만, 산소가 없는 혐기성 환경에서도 ATP를 만들 능력이 있음을 의미한다

*Vibrio*균 모두 oxidase 양성이다. ← 이건 동정에 있어서 매우 중요한 소견이다.

*약간 억울한 Filippo Pacini

*Vibrio*는 1854년 Filippo Pacini가 처음 발견했으나 그는 자신이 엄청난 발견을 한 줄 몰랐었다고 한다.

그러다 1884년, 그 유명한 germ theory의 슈퍼스타 Roberto Koch가 Vibrio균을 재발견하여 comma bacillus라는 이름을 붙인다. 때문에 한동안은 Koch가 콜레라 원인균의 발견자로 이름을 알렸다. 그러나 결국은 Filippo Pacini가 30년 전에 먼저 발견했다는 사실을 인정받아 간신히 최초 발견자 타이틀을 회복하게 되었다.

갠지스강에서 도 닦기, 그리고 현실은…

*짭쪼름한 미지근한 물 - Vibrio cholera의 서식지

해리슨 교과서를 뒤져보면 콜레라균이 서식하는 곳이 brackish estuaries라는 좀 생소한 단어가 나온다.

이게 뭐냐 하면, estuaries는 직역하면 하구퇴적지이다. 즉, 졸업식 노래 가사에 나오는 '강물이 서로 만나 바다로 가서 만나듯'이 이루어지는 바로 그곳. brackish는 아주 짠 물은 아니나, 그렇다고 해서 민물도 아닌 그 무엇을 의미한다. 다시 말해 민물(강)에서 짠물(바다)로 이행하는 중간 영역 그 어디쯤의 물맛 되시겠다.

짭조름하다고 하면 적절한 표현일까?

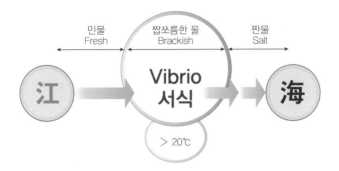

거기에다가 수온이 20°를 넘어서는 것까지 갖춰지면 Vibrio가 서식하기에 최적의 조건이 된다(콜레라나 *V. vulnificus*가 겨울에 생기기 어려운 이유).

*O1과 O139

혈청형이 200가지가 넘지만, 콜레라는 이 두 녀석들만 기억하면 된다.

- O1이 classic 콜레라다.
- Inaba, Ogawa biotype으로 세분화되지만 뭐, 이정도만….
- 최근 El Tor biotype
- 그리고 capsule이 없다. 이건 중요한 게 O139는 있거든.
- O139는 신인이다. 1992년 방글라데시를 비롯한 동남아에서 출현.

그런데… 어찌된 셈인지 이제는 다시 O1이 세력을 탈환했다.
왜 그렇게 됐는지는… 모른다.

*갠지스 강에서 도 닦다가

- 항상 인도에서 발흥한다. 왜냐하면…
- 똥, 오줌으로 오염된 물을 섭취해서 생기기 때문. 그런 장소가 어디?
- 갠지스 강이다. 이건 공식적으로 인정된 발흥지이다. 영어로 Ganges delta.
- 물론 오염된 음식을 섭취해서 걸리기도 한다.

그래도 본질적으로는 수인성 질환이다.

*Animal reservoir는 없다

그나마 다행이다.

*혈액형에 따라

- 혈액형에 따른 성격 내지 인간 특성 구분은 한마디로 개소리다. 게다가 일본 파시즘의 잔재이기도 하다. 그러나 콜레라의 경우는 혈액형을 탄다. **O형이 가장 잘 걸리고, AB형이 가장 덜 걸린다.** 왜 그런지는 아직 잘 모른다. 어쨌든 이건 fact 다.

John Snow의 천재적인 안목

*전 세계 발생 역사

매년 3백만 명의 환자가 생기고 10만 명이 죽는다고 한다. 역사에 기록된 것으로는 1817년부터이며 이후 전세계 유행이 도합 7번 있었다. 특히 마지막 대유행은 1961년 El Tor형이 돌았다(그나마 비교적 순한 편). 요즘은 WHO에 보고되는 콜레라는 인도보다는 아프리카에서 주로 차지한다.

앞서 언급했던 <콜레라시대의 사랑>의 무대였던 남미는 19세기에 한 번 '꽝'했고, 1991년에 또 한 번 휩쓸었다가 거짓말 같이 사라졌었다. 그러다가 2010년 Haiti에서 다시 발생한다. 그리고 2016년에 대한민국에서도 한 건 발생해서, '하늘이 노했나?' 하는 걱정을 불러일으키기도 했다.

우리나라는 1980년에 145명, 1991년에 113명, 1995년에 68명으로 El Tor 유행이 발생한 바 있다. 그리고 2001년 영남지방을 중심으로 159명 발생한 적도 있었다. 이후 해외 유입 환자만 보고된 것은 의외로 꽤 늦은 2003년 이후부터였다. 2016년에 다시 토종이 발생해서 그렇지…

(질병관리본부 감염병 뉴스 속보 2016년 8월 24일자 참조)

*그리고, John Snow 이야기를 하지 않을 수 없다

요즘 학생들에게 '존 스노우'라는 이름을 언급하면 대다수가 '왕좌의 게임'에서 (살아남은) 남주인공 '서자' 존 스노우를 연상할 것이다.

난 1999년 미국 연수 시절, '왕좌의 게임' – 정확히는 '얼음과 불의 노래(The Song of Ice and Fire)' 제1권을 페이퍼백으로 읽으면서 처음 접하게 되었었다. 당시 스노우의 호칭이 통상 개XX 같은 욕으로만 알고 있었던 'Bastard'여서 깜짝 놀랐던 기억이 있다. 그러나 이 책 덕분에 '서자'를 뜻한다는 걸 새로 알게 되었었다.

그동안 주인공인줄 알았던 인물들이 너무 많이 죽어서 혼란을 주긴 했으나, 이제 종결을 향해 가는 시점에서 드디어 남주는 존 스노우, 여주는 용 어멈으로 정리되어 가고 있으며 시즌 7 막판에 둘의 관계가 이모와 조카라는 사실이 *(원래 다들 짐작했지만)* 확정되어 과연 시즌 8에 어떻게 수습할지 귀추가 주목된다. 음… 사설이 길었다.

그러나 콜레라와 관련해서 존 스노우는 다른 사람이다.

John Snow (1813~1858), 임상의사이자 마취과 의사의 선구자이이며 역학(Epidemiology)의 시조이기도 한 위대한 분이다. 항상 그렇다. 역사는 도도한 흐름으로 이어지지만, 가끔씩 등장하는 천재 한 명이 paradigm shift를 일으키곤 했었다.

1854년 런던에 콜레라가 돌았다. '원인이 무엇일까' 하고 조사하던 존 스노우. 유난히 콜레라 환자가 많이 발생하던 마을(Broad Street)의 물 펌프를 주목한다. 아마도 그 펌프가 발흥지일 것이라는 의심을 가지는데, 이 지점에서 그의 천재성이 발휘된다. 그냥 의심하고 우긴 것이 아니라 그 펌프가 위치한 지도를 펼치고, 이를 중심으로 해서 콜레라가 발생한 가구들을 차례차례 점으로 찍어서 표시하기 시작한다. 그리하여 완성된 dot map (Ghost map이라고도 불린다)을 보니 펌프를 중심으로 콜레라 발생 가구가 집중되어 있고 차츰 주위로 퍼져 나가다가 어느 지점부터 희박해짐을 제대로 보여주고 있었다. 이것보다 확실한 증거가 어디 있겠는가?

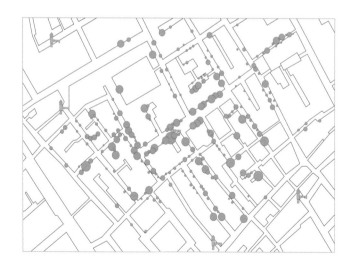

이를 기반으로 시 의회를 설득하여 해당 펌프의 사용을 중지시켰고, 그 결과 드라마틱하게 돌림병이 가라앉았다. 나중에 밝혀지지만, 이 펌프를 관장한 수도 회사가 테임즈 강에서 끌어온 물은 하수처리용으로 오염된 물이었다. 1854년이다. 20세기도 되기 전. 즉, 감염병을 세균이 일으킨다는 germ theory가 나오기 반세기도 훨씬 전이었다.

세균의 개념 자체가 없었던 시대에 이렇게 해결하다니 정말 대단하지 않은가?

사실 스노우는 당시 의료계를 지배하던 miasma(나쁜 공기)설을 반대하던 입장이었기에 이런 접근이 가능했던 것이기도 했다.

이렇게 콜레라 유행의 근원을 추적하고 해결한 일련의 과정들이 바탕이 되어 Epidemiology, 즉 오늘날 공식적으로 역학이라고 칭하는 학문이 처음 시작된다.

콜레라 독소, 그리고 ADP-ribosylation의 의미

자, 이제 콜레라의 꽃(?)인 pathogenesis로 들어가 보자.

*콜레라 독소(Cholera Toxin)

콜레라의 정체는 toxin이 모든 걸 좌지우지하는 질환이라 할 수 있다.

문제의 그 toxin은 다음과 같이 생겼다.

A : enzymatic

B_5 : binding

A1B5의 구조를 가지고 있다.

이는 다른 세균도 채택하고 있는 보편적인 체제 되시겠다.

B5는 이름 그대로 pentamer 구조이며, 마치 다섯 손가락처럼 장 점막 세포로 가서 딱 달라붙는 역할을 한다. (toxin receptor인 GM1 ganglioside가 반갑게 손을 잡아주며 안으로 들인다. 적의 침입에는 항상 내부에 내통자가 있는 법) A는 B가 길을 닦아 놓으면 점잖게 장 세포 안으로 들어가서 본격적인 공작을 시작한다.

*ADP-ribosylation

- A는 NAD+(nicotinamide adenine dinucleotide)에서 ADP-ribose를 뚝 떼어다가 GTP-binding protei에 갖다 붙인다. 이를 ADP-ribosylation이라 한다.

자! 이 대목에서 튀어 나온 물질들에 대해 기본적으로 파고들 시점이 되었다. 그래야 제대로 이해하지.

NAD+는 뭐고, ADP-ribose는 뭔가?

일단 기본 구조인 adenine부터 보자.

주의 - 지금부터 나열되는 구조식 그림들은 눈으로 감상만 하시면 말짱 헛수고다. 반드시 종이와 볼펜을 준비해서 일일이 그려가면서 따라오기 바란다. 안 그러면 백날 읽어도 소용없다!

이렇게 생겼다.

이것이 sugar 종류인 ribose에 결합하면(이름하여 glycosidic bond 되시겠다), adenosine이 된다.

이 구조물에 phosphate 기가 붙으면 그 유명한 nucleic acid가 되는 것이고(여기서는 adenosine monophosphate)

이 구조물이 phosphate 기를 매개로 해서 둘이 만나면 dinucleotide가 된다. 그런데 한 놈이 ribose에 붙은 adenine 대신 nicotinamide를 붙이면 dinucleotide이되 nicotinamide와 adenine, 그리고 dinucleotide가 된다. 이를 보이는 그대로 부르면 nicotinamide adenine dinucleotide, 즉 NAD 되시겠다.

$$NAD^+ + H^+ + 2e^- \rightleftarrows NADH$$

사실은 NAD^+가 맞다. nicotinamide가 positive charge를 띠거든…

이 구조에서 nicotinamide를 떼면?
ribose에 ADP가 달라붙은 형국이 된다.
그래서 ADP-ribose라고 부르는 것이다.

ADP + ibose

ADP-ribosylation이란, 바로 이 구조물을 G-protein에게 갖다 붙이는 행위이다.

*ADP-ribosylation의 의미 → G-protein과 adenylyl cyclase의 폭주

- G-protein, 혹은 GTP-binding protein은 이름 그대로 GTP가 달라붙는 단백질인데, 이로 인하여 adenylyl cyclase가 일을 하도록 시키는 역할을 한다. 그런데, 언제까지나 일만 할 수는 없지 않은가? 일하다가 지치면 쉬어야 한다.

그래서 GTP는 GDP + Pi로 분해되면서 휴식시간을 갖는다.

이 조절을 하는 것이 G protein 중에서 alpha subunit이다(편의상 Gs라 하자).

그런데 ADP-ribose는 바로 이 Gs에 달라붙고, 그 결과는?

GTP는 눈치 없이 계속 G-protein에 달라 붙어서 계속 일을 한다(*왜냐하면 비슷하게 생긴 ADP가 붙어 주니까 GDP + Pi을 이미 한 걸로 Gs는 착각을 하기 때문일 것이다*).

이후부터는 걷잡을 수 없는 연쇄반응이 폭풍 질주를 한다. G-protein은 조금도 쉴 생각 없이 adenylyl cyclase에게 "쉬지 말고 계속 일해!"라고 채근한다. adenylyl cyclase 또한 영문을 모르고 계속 일을 한다.

무슨 일을 하느냐 하면,

ATP를 가져다가 ~PPi를 떼고 끊임없이 cyclic AMP를 계속 만들어낸다. 이 멈출 수 없는 광란은 그 다음 단계, 또 다음 단계로 계속된다.

cAMP가 몰고온 대규모 설사

*Cyclic AMP 축적의 파장 → 대규모 설사와 쇼크, 죽음

ATP가 cAMP로 바뀌는 것이 무슨 의미인지 아는가?

어마어마한 energy가 소모… 여기서는 낭비된다는 의미이다.

사실 ATP는 3개의 phosphate 기를 가지고 있기 때문에 ADP, AMP에 비해서 그리 안정적인 구조물은 아니다.

=ATP=

기본적으로 negative charge를 4개나 갖고 있고 바싹 밀접하고 있기 때문에 서로 밀어내려고 아옹다옹하는 구조일 수밖에 없다. 그래서 물이 들어오면 분해되는 방향 쪽으로 더 선호해서 반응이 진행된다.

ATP + water → ADP + Pi가 되면 free energy (ΔG0)가 −30.5 kJ/mol (−7.31 kcal/mol)

• 사실 인체 내에서는 Magnesium이 개입해서, 더 많은 에너지가 나온다. 약 −50 kJ/mol (−12 kcal/mol).

ATP + water → AMP + PPi가 되면 free energy가 −45.6 kJ/mol (−10.9 kcal/mol) 나오게 된다.

이게 사실 웬만한 화학반응들을 훨씬 뛰어넘는 어마어마한 에너지인 것이다.

위의 반응이 일어나는 전형적인 예는?

무거운 역기 든다고 온 근육을 다 쓰는 상황의 이면에 바로 이 반응들이 있는 것임.

(ATP가 우리 몸의 배터리인 건 이렇게 다 이유가 있다.)

게다가 미친 G-protein의 미친 명령 때문에 adenylyl cyclase는 정상보다 100배 더 일을 한다. 그 결과가 어떻게 될지는 뻔하다.

Cyclic AMP가 비정상적으로 쓸데없이 많이 쌓인다.

그 결과, PKA가 쓸데없이 과도하게 CFTR (cystic fibrosis transmembrane conductase) Chloride channel protein을 과로 시키고, 그 결과로 chloride (Cl^-)가 지나치게 많이 장 내로 나가게 한다. 그와 동시에 Sodium (Na^+), bicarbonate (HCO_3^-), potassium (K^+)도 장 내로 잔뜩 쫓겨난다.

Sodium과 chloride가 만나니 뭐가 만들어진다? → NaCl, 즉 소금이 만들어진다.

소금이 장 내에 잔뜩 있으면 뭐가 딸려 나온다? → 물이 딸려 나온다. 그것도 좌악, 좌악!

그 결과가 우리가 잘 알고있는 콜레라의 살인적인 대형 설사인 것이다.

덤으로 bicarbonate까지 좌악좌악 빠지니까 metabolic acidosis까지 얻는다.

지금까지 설명한 병리기전의 요약 그림은 다음과 같다.

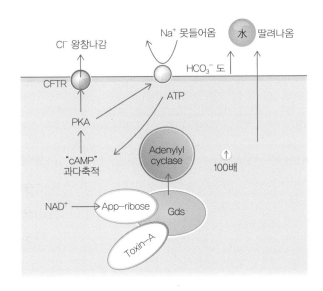

이렇게 대규모 설사가 조장되면?

→ 위험 수위까지 탈수가 오고, 혈압이 떨어진다. 이게 바로 뭐다?

→ 쇼크, 그러니까 hypovolemic shock이 되고, 죽음까지 이르는 것이다.

임상, 치료, 그리고 백신

앞서 언급했듯이, 병리 기전만 숙지하면 임상적인 사항들은 거저 먹기다.

*임상양상

- 무증상도 있지만 제대로 걸리면 치명적이다(Cholera gravis).

첫 24시간 동안 체중 1 kg당 250 mL 이상 물을 잃으면 그대로 죽음이다.

(갈증 - 대략 5% 손실;

혈압 떨어지고 쭈글쭈글 - 대략 5~10% 손실.

소변이 안 나오기 시작하고 의식이 흐려진다 - 10% 이상인 비상사태다).

물만 빠지나? 전해질도 좍좍 빠지니 대사성 산증(bicarbonate 손실)에 근 경련이 온다.

설사는 쌀뜨물 같은 모양이며(rice-water stool) 열은 나지 않는다. 하긴, 전신에 퍼진 게 아니라 어디까지나 장에 집중적으로 달라붙어서 사고를 치는 것이니까 열이 날 이유가 없다.

*배양

TCBS, TTG, MacConkey agar로 키워서 진단한다.

1) 먼저 MacConkey agar 로, 무색 혹은 핑크색 colony를 보인다. 그런데 일부만 그렇다.

2) **TTG** (taurocholate **tellurite** gelatin) agar 혹은 Monsur's agar (만수르가 아니다)

   • 핵심 물질은 tellurite이다. gelatin은 에너지 공급원이다.

   • 이 tellurite를 환원시키면서 회색의 **halo 모양을 보이는 colony**가 나온다.

3) **TCBS** (thiosulfate citrate bile-salts **sucrose**)

   • sucrose가 핵심이다.

   • 이 sucrose를 fermentation 시키면서 노란색의 **colony**로 자라면 빼박 콜레라다.

   (V. parahaemolyticus와 V. vulnificus는 이 sucrose를 fermentation 못 시키기 때문에 초록색의 colony로서 나타나는 걸로 콜레라와 구별된다.)

*치료

- 깊게 생각할 거 없다. 무조건 수분 손실을 회복해야 한다. 최대한 빨리.
- 입으로 먹을 수 있으면 **oral rehydration solution**을 만들어서 준다.

  한마디로 설탕물+소금물+바나나 같은 거다.

  Recipe는 다음과 같다.

  물 1 L에 소금을 차숟가락으로 절반, 설탕을 큰 숟가락으로 4번, 바나나 갈아서 섞으면 완성.
- 물론 severe dehydration일 때는 Ringer's lactate로 정맥 주사와 함께 K+ supplement 를 경구로 먹임.
- 쌀로 미음을 쒀서 Do it yourself 레시피로 하는 게 가장 좋을 듯.

보충 – WHO 권장 내용에 의하면 설탕은 숟가락 6개라고 나온다.

알아서 조정해야 할 듯.

"It can be made using 6 level teaspoons (25.2 grams) of sugar and 0.5 teaspoon (2.1 grams) of salt in 1 litre of water." (출처) "WHO position paper on Oral Rehydration Salts to reduce mortality from cholera." World Health Organization, Global Task Force on Cholera Control.

하늘이 무너져도 솟아날 구멍이 있듯이, **아무리 콜레라 균이 장을 엉망으로 만들어 놨다고는 해도 장 점막에 Glucose와 sodium (Na+) co-transport system은 명맥이 남아 있다.**

그래서 이런 식으로 설탕과 소금을 왕창 공급하면, 이전에 잃은 양을 벌충할 수 있으며, 덤으로 chloride와 물도 같이 딸려 들어와 흡수된다. 물론 10% 이상 소실된 긴급 상황일 때는 주사로 줘야 하며, **Ringer's lactate**를 potassium (K+) supplement와 더불어 주사한다. 이는 **첫 3~4시간 내로 벌충해야 한다.** 잘 계산해서 주자.

항생제는 필수는 아니다. 임상적으로 고통 받는 기간을 줄이고, 남아 있는 균들을 최대한 소탕하기 위한 목적일 뿐.

Tetracycline을 줘야 할 것 같지만, 이는 차선책이고, erythromycin이나 azithromycin 같은 macrolide가 우선이다. ciprofloxacin을 줄 수도 있다. 치료기간은 3일이다.

*Vaccine

둘 다 입으로 먹으며, killed vaccine과 live attenuated vaccine 두 종류가 있다. killed vaccine은 WC-rBS와 BivWC가 있는데, 전자는 O1에 cholera toxin B subunit가 들어 있고, 2년마다 booster를 준다. 후자는 O1에 O139 항원이 들어 있다. 방어율은 접종 후 첫 몇 개월 동안은 60~85% 정도이다.

경구 live attenuated vaccine은 CVD 103-HgR가 있는데, 썩 우수한 편은 아니다.

솔직히 유행지로 갈 때는 방어율이 썩 좋은 편이 아닌 백신을 맞는 것보다는 현지에서 물갈이와 음식, 손 위생을 각별히 유의하는 것이 더 낫지 않을까 한다.

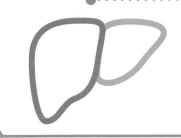

왜 간 환자는
비브리오에 취약할까?

콜레라를 정리한 김에

사촌인 *Vibrio vulnificus*도 잠깐 다루고 넘어가자.

- TCBS agar에서 초록색 colony를 보인다.

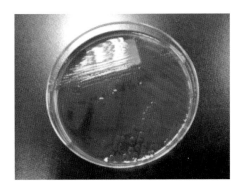

- 치명적이다. 사망률이 50%(솔직히 내 임상 경험상 더 높은 것 같다).
  이겨본 기억이 거의 없다. 대부분 참패..
- 특히 만성 간 질환 환자에서 호발한다. 회 먹었다가…

이상은 누구나 다 잘 아는 사실들이다. 그래서 교과서처럼 자세히 다시 기술할 생각은 추호도 없다마는 도대체 왜 간 질환 환자에게서 호발하는지 그 이유들만 짚어보자.

흔히들 간경변 등의 만성 질환자들의 경우 병원체에 대해 간이 제대로 대처를 하지 못해서 그러는 걸로 알고 있다. 여기서 혼동하면 안되는 게, 간에서 이런 일을 하는 세포인 Kupffer cell이 만성 간 질환 때문에 기능을 칠칠치 못하게 한다고 보기 쉽다. 물론 틀린 말은 아니지만, 사실 Kupffer cell은 간경변의 핵심인 섬유화를 조장한 장본인이다. 다시 말해서… Kupffer cell의 전투력은 그리 녹슬지는 않았다는 사실.
그렇다면 *V. vulnificus*를 만나면 제대로 참교육을 시켜야 합당하지 않은가?
그게 안된다는 건?
대처를 못하는 게 아니라, **아예 만날 기회를 갖지 못하기 때문**인 것이다.

정리해 보자.

1. 간 경화 환자들은 **portal hypertension**을 동반하고 있다.
   이게 의미하는 건 뭐다?
   → 장에서 나온 혈류가 간으로 제대로 가지 못하고 간 밖으로 우회하는 것이다.
   따라서 간에서 5분 대기조로 있는 Kupffer cell은 그냥 하염없이 기다릴 뿐이고, *V. vulnificus*는 위험지역을 우회해서 전신으로 퍼지는 것이다.

그리고 하나 더 있다.

2. **철분** 때문이기도 하다.

대부분 세균의 병리 기전에서 핵심을 차지하는 것은 다름 아닌 철분이다.

강대국들이 전쟁을 하는 공통적인 이유가 석유나 천연가스 등의 에너지를 쟁탈하기 위함에 있듯이, **사람과 세균의 전쟁은 한마디로 말해서 철분 쟁탈전**이다.

철분이란? 사람이건 세균이건 각자의 세포 내에서 대사를 함으로써 ATP를 만들어 낼 때 없어서는 안될 요소이다. 다시 말해서 세균이 인체 내로 침투해서 활동을 할 때 반드시 확보해야 할 군량미인 것이다.

군량미를 사람으로부터 최대한 뺏아서 배불리 먹고 나면? → 대량으로 증식하게 된다. 인해전술엔 장사 없는 법. 그리고 만성 간질환일 때 철분이 과잉으로 혈류에 나오게 되니 설상가상인 셈이다. 게다가 철분이 많으면 일차 방어에 관여할 백혈구들의 능력이 위축되는 것도 한 몫을 한다.

요약하자면

1) portal hypertension으로 간을 우회하기 때문이며
2) 철분 때문이기도 하다.

쯔쯔가 무시
tsutsugamushi

쯔쯔가 무시는 벌레요괴를 뜻한다.

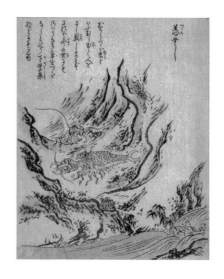

추석 지나면 어김없이 찾아오시는 불청객, 쯔쯔가무시.

아시다시피 양충(恙蟲)의 일본식 발음이다. 그러니까 발음할 때 "쯔쯔·가무시"가 아니고(흔히들 하는 발음) "쯔쯔가·무시"라고 부르는 게 엄밀히 말해서 맞다. 양(恙)은 병 혹은 근심스럽다는 뜻이다. 괴질(?)을 앓으니 근심스러울 수밖에.

19세기에 일본에서는 이 질환을 벌레 모양의 요괴가 일으키는 것으로 생각했다. 그래서 다음과 같은 우키요에들을 남겼다.

요괴와 만화의 나라 아니랄까 봐, 참으로 귀여운 가설을 세웠다.

그러나 이제는 다들 아시다시피 리켓치아(정확히 말해서는 *Orientia* 속) 질환이다. 그리고 벌레가 매개한다는 가정은 맞긴 맞았지만, 요괴가 아니고 털진드기임이 밝혀진다.

자연스럽게, Rickettsia와 mite(정확히는 Leptotrombidium 혹은 Chiggers)에 대한 얘기로 이어진다.

원인균, 그리고 두 과학자의 고귀한 희생

Rickettsia 균

그람 음성균으로 non-motile, non-spore-forming(즉, 잠복하거나 암약하진 않는다는 뜻), obligate intracelluar 균이다. 특히 혈관 내피세포(endothelial cell)를 선호한다. 그래서 이 균에 의한 질환은 혈관염(vasculitis) 양상을 보이게 되는 것이다. (단, 딱 두 가지만 예외적으로 혈관세포보다 monocyte를 첫 target으로 삼는데, *R. akari*와 *O. tsutsugamushi* 가 그러하다. 그래도 혈관염 양상으로 나타나기는 마찬가지이다.)

외모는 정해진 모양 없이 변화무쌍하다. 찹쌀떡 모양이다가도(0.1 ㎛), 10배쯤 슬그머니 늘어나서 막대기 모양도 되고(1~4 ㎛), 엿가락 늘리듯이 주욱주욱 늘어나서 실 모양이 되기도 한다(10 ㎛).

통상적으로 세균을 키우는 배지에서는 자라지 못하며 조직 배양이나 embryo cell 같이 살아있는 세포들에서만 배양이 가능하다.

이런 점에서 바이러스와 혼동하기 쉬운데, Rickettsia는 TCA cycle이나 oxidative phosphorylation 같이 ATP를 자체 생산하는 시설을 완벽하게 갖추고 있는 엄연한 세균이다. 사실, Rickettsia와 가장 닮은 생물은 통상적인 세균보다는 미토콘드리아다. 여러 모로 흡사하다. 쉽게 말해서, *Rickettsia*는 심술궂은 미토콘드리아라고 여기는 게 가장 쉬울 것이다.

그리고 잘 아시다시피, 다양한 절지동물(즉, 벌레)에 의해 매개된다.

*Rickettsia 이름에 얽힌 비극의 역사

Rickettsia - 그 비극의 역사
- Victims in laboratory (early 20th c)
  - Big 3 (Ricketts, von Prowazek & Nicolle)
  - Only Nicolle survived and got a Nobel prize.

균의 이름은 흔히 그 균을 연구한 학자 혹은 관련된 인물에서 따온다. Rickettsia도 Howard Taylor Ricketts로부터 유래된 이름이다. Ricketts 외에도 Stanislaus von Prowazek, 그리고 Charles Jules Henri Nicolle, 이상 세 사람이 이 균의 연구에 절대적 공헌을 하였다. 그런데 Ricketts와 von Prowazek이 두 사람은 연구 도중 이 균에 감염되어 세상을 하직하는 비극을 맞는다. Nicolle만 무사히 생존하여, 나중에 노벨상을 받는다(사망자에겐 노벨상을 안 주기 때문에). 그리하여 Ricketts는 genus 이름으로, von Prowazek은 typhus fever의 원인인 R. prowazekii로 남게 된다.

사족 – 오해하기 쉬운 거 하나가 구루병(rickets)는 Ricketts라는 이름을 쓰는 누군가가 규명한 걸로 알기 쉬운데, 사실 이와는 아무 관련이 없습니다. 자세히 보면 t가 하나 모자랍니다.

어원은 확실하지 않으나, twist를 뜻하는 옛 영어 wrickken에서 왔다는 설이 있습니다. 나중에 spine을 뜻하는 라틴어 rachitis를 따서 명명되었다고 합니다. 어쨌든 사람 이름에서 온 질환명은 아닙니다.

나폴레옹, 1812 서곡, 리케치아와 벌레 외우기 비법

Rickettsia와 Orientia는 다음 3가지로 분류된다.

- Typhus group : *R. prowazekii* (epidemic typhus; typhus fever), *R. typhi* (endemic typhus; murine typhus)
- scrub typhus group: *Orientia tsutsugamushi*, *O. chuto*.
- spotted fever group: *R. rickettsii*를 비롯한 나머지 모두

*typhus fever와 나폴레옹, 1812년 서곡

유럽의 근대 역사, 특히 전쟁사는 영국과 프랑스가 아닌 러시아에 의해 그 명운이 좌지우지 되었다.

매 전쟁 때마다 나온 강자들은 결국 러시아 정복에 좌절되어 몰락의 길을 걸었다. 가까이는 히틀러가 있고, 가장 대표적인 사례는 나폴레옹이다. 패배하는 법을 잊고 승승장구하던 나폴레옹. 1812년 러시아로 진격할 때만해도 앞길이 장밋빛인 줄 알았을 것이다. 그러나 결국 군사의 대부분을 잃고 참패를 당하며 퇴각한다. 흔히들 러시아의 강 추위에 프랑스 군이 궤멸된 걸로 알고 있지만, 사실은 당시 군 내부에 epidemic typhus (typhus fever)가 돌아 전력의 반 이상이 사망하였다. 무력으로 거둔 승전은 아니지만 어쨌든 이긴 건 이긴 거니까 러시아는 승전 축제를 열었고, 이때 차이코프스키의 1812 서곡이 선을 보인다. 마지막 대목에서는 진짜로 대포를 쐈다.

사실 세계 전쟁사에서 대첩으로 기록되는 전쟁들을 보면 의외로 전염병에 의해 허무하게 승패가 갈리는 사례들이 종종 있다.

대표적인 게 삼국지의 꽃인 적벽대전이다.

주유의 고육계 더하기 화공, 방통의 연환계, 그리고 제갈량의 동남풍으로 조조 백만대군을 격파했다?

그딴 거 없었다. 적벽까지 침략해 온 조조군 내부에서 원인 모를 전염병이 돌아 많은 병사들이 죽는 바람에 어쩔 수 없이 퇴각했다고 한다.

*Rickettsia 매개 벌레들 암기 비법

이쪽 공부를 하다가 맞닥뜨리는 진입 장벽이 하나 있다.

Rickettsia 종마다 이를 매개하는 벌레들이 여간 헷갈리는 게 아니거든. 그래서 mnemonic, 즉 암기 비법을 만들어 보았다. 어거지 비법이지만, 뭐 어쩌겠는가? 목적은 수단을 정당화 하는 법. 일단 외우는 게 장땡이다.

먼저, spotted fever group은 HARD tick (Ixodid)이다.

- 대표적인 게 Rocky Mountain Spotted Fever (RMSF by R. rickettsii)이다. 록키산은 딱 딱하니까 (HARD) 딱딱한 tick이 매개한다.

그 다음으로 Flee type(?)

- Flea(벼룩)는 R. typhi를 옮긴다. 자유롭게(Free type → Flea typhi)

  (아, 글쎄 억지라는 거 잘 안다니까요)

그 다음, 불쌍한 von Prowazeki는 이가 끓는다.

- 앞서 언급했지만, von Prowazeki는 기껏 열심히 다 연구해 놓고, 이 세균에 감염되어 생을 마감한다.

  얼마나 불쌍(poor)한가? Poor 하면 몸에 이(lice)가 끓는다.

마지막으로, 나머지는 자연스럽게 mite다.

- 그게 바로 tsutsugamushi다.

Orientia tsutsugamushi와 중동

이제 Orientia 이야기를 하자.

Orientia tsutsugamushi

tsutsugamushi disease의 원인균 되시겠다.

한동안 Rickettsia tsutsugamushi로 불렸으나, 여러 성상의 차별화가 쌓이면서 Orientia 로 따로 살림을 차리게 되었다. 여러 혈청형이 있는데, 절반 정도는 Karp가 차지하며, 그 뒤를 Gilliam이 1/4 정도, Kato형이 10% 미만, 나머지가 Kawasaki, 그리고 우리나라 Boryoung형 등이 있다.

*다시 물리면 다시 발병한다!

tsutsugamushi disease 치료가 성공적으로 완료된 환자분들 중에 외래 와서 가끔 던지는 질문이 있다.

"전 이제 한번 제대로 앓아 면역이 됐으니, 앞으로 털진드기에 다시 물려도 발병하지 않겠지요?"

유감스럽게도 정답은 "No"다.

이번에 앓은 O. tsutsugamushi 유형에 대해서는 면역이 생기는 게 맞다. 단, 그 혈청 형에 국한해서이다. 각 혈청형들은 각자에 대한 면역성이 호환되지 않는다. 그래서, 예를 들어 Karp형에 감염되었던 환자는 이후에 재수없게 Gilliam형에 감염되면 꼼짝없이 발병한다. 결론은 추석 때 고향 내려가서는 웬만하면 집안에서 노시는 게 안전할 것이 다. 괜히 뒷산에 밤 주으러 갔다가는….

*tsutsugamushi는 O. tsutsugamushi만 일으킨다? → "땡!"

2006년까지는 정답이었다. 하지만 더 이상 아니다.

2006년 7월에 아랍에미레이트 두바이에 들렀던 호주 사람 하나가 확연한 eschar 병변이 있는 scrub typhus에 걸렸다. 처음엔 통상적인 tsutsugamushi인 줄 알았는데, 정밀 조사해 보니 전혀 새로운 종의 Orientia 임이 밝혀진다.

그래서 연구진은 "옳다구나!" 하고 ***Orientia chuto***라는 이름을 붙여준다. 어원은 중동(中東)에서 얻어걸린 Orientia라는 데서 연유했다. 그런데 이 중동(中東)을 일본식으로 읽은 발음이 chuto이다. 연구진 명단을 보면 일본 사람은 눈을 씻고 봐도 없다. 중국인과 베트남인은 보여도. 아마 tsutsugamushi가 일본어라서 이를 맞춰주기 위해 일본식 한자발음으로 명명한 듯하다.

여하튼, 앞으로도 scrub typhus의 원인균이 *O. tsutsugamushi* 단 하나뿐이라는 건 틀린 것이니 명심할지어다.

털진드기 아기벌레 이야기

이제 벌레를 얘기해 보자.

*Leptotrombidium

쯔쯔가 무시를 매개하는 장본인 되시겠다.

    family *Trombiculidae*에서 갈라져 나온 genus이다. Trombi는 그리스어 tremble에서 유래하였다. tremble은 '떤다'는 뜻인데, 특히 공포에 질려 떠는 걸 뜻한다. culidae는 라틴어 culex. 매우 낯익은 단어다. 그렇다. 뇌염모기.

gnat, midge, 즉 깔따구를 뜻한다. 합해서 '무서움을 주는 혐오스러운 벌레'라는 뜻이다. 이들 중에서 *Leptotrombidum pallidum*은 국내에서 과반을 차지하며 *L. scutellare, L. palpale, L. orientale, Neotrombicula tamiyai* 등이 뒤를 잇는다.

(출처: Parasites & Vectors 2015; 8: 238)

알(egg) → 유충(larva) → nymph (청소년쯤 될까?) → 성충의 4단계 일생을 거친다.

이 중에서 tsutsugamushi를 매개하는 놈이 바로 유충, 즉 아기벌레이며, **chigger**라고 불린다.

이렇게 생겼다.

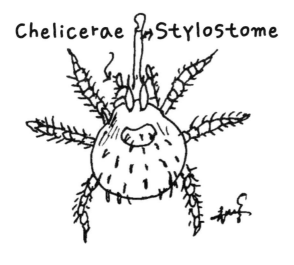

(구글 이미지 가면 좋은 그림 많은데… 저작권 신경쓰여서 직접 그렸다.)

털진드기 아니랄까봐, 마치 며칠 면도 안한 얼굴처럼 털이 많이도 나있다. 크기는 매우 작아서(0.17~0.21 mm), 동전 하나 놓고 보면 조그만 점 하나 정도?

일단 다리가 여섯 개다.

이 놈은 장차 nymph(이때부터 다리 여덟 개)로 성장하기 위해 **'일생에 딱 한 번'** 설치류(쥐)를 물어서 필수 영양분을 빨아 먹어야 한다(*'일생에 딱 한 번'에 밑줄 쫙악 그은 건 다 이유가 있다*). 그런데, 어쩌다가 사람을 물 때가 있다. 그렇게 되면 물린 사람뿐 아니라 chigger 자신도 앞으로의 삶이 꼬여버린다. 사람을 빨아서는 nymph로 결코 성장하지 못하고 도태되기 때문이다.

이 chigger가 설치류를 물기 때문에, 자칫하면 설치류가 tsutsugamushi의 매개체라고 오해하기 쉽다. 그런데, **설치류에서 사람에게 가는 것은 원천적으로 불가능**하다. 앞에서 언급했듯이 chigger는 **'일생에 딱 한 번'** 물기 때문이다. Orientia는 그냥 털진드기들끼리 대대손손 물려줄 뿐이다. 이게 소위 말하는 trans-ovarian transmission 되시겠다. 아마도 쥐벼룩이 매개하는 페스트의 기억 때문에 생긴 오해 같다.

또 하나 오해하기 쉬운 것.

chigger는 피를 빠는 것이 아니다. 절대로 흡혈하지 않는다. 입에 해당하는 chelicerae에서 바늘에 해당하는 stylostome으로 쿡 찌르는데, 물처럼 되어버린 피부 조직과 체액을 잡수시는 것이다. 그리고 stylostome은 그리 길지 않아서 어차피 혈관 근처에도 가지 못한다. 이렇게 배불리 먹고 나면 땅에 떨어져서 nymph가 되고, 1~3주 후 성충이 되며, 이때부터는 설치류 등의 동물은 거들떠도 보지 않고 식물에 달라 붙어서 총 6개월의 수명을 마칠 때까지 채식주의자가 된다. 물론 알도 낳는다. 이때가 8월 정도 되고..

알에서 깨어난 유충들이 본격 활약을 시작할 때쯤이 바로 벌초와 성묘의 시기와 정확하게 맞아 떨어진다.

그리고

역사는 반복된다.

진해 이 내과 원장님의 위대한 여정

*국내 첫 보고: 내과 개원의 선생님이 처음 규명해내다!

자, 이 위대한 무용담을 언급하지 않을 수 없다.

우리나라의 쯔쯔가 무시는 6.25 전쟁 당시 유엔군들에게서 종종 발생하였다. 1951년에 6명의 사례가 발표된 바 있다. 그러나 우리나라 사람에서 발병한 보고는 없었고, 일본에서나 난리지 우리는 괜찮다고 생각하고 있었다.

1986년까지는.

*1985년 진해 이 내과

80년대 당시, 진해에 이 내과의원을 개원하여 일하시던 **이강수** 원장님.

1981년부터 발열, 오한, 두통, 전신 발진 등을 호소하는 괴질 환자들을 종종 접하게 되신다. 그런데 1982년, 1983년… 갈수록 어딘지 모르게 패턴이 하나 읽히기 시작한다. 발진 증상도 증상이지만, 매년 늦가을에서 초겨울에 집중적으로 발생하며, 해가 갈수록 사례가 급증한다. 특히 1985년에 예년보다 훨씬 많은 환자가 이 내과를 찾는다. 여기서부터가 이강수 원장님의 위대함이 부각된다.

"어… 좀 이상하네… 뭐, 그냥 치료하지… 쩝!"

하신 게 아니고,

"뭐야 이게? 내가 꼭 원인을 밝혀내고 말겠다!" 하고 사납게 달려드신 것이다. 이전까지는 그냥 발진성 질환(eruption fever)이라는 일반적인 잠정 진단으로 진료했으나, 그렇게 전의를 불태우신 순간부터 아마도 많은 문헌을 섭렵하셨을 것이다. 그리고 이건 tsutsugamushi임에 틀림 없다는 가설을 자신 있게 세우고, 이에 맞춰서 집요하게 파고들기 시작한다.

일단 24명의 혈청을 확보하고, 진해시 보건소부터 접촉하기 시작하여 Weil-Felix 검사를 완수 후, 훗날의 정밀 검사를 위해 −20° 냉동 보존을 하신다(이 대목이 진짜 대단하지 않은가?). 그리고 일본 군마 환경공해 연구소와 접촉하여 면역형광 항체 검사까지 해치운다. 물론 환자 각각의 eschar 확인은 덤이고 거기에다가 연세대 진검 미생물부의 확인 절차까지 마친다.

그 결과!

大韓微生物學會誌: 第21卷 第1號 1986
J. Korea Soc. Microbiol., Vol. 21, No. 1, 1986

쭈쭈가무시 병으로 규명된 진해지방에서 발생하던 발진성 질환

진해 이내과의원¹, 연세대학교 의과대학 임상병리과², 소아과³, 일본 군마현 환경공해연구소⁴

이강수¹·정윤섭²·권오헌²·이삼열²·김길영³·우지이에 아쓰오⁴

= Abstract =

Tsutsugamushi Disease in Chinhae Area Confirmed by Serology

Kang Su Yi¹, Yunsop Chong,¹ Oh Hun Kwon,² Samuel Y. Lee,² Kir-Young Kim² and Atsuo Ujiiye⁴

Yi's Clinic of Internal Medicine,¹ Departments of Clinical Pathology² and Pediatrics³
Yonsei University College of Medicine, and Gunma Institute of Public Health, Japan⁴

In Korea 8 tsutsugamushi disease patients were reported among the United Nations Forces personnel during 1951-54, but the disease was not known among the native Koreans. In Chinhae, patients with fever, chills, headache and rash were observed in every late autumn to early winter for many years, but etiologic diagnosis was not made. In 1985, there were 34 such patients. The authors were able to determine the disease as tsutsugamushi disease by observing the pathognomic eschar in 4 patients and demonstrating antibodies against *Proteus* OXK and *Rickettsia tsutsugamushi* antigens in 21 patients. The patients were mostly females of over 30 years of age. It was considered that most of them contracted the infection while doing farm works or picnic at the outskirts of Chinhae city and the adjacent areas. They were treated with chloramphenicol and no fatalities were observed.

임을 규명할 수 있었기에 이에 보고하는 바이다.

서 론

재료 및 방법

쭈쭈가무시 (tsutsugamushi)병은 일본 뿐만 아니

1986년 3월, 대한 미생물학회지에 국내인 쭈쭈가무시(……) 첫 보고를 당당히 게재하신다(이강수, 정윤섭, 권오헌, 이삼열, 김길영, 우지이에 아쓰오(1986). 쭈쭈가무시 병으로 규명된 진해지방에서 발생하던 발진성 질환. **The Journal of the Korean Society for Microbiology, 21(1), 113-120**).

개원의 입장에서 이렇게 집요하고도 치밀한 조사를 하기가 쉽지 않았을 텐데, 정말 놀랍지 않은가? 전세계 어디를 찾아봐도 이런 전례는 아마 없을 것이다. 이리하여 대

한민국 국민들에게도 tsutsugamushi병은 희귀병이 아님을 만천하에 확실하게 공표하였다. 그리고 tsutsugamushi는 가을철 열성질환의 주류로서 제대로 대접받는다.

다시금 故이강수 원장님의 열정과 노고에 진심으로 경의를…

사족 – 그런데, 같은 해 1986년 4월, 그러니까 이 논문보다 한달 늦게 대한 의사협회 지에는 서울대 입원 환자들 중에 해당 증례들을 모은 논문이 국내 최초 사례 로서 게재되었습니다(*이정상, 안규리, 김윤권, 이문호. 국내 상주 한국인에서 처음으로 확진된 쯔쯔가 무시병 9례를 포함한 Rickettsia 감염. 대한의학협회지 1986; 29(4):430-438*). 지금도 대한의학협회 사이트 가면 받을 수 있습니다. 당 시엔 인터넷도 없던 시절이라 정보 검색이 지금보다 원활하지 못해서 일어난 해프닝 같습니다. 마치 Darwin과 Wallace가 교류가 없었음에도 불구하고 동일 한 진화론을 폈고, Newton과 Leibniz가 미적분을 동시에 발명했듯이 말입니다. 아마 이런 류의 사례가 몇 건 더 있었을 것입니다.

추억 속의 뷔일-필릭스 반응

말 나온 김에 이제는 골동품화가 되어가는 Weil-Felix test 얘기를 해 보자.

한마디로, **꿩대신 닭을 사용하는 검사법.**

발음은 뷔일-필릭스(봐일 펠릭스나 와일 펠릭스가 아닙니다.)이다. 폴란드 이름이기 때문이다. 1916년 Edmund Weil과 Arthur Felix가 고안해낸 검사법으로, Rickettsia spp와 non-motile Proteus 혈청형의 교차 반응을 역이용한 것임.

그러니까… 환자가 갖고 있을 Rickettsia에 대한 항체를 잡아내야 하는데, 막상 이 항체에 대응할 Rickettsia 균은 통상적인 배양법으로 키울 수 없으니, 확보가 불가능.

그래서 **Rickettisa 대신 유사품인 Proteus(정확히는 항원, antigen)를 사용**하는 것.

대응 관계는 다음과 같다.

* typhus group ↔ OX19 of Proteus vulgaris
* scrub typhus ↔ OXK of Proteus mirabilis
* spotted fever group ↔ OX2 & OX19 of P. vulgaris

학창시절엔 OX에 어떤 rickettsia가 대응하는지 외우고, 또 외웠는데…

이젠 부질없는 헛심이 된 셈이다. 결국 세월 앞에 장사가 없다.

왜냐하면

문제는 민감 · 특이도가 매우 낮았다는 사실

* 좋게 말해서 대안, 나쁘게 말해서 짝퉁을 쓰는 것이니 정확도가 매우 심하게 떨어진다. → 민감도, 특이도가 30~40%선밖에 안된다.

따라서 이를 확진 진단으로 사용하는 건 불가능. 그냥 immunofluorescent antibody test의 보완용 수준으로 생각하면 된다. 사실, 실전에서 이 검사는 이제 더 이상 하지 않는다. 질병관리본부에서 더 훌륭한 검사를 해 주니까…

남자는 하체, 여자는 상체

이제 쯔쯔가 무시 이야기는 임상으로 매조지 하자.

감염내과나 피부과 쌤들 이외에는 의외로 잘 놓치는 게 이 tsutsugamushi이다. 그래서 high index of suspicion, 즉 일종의 편견을 가지고 접근하는게 필요하다.

★★★★★ 추석 이후, 온 몸 발진, 고열, 두통 ★★★★★

물론 eschar가 발견되면 땡큐지만, 매번 찾아낼 수 있는 것도 아니다.

1. 열도 열이지만 특히 두통이 극심하다.

- 소위 말하는 '머리가 쏟아질 듯한' 두통이다.

  뻐근하거나, 관자놀이에서 맥동하거나 하는 식은 좀 아니다. 이 질환은 근본적으로 vasculitis라서 고열, 발진 외에도 다른 질환들을 흉내내는 경우가 잦다. 따라서 다른 질환들로 오인되기도 하므로 주의를 요한다. 두통이 가장 흔해서 수막염으로 오인 되기 쉽고, acute cholecystitis를 잘 흉내내기도 한다.

2. 발진은 붉은 포도주를 뿌린 것 같은 모양이다.

- 혈관염의 양상이라 울긋불긋하며 전신에 돋아나 있다.

  내 눈에는 마치 붉은 포도주를 흩뿌린 것처럼 보인다(교과서적인 표현이 아닌 내 주관적인 느낌).

3. Eschar는 자백을 유도하는 게 가장 좋다.

- 그 유명한 eschar의 그리스어 'eschara'에서 유래했다. '딱지'라는 뜻이다.
- 알아서 잘 찾아내면 좋겠지만, 가장 좋은 방법은 환자가 자백(?)하도록 유도하는 것이다.

"혹시 최근에 어디 딱지 앉은 데 없어요?"
"아, 여기요…"라고 열에 일고여덟 분은 순순히 자백한다.

eschar를 찾아내서 지적해 주면 공통적으로 보이는 반응들은 이러하다.

"에이~~ 얼마전에 긁었다가 생긴 딱지입니다."
"에이~~ 그거 속옷에 쓸려서 생긴 딱지인데요?"
"에이~~ 그거 옛날부터 있던 건데요?"

vasculitis에 의한 전형적인 skin rash와 더불어, 발열과 특히 두통 등의 전형적인 증상, 밤 주으러 간 전력(왜 꼭 밤일까? 도토리도 있고, 감도 있는데…), doxycycline 복용시키고 나서 급격하게 호전. 그리고 나중에 serologic test 강양성까지 나오는데도 불구하고 말이다.

실제로는 eschar를 거의 다 찾아내지만, 해리슨 교과서에는 eschar 발견 확률이 30% 밖에 안된다고 써 있다(그만큼 미국 의사들이 진료 시 신체 진찰을 게을리 하나?). 따라서 tsutsugamushi 진단에 있어 eschar에 목숨을 걸 필요까지는 없지만, 그래도 모처럼 찾아 주는데도 일단 부인부터 하고 본다.

꼭 악성 종양이나 몹쓸 병이 아니더라도, 어떤 질환에 대해 구체적 진단명을 받으면 우선은 부정하는 것이 인간 본성인 듯.

그리고 또 하나, 사람의 기억이란 것은 항상 왜곡되어서 저장되는 법이니, 아무리 자신의 기억력이 좋은 사람이라 해도 너무 맹신하지는 말 것. eschar 맞다.

4. Eschar 찾는 순서(자백 못 받으면)

1) 남자는 하체 vs 여자는 상체
   • 조선대 김동민 교수님이 매번 심포지움 강연할 때마다 언급하던 것이다.

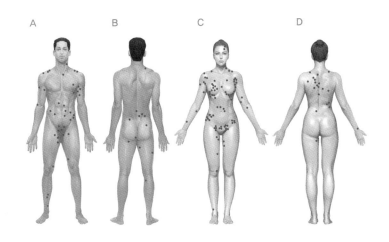

　　　　이건 어디까지나 가설이지만, 야외에서 남성들과 여성들의 용변 보는 패턴의 차이가 원인이 아닐까 한다.

2) 접힌 곳, 습한 곳.
3) 그 근처 림프절 만져지는 부위.
4) 머리카락(의외로 잘 놓친다), 성기(양해를 구하고…)

　　그래도 못 찾으면 포기.

　　치료는 다들 아시다시피 doxycycline, minocycline 같은 tetracycline 계열이고, 닷새면 충분하다.

　　임산부는 macrolide나 rifampicin을 쓴다.

　　Fluoroquinolone은 잘 들을 것 같지만, 사실은 쓰지 않는 게 좋겠다.

　　예후는 지역에 따라 편차가 있는 것 같다.

특히 경기 북부나 강원도 북부, 즉 휴전선에 접근할수록 예후가 위중해지는 경향이 있다. 운 없게 shock이나 ARDS까지 진행되어 중환자실 신세를 지는 사례는 내 경우엔 일 년에 한두 번 정도 겪는데, 경기 북부, 강원도에 계신 감염내과 쌤들은 tsutsugamushi =중환자실인 경우가 훨씬 더 많다. 아무래도 지역마다 서식하는 혈청형의 차이 때문인 듯하다.

장티푸스
Typhoid fever

Smithella 혹은 Salmonella

자, 이제 장티푸스다. 일명 염병.

장티푸스는 *Salmonella typhi*와 *S. paratyphi*가 일으키는 질환이다.

**Salmonella*는?

그람 음성 막대균이며 꼼지락거릴 수 있고(motile) 세포 안으로 침투해서 나쁜 짓을 하는 병원균(intracellular pathogen)이다.

*Salmonella 이름의 유래

1880년 Karl Eberth는 염병환자의 비장과 특히 Peyer's patch(기억하시라)에서 웬 균을 하나 발견한다. 그로부터 4년 후 Georg Theodor Gaffy가 이 균의 배양에 성공한다. 이제, 제대로 된 정체 규명, 즉 동정이 남았다. 그로부터 1년 후 Theobald Smith가 그 어려운 일을 해냅니다. Theobald Smith는 당시 미 농림부 연구소 소속이었는데 지도 교수가 Daniel Elmer Salmon이었다. 발견 당시엔 돼지 콜레라 원인균으로 잘못 알고 있었다가 후학들에 의해 장티푸스 원인균으로 교정된다. 그리고 1900년에 Salmon 교수에 대한 경의 표시로서

Salmon + ella → 즉, *Salmonella*로 정식 명명이 된다.

실제로 동정한 사람은 Theobald Smith라서 하마터면 *Salmonella*가 아니고 *Smithella*가 될 뻔 했지만 뭐, 당시나 지금이나 스승을 공경하는 건 마찬가지니까..

Theobald Smith도 훗날 위대한 학자로 대성한다.

특히 당시 텍사스에서 유행하던 열병의 원인이 *Babesia bigemina* 임을 밝힘과 동시에 의학사에서 매우매우 중요한 발견을 해낸다. 이 질환이 tick, 즉 진드기가 매개함을 밝힌 것이다. 이 규명은 이 질환 하나에 국한된 것이 아니고, 이때를 계기로 하여 당시엔 원인 불명이었던 각종 열성 감염질환, 예를 들어 황열이나 말라리아 등이 벌레에 의해 매개됨이 밝혀지게 되는 단초를 제공했다는 데에 큰 의미가 있다.

이제 까다롭기 그지없는 *Salmonella*의 분류에 대해 다루도록 하겠다.

Salmonella 명명법. 조금 번거롭지만…

이제 *Salmonella*의 분류를 논해 보자.

한마디로 말해서 되~게 복잡하고 가짓수도 엄~청 많다. 하지만 우리 임상가들은 다음 두 가지만 기억하면 된다(*나머지 full version은 미생물 쌤들과 진검 쌤들이 고민하시면 된다*).

1. 초 간단! Typhoid냐 아니냐로 구분한다.

- Invasive salmonellosis (typhoidal)
  - S. typhi & paratyphi ← 사람에게만 일어난다.
- Non-invasive salmonellosis (nontyphoidal ; NTS)
  - 위 둘을 제외한 나머지 모~두. ← 동물에게도 일어난다. 사실은 더 일어난다.

여기까지만 알아도 임상에 지장 없다만 지금은 공부하는 시간이니까!

2. 그래도 다음 네 분류는 외우자.

group A에서 D까지는 어떤 종이 있는지는 아는 게 좋다.
왜냐하면 진검 결과지에 그렇게 보고되거든요. 원래는 좀 더 있는데 그냥 4개만 외웁시다.

먼저 Group D : *Salmonella typhi*, 그리고 *enteritidis*

이후부터는 다행히도 rhyme이 딱딱 맞는다.

Group **A**: *paratyphi* **A** *(이건 쉽죠?)*

Group **B**: *paratyphi* **B** 그리고

　　　　typhimurium *(타입 빈 뮤리엄. 안다, 알아! 억지라는 거. 그래도 일단 외워야지!)*

Group **C**: *paratyphi* **C** *(…)* 그리고..

　　　　choleraesuis ← C로 시작하잖아. 아, 글쎄 억지라는거 안다니까!

이러면 일단 다 외워지잖아요.

그래도 우리 정통법은 좀 논하고 넘어가자.

한마디로,

Species → subspecies → Serovar

의 틀로 명명한다.

Species

딱 2개로 나뉜다.

- Salmonella enterica
- Salmonella bongori ← 이건 냉혈동물로 파충류에만 서식한다. 고로, 신경 꺼도 된다.

subspecies of S. *enterica*

총 6개다(슬슬 귀찮아진다).

- S. e. enterica, salamae, arizonae, diarizonae, houtenae, indica..

　(enterica만 신경 쓰자. 나머지는 몰라도 된다. 아, 진짜 짜증난다.)

Serotype or Serovar

무려 2,500개가 넘는다. 고로 안 외워도 된다.

참고로, 3단계를 거치는데, somatic O antigen of LPS → surface Vi antigen (*S. typhi*와 *paratyphi*−*C*에 한해서), 그리고 flagella H Ag.

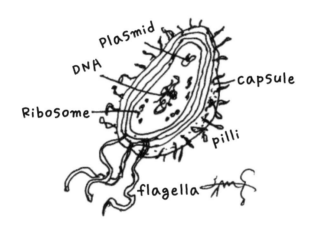

그래서, 정식 명명법은 Genus-species-subspecies-Serovar이다. 단, 명명하고 호칭하는데 있어서 규칙이 하나 있는데 *Genus*는 시작 글자가 대문자, *species*, *subspecies*는 소문자로 쓰면서 모두 이탤릭체이지만, Serovar는 종을 결정하는 생화학적 성상이 아닌 혈청형으로 구한 것이라 따로 다르게 표기하도록 약속이 되었다. 시작문자를 대문자로 쓰되, 이탤릭체로 쓰지 않는다.

연습문제) *Salmonella* typhi를 정식으로 표기해 봅시다.

Salmonella enterica subspecies enterica serovar Typhi

줄여서 *Salmonella* Typhi

그러나… 그냥 *Salmonella typhi*라고 해도 되는 걸로 허용되었다.

뭐야? 원점이잖아?

그래도 알고는 계시는게 좋을 것 같아서 좀 길게 설명하였다.

이제부터는 이 질환 이해의 진입 장벽인 pathogenesis로 들어간다.

점막 면역, signal transduction, type III secretion system 등등…

무시무시한 내용들이 반길 것이다.

병리기전 – 우범지대의 압송 전담반

자, 이제 장티푸스 이해의 진입 장벽인 병리기전으로 들어가 보자.

병리기전을 공부하다 보면, 참으로 이 놈의 균은 교활하기 그지 없으며, 그만큼 복잡하다. 그 복잡한 기전들의 실타래에서 핵심 실마리는 아래와 같이 딱 4가지다.

첫째, 우범지대 Peyer's patch

둘째, 압송전담 M-cells (microfold cells)

셋째, 부부 사기단 PhoP/PhoQ system (two component regulatory system)

마지막으로, Type III secretion system(T3SS) – 세균이 쓰는 host 포섭용 쥐약 주사기

이 4가지를 확실히 잡아 놓으면 병리기전은 정복되고, 임상적인 지식도 거저 먹기가 된다.

*먼저 Peyer's patch부터

Peyer's patch는 한마디로 우범지대다. 작은 창자(십이지장도 포함)에 걸쳐서 약 100여 개 정도 있는 lymphoid follicle들이다. 내시경으로 보면 오돌토돌 돋아 있다. 장점막에 인접해서 다음에 이야기할 M-cell을 선두로 세우고 그 밑으로 macrophage, dendritic cells, T-lymphocytes, B-lymphocytes 등이 '어디 건수 없나' 하고 잔뜩 모여 있다.

특히 ileum에서 cecum으로 'ㄴ'자로 급커브를 도는 구간, 거기는 급커브를 도는 만큼 혈류도 상대적으로 덜 가고, 따라서 순찰자들도…. 그래서 장티푸스뿐 아니라 허혈성 장염, 결핵성 장염 등등 각종 장 질환들이 가장 호발하는 hell's kitchen이다. 따라서 Peyer's patch의 존재 의미는 우범지역의 순찰과 감시업무(immune surveillance)이다. 여기서 뭔 일이 터지면 병원체와 더불어 각종 염증세포가 몰려들고, 아수라장이 된다. 그리하여 잔뜩 붓고, 심하면 장이 꼬이거나(intususception) 터지기도(perforation) 한다.

*M-cell (microfold cell)

장 점막세포들 사이사이에 은밀히 박혀 있다(우리들 중에 스파이가 있어!).
감시의 눈을 번뜩이다가 (가만, 눈이 없었나?) 병원체가 나타나면 잽싸게 꿀꺽 삼켜서 압송
해가지고, 자기 뒤에 대기하고 있는 antigen presenting cells (APCs)에게 넘겨준다.

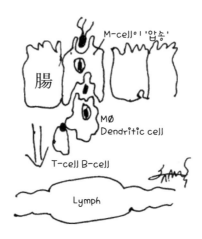

이를 받은 APC, lymphocytes들은 곧장 그 아래에 있는 lymphatic system으로 들어가서
할 일을 수행하기 시작한다.

문제는 <u>이 M-cell이 일부 교활한 병원체들에게 역이용을 당한다는 것</u>이다! 다시 말해
서, 잡혀서 압송당해주는 척하면서 APCs를 택시 삼아 lymphatics 순환도로를 타고 온몸에
퍼진다는 것.

예를 들어, *Salmonella*뿐 아니라 *Shigella*, *Yersinia*, *E. coli*⋯

세균뿐 아니라 **prion**도 그런 짓을 하고, 특히 바이러스가 그런 교활한 짓을 한다. 대표
적인 게 **poliovirus와 reovirus**, **CXCR4-tropic HIV**가 그러하다.

이제 부부사기단 PhoP/PhoQ system과 세균의 포섭무기 type III secretion system을 다뤄
보기로 하자.

병리기전 - 부부사기단과 뇌물 주사기

장티푸스 병리기전 이해의 핵심 4가지 중에서 나머지 2가지를 공부해 보자.

*부부사기단 PhoP/PhoQ system

정식으로는 two-component regulatory system되시겠다. 이들이 하는 일은 한마디로 바꿔치기와 host를 상대로 사기치기다. PhoQ가 세균 외부 환경의 변화를 감지하는 sensor이고, PhoP가 사기를 치는 행동대장, regulator이다.

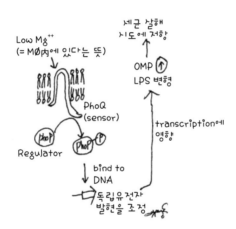

앞서 말한 M-cell에 의해 압송되는 척하면서 Macrophage 속으로 들어온 *Salmonella*.

이대로 가만 있으면 Macrophage 세포 내의 phagosome 내에서 처참하게 녹아 죽을 운명이다.

그런데 *Salmonella*가 어디 바보인가? 재빨리 phagosome내에 있음을 인지한다. 이는 Magnesium 농도가 낮아진 것을 기준으로 한다.

Sensor인 PhoQ가 이를 인지하는 순간 phosphorylation을 하면서 PhoP에게 phosphate 즉, 행동할 수 있게 여분의 에너지를 준다. 그러면 PhoP는 그 힘으로 DNA에 가서 달라 붙으면서 virulence gene의 발현을 조절하게 되는데, 그 결과 outer membrane protein의 발현과

Lipopolysaccharide의 변형을 시키고, 세균 세포 표면 또한 변형시킨다. 그렇게 해서 세균 살해 작용이 지장을 받게 한다. 이것만으로도 충분치 않은지 *Salmonella*는 치명적 무기를 하나 더 사용하게 된다.

*Host 포섭용 쥐약 주사기 type III secretion system (T3SS)

아마도 가장 황당한 병리기전일 것이다..
Host의 *phagosome membrane*에 직접 주사기를 꽂는다!!!
황당하지? 진짜다. 이렇게 생겼다.

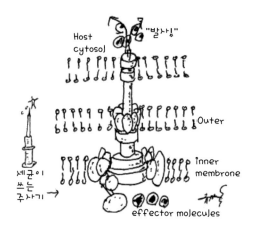

그리하여 자기가 미리 만들어 놨던 host 포섭용 물질들, 소위 쥐약 effectors들을 직접 주입한다.

"어허! 왜 이러세요? 좋은 게 좋은 거 아니겠어요?

약소하지만 이거 성의니까 받으세요. 그냥 딱 이번 한 번만 눈 감아 주시고⋯."

그 결과, phagosome 내에서 행해지기로 예정되었던 세균의 사형집행은 취소가 된다.

이제 이 4가지를 가지고 병리 기전을 종합 총 정리해 보기로 하자.

병리기전 총정리

*장티푸스의 병리 기전 총 정리

장티푸스의 시작은 일단 먹는 걸로부터 시작된다. 균이 오염된 그 무엇을 말이다. 질병을 성립시킬 수 있는 양은 최소 200CFU부터 10^6CFU까지 다양하다. 즉, 운 없으면 조금만 들어가도 질환이 될 수 있다(사실은 *Shigella*가 더 하다).

일단 들어가면 위장을 거쳐서 소장에 다다른다. 그리하여… 전 시간에 익혔던 핵심 4총사 중에 둘을 만나게 된다. **M-cell in the Peyer's patch.** M-cell은 옳다구나 하고 균을 꿀꺽하고, 밑에서 대기중이던 antigen presenting cells (APCs)에게 압송해서 넘겨준다. 그런데 APC, 예컨대 macrophage 세포 내의 phagosome에 구금된 세균은 자체 부부 사기단 **PhoP/PhoQ system**을 사용하여 사형 집행에 최대한 저항을 하고, 심지어는 주사침 **type III secretion system**을 phogosome membrane에 직접 쿡 찔러서 host를 쥐약으로 포섭함으로써 사형집행을 취소시킨다.

이제 사형집행도 취소되고 했으니 마음껏 증식한다.

(여기까지는 Shigella와 동일한 과정을 밟는다. 이 다음부터 Salmonella와 Shigella는 앞으로의 나아갈 길을 달리 선택한다.

Shigella는 non-motile하니까 장 점막에 남아 동네 깡패로 분탕질 치는 쪽을 택한반면에 Salmonella는 flagella라는 엔진도 달고 있는 이상, 전국구보다 더 넓은 세상으로의 이동을 택한다. 나중에 Shigella 강의 편에서 다시 다루겠음.)

그리고 Macrophage를 택시 삼아 lymphatics 고속도로를 달려 혈관으로 이동해서 전신으로 퍼진다(**primary bacteremia** 되시겠다). 이때는 세포 내에 숨어 있으므로 아직 임상적인 증상이 나타나진 않는다. 그리하여 liver, spleen, bone marrow, lymph node 등에 안착하고, 증식을 계속한다(incubation period). 그러다 보면 증식의 임계점에 다다르고, 결국 혈류로 기어나오게 된다. 이때 비로소 본격적인 임상증상이 시작된다(**secondary bacteremia** 되시겠다).

세균이 나오니 임상증상이 발현되는 것도 있지만, host가 세균과 더불어 세균이 내는 물질에 면역능을 발휘하다 보니 염증이 더욱 악화되는 역설적인 상황도 고열, 복통 등의 임상 증상 발현에 큰 몫을 한다. 그 결과 간이나 비장이 붓고 비대해지며 담즙에 실려 Peyer's patch로도 다시 돌아가게 되어 거기서 새로이 추가 전쟁판을 벌이게 된 결과 장이 염증으로 붓고,

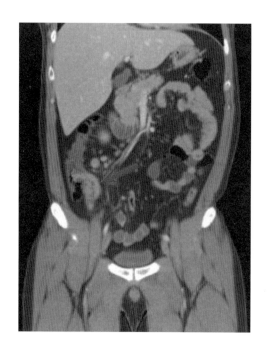

심하면 터지거나 출혈이 일어나는 것이다.

지금까지 설명한 병리기전은 다음 그림과 같이 요약할 수 있다.

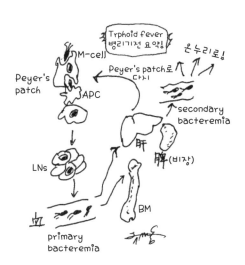

여기까지 정리 및 숙지 됐으면 이제부터는 거저 먹기다.

염병. 장질부사, 그리고 전종휘, 민병석 교수님

*Typhus fever와 Typhoid fever

Typh**oid** fever. 명칭에 '**-oid**'가 있으니 무언가 오리지날이 있고 이와 비슷한 무엇이라는
건 충분히 추정할 수 있다.
Typhoid의 원조 질환은 **Typhus fever**다.

이전 Rickettsia 편에서 나폴레옹의 모스크바 함락 실패 사례에서 한 번 언급한 바가 있
는데, 나중에 원인균이 각각 Salmonella typhi or paratyphi, 그리고 Rickettsia prowazeki로 밝
혀지기 전까지는 이 두 질환은 구분이 되지 않고 그냥 '염병'이라고 불렸다.

Typhus라는 말은 그리스어로서 **hazy**, 즉 김이 모락모락 나는 그런 상황을 뜻한다. 당
시엔 항생제도 없던 시절이므로, 염병에 한 번 걸리면 속수무책으로 악화되고, 급기야는

의식이 흐려지면서 헛소리를 하거나 그대로 혼수 상태로 빠지곤 했었다는 것.

요즘이야 그 정도까지 진행하는 경우는 드물기 때문에 좀처럼 볼 수는 없는 증상이다. 한 가지 더 요즘 보기 힘든 증상은 머리털이 숭숭 빠지는 **탈모증**이다. 60년대까지만 해도 염병에 걸리면 머리털 빠지는 건 보통이었다고 한다.

Typhus와 typhoid fever 사이에 구분을 두지 않았었다고는 하나, 나름 임상적으로 감별은 할 수 있었다고 한다.

故전종휘 교수님의 회고에 의하면

typhus가

1) 의식 장애가 더 빈번하고 경과가 빠르며

2) 발진이 더 많고, 더 크고, 출혈성을 보이며

3) 가족 감염, 집단 감염이 흔했다고 한다(집단 수용 생활에서 이에 의해 전염되니까 당연한 결과이다).

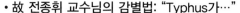

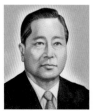

- 故 전종휘 교수님의 감별법: "Typhus가…"
  - 의식장애가 더 많고 더 빠름.
  - 발진이 더 많고, 크고, 출혈성
  - 가족 감염, 집단 감염이 더 흔함.

腸窒扶斯라고 부르지 마세요!

그리고, 콜레라를 호열자라고 부르는 걸 끔직하게 싫어하셨던 것 못지 않게, 장티푸스를 장질부사라고 부르는 것도 극히 싫어하셨다(60~70년대만 해도 염병 대신 조금 품위 있게 보이려고 장질부사라고 부르곤 했던 기억이 난다).

역시 일본식 음독이라 그러셨던 듯.

치료하지 않으면 4주 정도 지겹도록 오래 열이 나고, 세포내 감염의 특징대로 relative bradycardia를 보인다. 단, 갑자기 열이 떨어지면서 심박수가 급격히 올라가면서 열과 심박수가 교차하는 경우를 보이면 긴장 타야 한다(와병 3~4주쯤에…). 장 출혈이나 천공을 시사하기 때문이다. 이런 교차를 우리는 전공의 시절에 '죽음의 크로스'라고 부르곤 했다. **故민병석 교수님**께서 생전에 종종 쓰시던 표현이 의국 내 유행어가 된 것이었다(옛날 대가분들이 자꾸 소환되는데, 그만큼 우리들 마음 속에 영원히 살아계시다는 증거이다).

그리고 요즘 또 보기 힘든 소견으로 **Rose spot**이 있다. 발병 첫 주가 끝나면서 몸통에 나타나는 **연어 색깔**의 희미한 피부 발진이다. 80년대까지만 해도 이게 나타나면 typhoid fever 진단에 많은 도움이 되었지만 요즘같이 항생제 잘 쓰는 시절에는 진짜 보기 힘들다. 게다가 2주차 중엽쯤 되면 모두 사라진다.

나도 rose spot를 본 게 다섯 건도 되지 않는다.
그리고 typhoid Mary 이야기를 하지 않을 수 없다.

Typhoid Mary 혹은 super-spreader

Typhoid Mary 이야기를 좀 해보자.

지금은 보기 힘들지만, 치료를 받지 않은 상태에서 임상적으로 나아버리고 난 후, 계속 Salmonella 균을 배출하는 보균자가 되기도 한다. 환자의 10% 정도가 그러한데, 보통 3개월 지나면 정상화가 된다. 그러나 1~4% 정도는 1년 넘게 꾸준히 균을 배출하기도 한다. 특히 담도계나 방광에 해부학적 이상 소견이 있을 경우 더욱 그러하다. 이런 보균자들 중에 역사상 가장 극단적인 사례가 바로 Typhoid Mary이다.

본명은 Mary Mallon (1869~1938). 직업이 요리사였는데, 보균자였다. 요리를 하므로 필연적으로 음식에 손을 댈 수밖에 없었고,

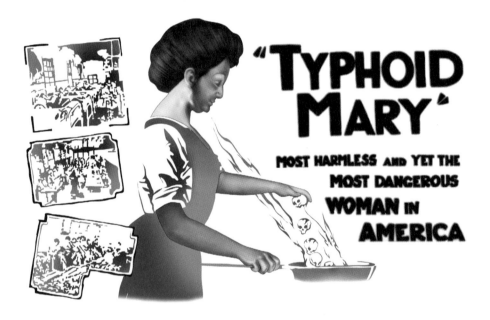

(이 그림을 잘 보면 그녀가 음식에 뿌리는 건 조미료가 아니라 해골 바가지들이다.)

그녀가 일한 집마다 장티푸스가 발병하였다. 50여 명이 감염되고 3명 정도가 사망했다고 하는데, 실제로는 더 많았을 가능성이 높다고 한다. 평소보다 지나치게 많은 장티푸스 환자가 특정 지역에서 집단 발생하는 것에 의심을 품고 수사망이 좁혀진 끝에 결국 그녀가 원인임이 밝혀진다. 그리하여 1907년에서 1910년까지 병원에 격리되었다. 이 사실이 알려지면서 그녀의 인권 침해에 대한 항의가 빗발쳐서 당국은 그녀가 요리사에서 세탁 일로 직업을 바꾸는 조건으로 석방(?)한다. 그러나 세탁 일로는 요리사 때만큼의 수입을 얻지 못해서 생활고에 시달린다. 결국 이름을 바꾸고 잠적 후 도주하며 다시 요리사로 일한다.

물론, 다시 장티푸스가 집단 발병하기 시작하고, 그녀는 5년만에 다시 체포되었으며, 1915년부터 1938년 생을 마칠 때까지 평생을 격리하에 지내게 된다. 원래 쓸개를 떼내는 수술을 석방 조건으로 내걸었으나 그녀는 거부한다. 격리 중에 뇌졸중이 와서 고생하고, 몇 년이 지난 1938년에 폐렴으로 생을 마감한다. 그녀를 격리시킨 조치에 대해서는 지금도 논란이 많다.

Typhoid Mary는 20세기 초 미국의 의료계를 다룬 클라이브 오언(Clive Owen) 주연의 드라마 'The Knick' 시즌1의 여섯 번째 에피소드에서 제대로 다뤘다. 그리고, 이건 좀 그런데… 마블 코믹스의 Daredevil에서 주요 여성 악당 캐릭터로도 나온다..

Typhoid Mary는 오늘날 super-spreader의 대명사로 남았다.

Rest in Peace.

자, 이제 진단과 치료로 매조지를 하겠다.

실전 임상

자, 이제 typhoid fever 편은 진단과 치료로 매조지를 하자.

*배양

진단은 배양에서 Salmonella typhi나 paratyphi가 증명되면 빼박이다. 혈액 배양에서 나오는 경우가 40~80% 정도. 항생제를 배양 전에 맞았어도 골수의 경우는 5일 정도까지는 나올 가능성이 높다(55~90% 정도).

*Widal test

아직도 Widal test가 장티푸스를 진단하는 방법인 줄 알고 있는 분들이 의외로 많다. 결론부터 말하겠다. **Widal test, 그동안 고마웠고 아쉬웠지만 이젠 놓아줍시다!** (+) predictive value가 처참한 수준입니다. 진단 방법으로서의 가치가 없어요.

복부 CT에서 ileal thickening 소견 없나 눈 부릅뜨고 봅시다!

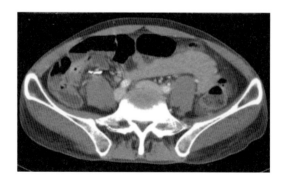

(착한 사람 눈에만 보입니다.)

*항생제는 적어도 열흘간, 혹은 해열되고 5일간

우리나라는 자주 발생하지도 않아서 그런지 내성문제가 그리 크지 않지만, 인도와 동남아시아는 내성균이 말썽이다. 그래서, 교과서를 보면 다음 단계를 거쳐서 항생제를 결정한다.

- 일단 nalidixic acid에 대한 내성이 있는지부터 보고
- 괜찮으면 ciprofloxacin 같은 fluoroquinone을 준다.
- 안 괜찮으면 DCS 인가 아니면 MDR 인가를 판별한다.
  - DCS (decreased ciprofloxacin susceptibility; 0.125~0.5 μg/mL)라면…
    - ceftriaxone, azithromycin 혹은
      high-dose ciprofloxacin으로 무대뽀 인해전술로 밀어 붙인다(500 mg bid
      → 750 mg bid).
  - ciprofloxacin resistance > 1μg/mL를 비롯한 multidrug resistance라면…
    - ceftriaxone, cefixime, azithromycin, 혹은…
      또 high-dose ciprofloxacin 으로 무대뽀, 배째! 하고 달려든다.

*장티푸스 때 먹일 음료 레시피

물 1 L, 소금 찻숟갈로 반, 설탕 여섯 숟갈 ← 콜레라 때 주는 것과 거의 동일한 레시피.

*백신은 두 가지가 있다.

Ty21a - Live attenuated vaccine으로, 경구용이다. 1, 3, 5, 7월에 먹고 5년마다 booster.
　　　　그런데, 효율은 48%.
ViCPS - Polysaccharide vaccine이며 주사용이다. 한 번 주고 2년마다 booster.
　　　　역시 효율은 55%.

글쎄, 권장할 수준인지는 좀 회의적이다. 그냥 endemic area 갔을 때 위생(특히 손 위생)에 각별히 조심하시고 물갈이 안하도록 각별히 신경 쓰시는 게 더 좋을 듯하다.

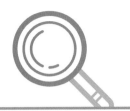

이질
Shigella

시가 기요시와 경성제국대학

자, 이제 *Shigella*를 다뤄보자.

*Shigella*는 이질뿐 아니라 질환 자체에 깔려 있는 각종 지식들의 가짓수가 만만치 않다. 거기에다 배다른 형제인 *Escherichia*까지 건드려야 한다(E. coli O157).

우선, 이질과 얽힌 야사부터 다루면서 가볍게 시작하자.

'이질'이라는 용어는 히포크라테스 때부터 이미 사용되던 것으로, 혈변과 점액변을 동반한 설사를 통칭하던 것이다. 1859년에 장 아메바가 이질의 원인 중 하나로 규명되었으나 실제로 이질의 원인 병원체의 대부분은 그 당시까지 발견만 되지 않았을 뿐, 세균일 것으로 추정되고 있었고, 다만 누가 먼저 밝혀낼 것인지가 초미의 관심사였다.

마침내 20세기에 접어들기 직전인 1897년 일본의 의학자인 **시가 키요시(志賀 潔; 1871-1957) 박사**가 36건의 이질 환자를 대상으로 한 연구 과정에서 원인균을 분리하는 데 성공하였다. 그는 발견 당시엔 단순히 *Bacillus dysenterie*로 명명하였지만, 1930년판 Bergey's Manual of Determinative Bacteriology에서 그의 이름을 따서 *Shigella*로 결정되는 영광을 안았다. 시가 키요시의 세균성 이질균 발견은 단순히 세균 하나를 발견한 데서 그치지 않는다. 그 당시까지 막연하게만 다뤄지던 이질의 원인 병원체가, 먼저 발견된 아메바와 더

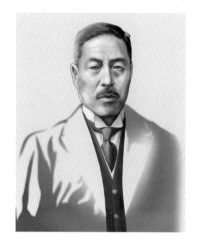

불어 크게 두 가지로 확실히 분류가 되어, 역학적으로나 임상적으로나 보다 구체적인 방침을 수립할 수 있는 기반을 제공했다는 점에서 큰 의미를 가지고 있다. 한편 시가 키요시 자신도 세균의 발견에만 그치지 않고, 균 독소에 대한 연구 및 비록 성공을 거두진 못했지만 백신의 개발에 대해서도 지속적으로 매진하여 오늘날 주요 의학적 관심사들 중 하나인 Shiga 독소의 연구와 *Shigella*균의 능동 면역에 대한 기초를 세우는 데 공헌하였다.

*Shigella*를 발견한 Shiga Kiyoshi는 우리나라 의학사에서 빼 놓을 수 없는 핵심인물이다.

1896년에 동경제대 의학부를 졸업했는데, 그도 사부인 Kitasato처럼 공부만 잘했지 처신을 썩 잘하진 못했던 것 같다(예나 지금이나 파벌과 조직이라는 건 다 똑같다). 그래서 동경제대 동문들에게 도움을 별로 받지 못한 듯하다. 어쨌거나 그는 Kitasato의 문하에서 경력을 쌓았으며, 이후 경성제대 의학부 교수 및 총장을 지냈고 많은 조선인 학자들을 비롯한 후학을 양성해 냈다. 그리하여 훗날 전종휘&정희영 교수님까지 직간접적으로 이어진 셈이다.

Kitasato 얘기를 조금만 더 하자면, 동문들에게 따돌림 당하던 그의 재능을 알아본 일본의 후쿠자와 유키치(정한론을 주장해서 우리나라 입장에선 개쉐이로 볼 수도 있지만, 근대 일본을 일갑자 진화시킨 선각자이다. 일본 돈 일만엔에 새겨진 인물)에 의해 스카웃되어 그를 위한 연구소가 후쿠자와가 설립한 게이오대학에 차려진다. 물론 Shiga Kiyoshi는 거기서 연

구에 매진하였고,

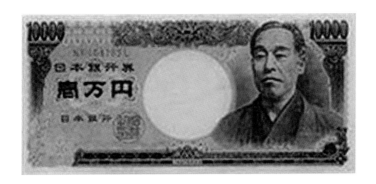

Kitasato는 20세기 초에 Yersin(페스트 균을 발견한) 박사와 더불어 전세계 미생물계 투톱을 이룬다.

Kitasato의 사부는 그 유명한 감염병 진단의 4원칙의 창시자이자 결핵, 탄저, 콜레라를 발견한 로베르토 코흐이다. 코흐의 대척점에 선 대가는 다름아닌 파스퇴르였다. 파스퇴르 문파에서 나온 Yersin과 코흐 문하의 키타사토가 당시 세계 의학계의 양대 오피니언 리더였다니… 우리는 일제 치하 초기에 신음하고 있을 때 일본은 이미 여러 분야에서 세계적으로 놀고 있었다는 당시의 사실이 참 언짢기만 하다.

다시 Shiga Kiyoshi로 돌아와서 뭐, 일제시대 경성제대 학장을 지냈다는 경력만으로 보면 그도 조선을 지배하는 일제의 선봉 중 하나였던 건 사실이다. 실제로 당시 조선 총독부 의학자문이기도 했으니까. 그러나 그의 인생 역정을 보면 순수함 하나로 치열한 학구적인 생을 살아간 전형적인 학자이자 선비임엔 틀림없다. 한마디로, 공부와 연구만 전념했지, 정치성은 영 꽝이었던 것 같다. 어째 요즘에도 볼 수 있는 몇몇 순수한 교수님들도 연상된다. 난 이 분의 전기를 읽으면서 백발 성성한 진정한 선비이신 전종휘&정희영 교수님이 자꾸 떠올랐다. 콩 심은 데 콩 나고, 선비에게서 선비가 나오는 법인 게다. 이런 분들의 선례를 접하면서 과연 지금의 나는 어떤 삶을 살고 있는지 다시금 추슬러 볼 필요가 있다는 생각이 든다.

Shiga Kiyoshi 전기 주요 참고문헌: Trofa AF, Ueno-Olsen H, Oiwa R, Yoshikawa M : Dr.
Kiyoshi Shiga: Discoverer of the dysentery bacillus. Clin Infect Dis 29:1303-1306, 1999.
https://academic.oup.com/cid/article-lookup/doi/10.1086/313437

(한번 읽어보시길 권합니다.)

이질균과 이질 아메바

이제 원인 병원체인 *Shigella*에 대해 이야기해 보자.
다루는 김에 또 다른 이질 병원체인 아메바도 잠깐 언급하겠다.

먼저, 중요한 스포를 하나 하겠다.
"Shigella와 Escherichia coli는 알고 보니 남매였다!"

자세한 관련 이야기는 이어지는 강의에서 계속 언급된다.
특히 병리기전과 임상 양상의 이해에 있어서 기본 조건이 된다.

*Shigella*는 그람 음성 막대균이다.
47가지 serotypes가 있으며 다음과 같이 4 group으로 나뉜다.
A: *S. dysenteriae* - classic이다.
B: *S. flexneri* - 개발 도상국
C: *S. boydii*
D: *S. sonnei*(이건 한 가지 type 외엔 없다) - 그래도 좀 사는 나라…

중요한 특징으로 다음 두 가지를 기억해야 한다.

Non-motile, 즉 *Salmonella* 같이 **flagella**를 갖고 있지 않아서 이동 능력이 없고,

non-encapsulated, 즉 **capsule이 없다.**

이 두 가지가 매우 중요한 의미를 가진다.

먼저 **Capsule**이 없다는 것이 의미하는 것은 → **Phagocytosis**가 매우매우 잘 된다는 뜻이다.

*Shigella*가 멍청하지 않은 이상, 죽음으로 가는 길인 phagocytosis에 순순히 응할 리가 있는가? 이미 눈치 챘겠지만, *Shigella*의 입장에서는 phagocytosis 당하는 것이 오히려 유리함을 시사한다. 이는 앞으로 이어질 병리 기전에서 다시 설명할 것이다.

Non-motile이 의외인 게, 움직일 수 없는데 어떻게 침략성, 즉 invasiveness를 제대로 발휘할까?

이 대목에서 혼동하면 안되는 게, **motile과 invasiveness는 별개의 문제다.** motile은 전신으로 널리 퍼져나갈 수 있는 추진력을 의미하는 반면, invasiveness는 있어서는 안될 곳에 침투함을 의미한다.

침입에는 거리 개념이 없다.

그 침입이 먼 곳일 수도 있고, 바로 가까운 곳일 수도 있다(*Shigella*의 경우는 가까운 곳이다).

그래도 **nonmotile**이라 못 움직이는데? → 당연히 해결법을 *Shigella*는 가지고 있다.

자기가 못 움직이면 주변의 부축을 받아서 이동하면 된다.

같은 이치로, *Shigella*는 주위 대상 세포로 하여금 자기를 부축해서 이동하게끔 조종한다. 손 하나 까딱하지 않고. 게다가 나중에는 로켓티어처럼 추진 엔진이 달린 신발까지 마련해서 이동한다(actin polymerization). 이 또한 자세한 사항은 이어지는 병리 기전에서 다시 설명한다. 그리고 병리 기전을 주도하는 배후 세력은 각종 virulence 메뉴를 갖춘 214 kb (220 kb?)짜리 plasmid이다.

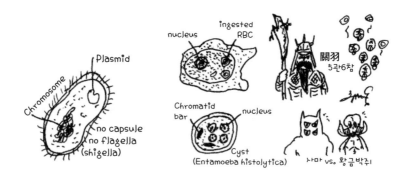

한편, 이질의 또 다른 원인 병원체인 *Entamoeba*는 대체 뭐지?

정확히는 *Entamoeba histolytica*, 즉 이름 그대로 조직을(histo) 녹이는(lytica) 원충(protozoa)이다.

세균이 아닌 진핵생물이라 덩치도 더 크고, virulence factor를 내서 잔꾀를 부리기 보다는 자기가 직접 몸으로 해결한다.

cyst 형태와 trophozoite 형태가 있는데, 염증을 일으키는 놈은 trophozoite다.

cyst는 얼핏 보면 추억의 애니 '황금박쥐'의 최종 보스 빌런인 사마와 비슷하게 눈(정확히는 핵)이 4개다.

Trophozoite는 핵이 하나인데, 잘 보면 세포 안에 적혈구 등의 host 세포들을 잡아 잡수신 무서운 외모를 하고 있다. 아닌 게 아니라, Amoeba가 장에 염증을 일으키는 과정은 참으로 무식하기 짝이 없다.

그냥 trophozoite 본체가 점막과 점막을 지키는 수비진들을 좌충우돌하며 직접 죽여가면서 (cytolysis) 분탕질을 친다.

나는 Amoeba의 병리 기전을 볼 때마다, 삼국지연의에서 조조에게 잠시 의탁했던 관우가 유비에게 돌아가기 위해 미부인 감부인을 태운 수레를 대동하고, 위나라 국경까지 다섯 관문을 무대뽀로 통과하며 여섯 명의 장수들의 목을 참하였다는 5관6참이 연상된다.

물론 cytolysis 과정을 좀 더 자세히 들여다 보면, phospholipase A 혹은 pore-forming peptide 시전(창 맞네…), 혹은 apoptosis 유도 등등의 고급 기술을 쓰지만, 앞으로 얘기할 *Shigella*의 병리기전에 비하면 덜 교활하고 매우 무지 막지하다.

자, 그럼 *Shigella*는 어떤 교묘한 병리 기전을 발휘하는지 다뤄보기로 하자.

염병은 전국구 깡패, 이질은 동네 깡패

자, 드디어 이질의 진입 장벽인 병리 기전으로 접어들었다.

아마도 Shigella 균은 그람 음성균들 중에 가장 tough한 놈일 것이다. 극단적으로 예를 들어, **100마리 미만의 적은 숫자로 인체에 들어가도 이질을 일으킨다.** 섭취 과정에서 위산의 세례를 듬뿍 받아도 악랄하게 살아남아서 결국 창자까지 도달하는데 성공한다.

소수 정예로도 대형 사고를 칠 수 있기 때문에, **2차 감염, 즉 환자와 밀접 접촉한 사람들에게도 쉽게 전염이 되는 것이다.** 창자까지 도달하기 전후는 앞서 언급한 *Salmonella*와 거의 동일하다.

섭취 → 창자 도달 → 대기하고 있던 *M-cell*이 반갑게 맞이해서 꿀꺽!
→ 뒤에 대기하던 *macrophage* 등의 *antigen presenting cells*에게 압송해서 넘김.
그리고 *phagocytosis* 되었지만 세포 안에서 죽지 않고 잘 산다.

여기까지는 같다.

이 시점부터 Salmonella와 Shigella는 각자 다른 길을 가기 시작한다. ***Salmonella*는 *macrophage*를 타고 *lymphatics*를 통해 결국 전신으로 퍼져나가는 반면에 *Shigella*는 *macrophage*를 택시로 이용할 생각을 안하고, 죽인다(*apoptosis* 유도). 그리고 장 근처를 배회하며 거기서 파괴와 약탈을 자행한다.**

처음엔 enterotoxin (shET-1)을 내서, waterry diarrhea를 유발하지만, 곧 진도를 나가서 장 점막 세포를 마구잡이로 파괴함에 따라 피똥 곱똥(bloody and mucopurulent stool)을 보게 만든다.

앞서 강의에서 언급했듯이 *Shigella*는 214 kb (220 kb?)짜리 자체 보유 plasmid가 100여 개의 풍부한 virulence 유전자들을 현란하게 사용하면서 모든 병리 기전을 지휘한다. 특히 이들 genes의 1/4을 차지하는게 **type III secretion system**이다.

기억하시는가?

Salmonella 편에서 언급했던, 세균이 보유한 주사기.

그러나 **Salmonella와 같은 모델 제품을 쓰지만, 주입하는 내용물은 다르다.** 이걸 host cell (장점막 세포)에 꽂고 effectors (VirA, OspB~G, IpaA~D, IpgD 등)을 주입해서 **Shigella가 원하는 쪽으로 장점막 세포가 움직이게끔 유유히 조종**하기 시작한다.

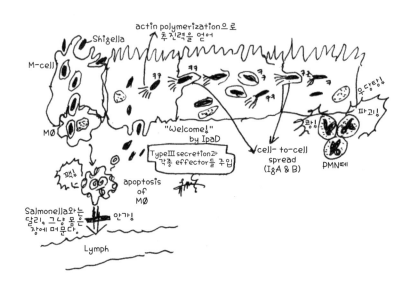

1) 장 점막 세포로 하여금 혓바닥을 날름 내밀게 해서,

밖에 흘러나온 Shigella 균들을 "Welcome!" 하면서 안에 들이도록 한다.

원래 장 점막 세포는 식균 작용을 하는 놈이 아닌데, 이런 미친 짓을 하게 만드는 것이다. ← IpaD가 관여.

2) 장 점막 세포 안에 들어오면

내부 기관들중에 actin 성분들(cytoskeletons)을 주섬주섬 모아서 재배열하여, 원래는 움직일 수 없는 *Shigella* 균들에게 엔진 달린 신발을 신겨준다(actin polymerization).

한마디로 flagella 유사품을 꼬랑지에 붙여줘서 *Shigella* 균들에게 기동력을 선사하는 것이다.

(non-motile, 즉 원래 기동성이 없지만 세포 안에만 들어가면 침투 능력이 생기는 이유가 바로 이것이다)

이리하여, 장점막 세포와 세포간의 이동을 자유롭게 하도록 해 주며, ← (IcsA & B가 관여)

3) 그와 동시에 장 점막 세포의 apoptosis를 유도하여 죽게 만든다.

그 결과는? 장 점막의 파괴.

→ 그래서 피똥, 곱똥..

특히 이 파괴 과정에는 또 다른 기전이 작동한다.

4) 점막 세포에서 cytokine을 분비하여 PMN들이 떼거지로 몰려온다.

이 PMN 떼들은 철거반원의 임무를 수행하여 장 점막에 염증을 만든다. 쉽게 말해서 파괴한다.

→ 그래서 피똥, 곱똥.

이상이 *Shigella*균이 이질을 일으키는 기전이다. 그런데 불행히도 이게 다가 아니다! 운 나쁜 환자일 경우, *Shigella*균이 제공하는 또 다른 강력한 독소가 환자를 위험으로 내몬다. 그것이 바로 **Shiga toxin**이다**!!!**

이에 대해서는 필연적으로 hemolytic uremic syndrome과 Enterohemorrhagic *Escherichia coli* (소위 *E. coli* O157:H7)까지 언급하게 될 것이다.

Shiga toxin

드디어 Shiga toxin을 논해 본다.

일단 이렇게 생겼다.

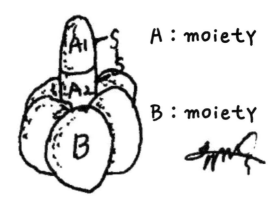

아마 굉장히 낯 익을 것이다. **A1B5** 모델. 콜레라 편에서 이미 한 번 다뤘다.
http://blog.naver.com/mogulkor/221103368281

역시나 B5는 다섯 손가락처럼 Binding 업무를 하며
나쁜 짓은 A가 한다(A1+A2 단위인데, 실제로는 A1이 전담한다).

그런데, 콜레라 toxin과는 다른 짓을 한다.

A subunit의 정체는 N-glycosidase이기 때문이다.

Cholera toxin은 뭔가**(adenine)**를 붙인다.

- ADP ribosylation을 통해 adenylyl cyclase가 미쳐 날뛰도록 조장한다.

Shiga toxin은 뭔가**(adenine)**를 오히려 떼어낸다.

- 소위 말하는 depurination, 좀 더 자세히 말하자면 28S ribosomal RNA에서 adenine을 떼어낸다.

(거듭 강조하지만, 화학 구조식으로 설명하는 그림은 백날 보기만 해서는 아무 것도 얻지 못한다. 귀찮더라도 반드시 종이와 필기구를 준비해서 직접 그려보며 익혀야 자기 것이 된다.)

adenine을 떼어내면?

원래 **ribosome**에서 **transcription**과 **translation** 과정을 통해 **amino acid**를 하나씩 가져와서 조립하여 **polypeptide**를 만들어서, 필요한 단백질을 만들어내야 하는데, 어떤 **amino acid**를 가져와야 할 지를 매칭해야 할 기준 참조 자료가 사라진다.

따라서, **protein** 만들기를 할 수 없는 것이다.

그 결과는? → 피해를 본 세포가 결국 죽을 수밖에 없다.

잠시 정리해 보자.

*Shigella*는 *Salmonella* *Vibrio cholera*를 반반씩 모방하되,

- *Salmonella* 식의 주사기에는 다른 물질을 넣어서 쓰고
- *Cholera* 식의 독소는 다른 짓을 하는 유사품을 쓴다.

그런데, 이 독소와 같은 독소를 *Escherichia coli*가 쓴다.

(정확히 말하자면 *E. coli* O157:H7과 그 부류들)

여기서 출생의 비밀과 HUS (Hemolytic Uremic Syndrome)로 자연히 진도가 넘어가게 된다.

알고 보니 남매

겉보기엔 아무 관계 없을 것 같던 *Escherchia coli*의 일부(*E. coli* O157:H7 & others)가 Shiga toxin과 같은 toxin을 낸다. 그래서 Shiga-like toxin (SLT) 혹은 vero cell을 해치기 때문에 verotoxin이라고도 부른다.

*vero cell*은 *African green monkey kidney cell* line으로, 에스페란토어 *verda reno (green kidney)*에서 유래했다. 잘 알려져 있다시피 *rabies* 진단에도 유용하게 쓰인다.

이게 어찌된 일일까?

자, 이제 한류 드라마의 클리셰를 인용해야겠다.

"*Shigella*와 *Escherichia coli*는 알고 보니 남매였다!"

그 전엔 몰랐다. DNA sequencing에 의한 족보 정비(phylogenic study)가 정립되기 전까지는. 분자 수준에서 족보를 다시 정비해 보니, 두 종은 형제였던 것이다. Enteroinvasive *E. coli*는 아예 *lactose-positive Shigella*였다.

이러니, Escherichia coli가 Shiga toxin (Shiga-like toxin)을 보유하는 게 이상할 이유가 없다. 이 족보 하나로 더 이상의 추가 설명을 할 필요성은 없을 것이다.

Shiga-like toxin (SLT)는 두 가지가 있다.

- **SLT-1 (혹은 Stx-1)** – 그냥 오리지날 Shiga toxin (Stx)와 같다고 보면 된다.
- **SLT-2 (혹은 Stx-2)** – Stx와 반절 약간 넘게 닮았다. *E. coli* O157:H7 입장에선 이 놈이 주연이다.

작용 병리기전은 동일해서 depuriation 작용으로 세포의 죽음을 가져온다. 그런데 이건 기본 옵션이고, 이게 혈류를 타고 전신으로 퍼지게 되면 사태가 더 험악해진다. 그런 상황이 바로 HUS (Hemolytic Uremic Syndrome) 혹은 TTP (Thrombotic thrombocytopenic purpura)이다.

Hemolytic Uremic Syndrome (HUS)

다시 toxin 이야기를 해 보자.

이젠 익숙했졌다시피, Shiga toxin 혹은 SLT는 A1B5 구조이다. 이 B moiety를 좀 더 들여다 보면,

- 세포에 달라 붙을 때, globotriaosylceramide (Gb3) receptor에 결합한다.

  이 Gb3가 바로 HUS 시작의 핵심이다.

  인체 내에서 이 **Gb3 receptor가 가장 많이 널려 있는 곳은 → Kidney**이다!

- glomerular endothelial cells, mesangial cells, podocytes, renal tubular cells, 등등.

벌써 감이 오지?

그래서 신장 기능이 해를 입는 것이다.

Stx, 혹은 SLT가 전신으로 퍼져서 신장에 도착하고부터는 다음과 같은 만행을 저지르게 된다.

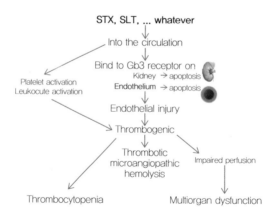

결국 모든 사단의 중심을 차지하는 장소는 **endothelial cell**이다. 혈관 내피 세포.

그냥 수도 파이프를 구성하면서 혈액이 잘 흐르게 묵묵히 병풍 노릇하는 것 같지? 절

대로 속으면 안된다. **endothelial cell**은 살아있다. 그리고 매우 적극적으로 염증을 진두지휘한다.

비단 이 HUS뿐 아니라, 패혈증(sepsis)에서도 endothelial cell은 platelet, leukocyte 등을 조종하면서 cytokine 폭풍, coagulation cascade, complement cascade 등도 유발한다. 모든 염증 이벤트를 사실상 주관한다.

Stx or SLT로 인해 endothelial cell이 injury를 받으면, **endothelial cell**은 **흑화가 된다**. 그리고 thrombosis를 만들고, 각종 염증용 cytokine들이 쓸데없이 난무하기 시작한다. 그리하여 좁아 터진 혈관을 지나는 적혈구들이 마구 깨지고(microangiopathy, schistocytosis), 혈소판은 쓸데 없이 소모되어 절대 수가 부족해지고, 혈류가 각 장기에 원활하게 공급되지 못하여 장기 부전에 빠진다. 아무래도 신장에서 시작된 것이니, 장기 부전의 첫 희생은 신장이 치룬다.

그 결과?

혈액 파괴(Hemolytic)와 신 부전(Uremic)으로 이뤄진 총체적 난국(Syndrome)이 되는 것이다.

패혈증과 언뜻 유사한 병리 기전이지만, HUS의 경우에는 coagulation factors의 낭비는 일어나지 않는다. 고로, DIC (disseminated intravascular coagulation)과는 다르다. ← D-dimer가 정상이라던가..

그런데, HUS를 초래하는 기전은 2가지가 더 있다.

HUS는 Shigella나 *E. coli* O157:H7 만 전담해서 일으키는 질환이 아니다. *Campylobacter*나 일부 바이러스(예를 들어 HIV 에이즈)도 일으킬 수 있다. 그리고

- **metalloproteinase**인 **ADAMTS13**이 무력화되면서 **von Willebrand factor (vWF)**가 과잉되며 혈소판 작용이 업되거나(<u>Thrombotic thrombocytopenic purpura 'TTP'</u>의 기

본 기전)

• **factor H**에 문제가 생기거나 다른 조절 기전의 문제로 **alternative complement pathway**가 쓸데 없이 업 될 때에도(<u>**atypical HUS**</u>의 기본 기전) HUS가 온다.

사실 지난 강의에서 HUS의 병리기전은 반절만 설명했었다.

HUS 병리 기전의 완전한 퍼즐은 다음과 같이 맞춰진다.

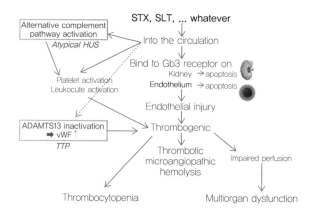

이들 TTP, atypical HUS의 기전은 각각 별도로 작동하지만, Shiga toxin은 이들 두 기전 또한 조장을 해서 HUS를 곱빼기로 더 악화시키는 것이다.

이렇게 병리기전의 퍼즐을 완전히 맞추고 나면 **HUS와 TTP가 왜 임상적으로 꽤 다른 <u>지</u>** 이해할 수 있다. 핵심은 **Gb3 receptor**에 있다. 위 기전 그림을 면밀히 보면서 아래 설명을 따라오시기 바란다.

1. 우선, HUS는 소아, TTP는 어른에게 호발

- 기전을 잘 보면, TTP의 경우는 Gb3 receptor와는 무관하게 진행되는 질환이다. 그런데, *Gb3 receptor는 성인보다 소아에 훨씬 많다.* 따라서 HUS는 소아에서 호발할 확률이 더 높다.

2. TTP가 HUS 보다 신기능 장애 발생이 적다.

- 역시 Gb3 receptor와 관련 있다.
  Gb3 receptor가 신체에서 가장 많이 널려 있는 곳이 어디다? → 신장이다. 고로, HUS가 TTP 보다 신장 기능이 고장날 확률이 훨씬 높다.

3. TTP가 HUS보다 전신 증상이 더 잦다

- HUS는 Gb3 receptor와 신장 이상의 앙상블인 반면에 TTP는 결국 vWF의 과잉 문제이다. 즉, 어느 특정 장기에 국한된 것이 아니고, 신체 전반에 걸친 총체적인 문제다. 따라서 *TTP가 HUS보다 열도 더 나고 중추신경계 이상 증세도 더 많을 수밖에 없다.*

이제 기전을 이해 했으니, HUS의 임상 양상 이해는 거저 먹기다. HUS에 대해 지금까지 설명한 것을 토대로 한 줄로 요약하면, **HUS는 endothelial damage에 *의한 질환이다*.**

HUS는 Shigella 혹은 E. coli O157:H7 혹은 O104:H4 (2011년에 독일을 휩쓸었던) 등에 의해 오염된 음식물을 먹자마자 시작되는 건 아니다. 혈변이 나타나고나서 5 내지 10일 정도에 HUS가 발현된다.

당연하지?

지금까지 병리기전을 공부했으면 충분히 이해가 갈 것이다.

Bowel transit time의 개념으로 봐도,

일단 먹는다. → 위장까지 순식간에 도달한다. 허나 이제부터 지체되기 시작한다.

→ 위장에서 2~4시간 머문다 → 소장에 8시간 정도 머문다 → 대장 → 직장까지 가서 대변으로 최종 배출되기까지 총 40~50시간 정도 걸린다. 소아는 길이가 짧아서 30시간 정도?

그리고 소장과 혹은 대장에 캠프를 차리고 나서 앞서 설명한 각종 병리 기전에 의해 장 점막이 파괴되는 과정을 거쳐야 비로소 혈변, 혹은 피똥, 곱똥이 시작된다. 그래서 이질 증세는 통상적으로 섭취 후 1~4일(최대 8일) 정도 경과하고 나서 시작된다. 이질 증세가 나타나는 와중에 Shiga toxin이나 SLT가 혈류로 흘러 들어가서 신장에 도달하며, endothelial cell injury와 thrombosis 등의 과정을 거쳐야 한다. 그래서 본격적으로 HUS가 발현되기까지 5~10일 만큼의 시일이 더 걸리는 것이다.

증세는 주지하다시피 신기능 부전, 용혈성 빈혈, 등등이 있다.

여기서 치료 면에서의 논란점이 하나 있다.

항생제를 쓰면 오히려 더 악화된다?

결론부터 이야기하자면,

맞다.

1. 부적절한 항생제를 쓴다면 당연히 악화된다.

→ 부적절하니까 당연하기도 하고,
장 내에서 Shigella나 E. coli와 경쟁하는 본토박이 균들이 학살당하기 때문에 어부지리를 얻고, 학살 당한 균 자체 내에서도 해로운 물질들(lipopolysaccharide 등)이 잔뜩 누출된다.

2. 적절한 항생제를 써도 악화된다.

→ 잊어서는 안될 핵심은 HUS는 균 본체가 몸소 위해를 가하는 것이 아니라, 균에서 나온 물질(toxin)들이 분탕질을 치는 것이다. 그래서, 균을 제대로 죽이는 데 성공을 하더라도, 균 본체로부터 독소가 오히려 더 많이 흘러나오는 결과를 초래한다.

이쯤 되면 자연스럽게 이런 반응을 보이게 된다, **"어쩌라고?"**

결론을 내자면,

첫째, HUS가 발생했다면 항생제를 쓰지 말 것.
둘째, 항생제를 쓰려면 shigellosis 발생하고 3~4일 내로 써야지, 그 기한을 지나면 쓰지 말 것.

사실, HUS가 시작되면 감염내과, 혹은 소아 감염 선생님들의 영역은 이미 벗어나며, 신장내과 혹은 소아 신장과 선생님들의 환자가 된다.
항생제는 배제되고, <u>조기 투석 등의 적극적인 치료</u>가 가장 중요하기 때문이다.

정희영 교수님, 인헥션

드디어 종착역에 도착했다.

자, 세균성 이질 자체의 임상적인 사안들을 간략하게 요약하면서 마무리하겠다.

*임상 양상

피똥, 곱똥… ← bloody mucopurulent diarrhea라는 뽀대나는 영어 표현대신 이 표현을 쓰는 건 사실 이유가 있다. 은사이신 원로 정희영 교수님께서 수업시간에 즐겨 쓰시던 표현이었기 때문이다.

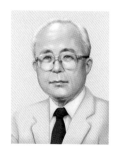

(언제나 봐도 참 고우시다.
백학 같으신 분)

우리 인자하신 정희영 교수님은 용어를 쓰실 때, 영어보다는 아름다운 순수 우리말을 자주 사용하셨다. 그런데 영어 발음은 썩 좋진 않으셨다(하하하). 그 때문에 Infection을 항상 '**인헥션**'이라고 발음하셨던 그때의 흔적이 남아서, 타과에서 우리 감염내과를 아직도 '**인헥션** 파트'라고 부르는 분들이 꽤 있다(사실 우리 학과원끼리도 '인헥션 파트'라고 부른다 ^^).

1~4일, 최대 8일 정도의 incubation period를 거쳐서(왜 그런지는 바로 전 강의 때 설명한 바 있다), 처음엔 물 설사(waterry diarrhea phase)를 주로 한다. 초반엔 enterotoxin(shET-1)이 작동하며, 아직 Shiga toxin이 본격 작동을 하기 전이고 장 점막 파괴도 많이 진전된 것이 아니기 때문이다. 이 단계를 지나면 드디어 피똥, 곱똥이 시작된다(dysentery phase). 1시간에도 몇 번씩, 하루에도 스무 번 이상 화장실로 가는 현상이 나타난다. 그 유

명한 tenesmus(이급후중, 후중감)인데, 이 증상을 보이면 병변이 distal colon이나 rectum 임을 알 수 있다.

치료를 받지 않아도 일주일 정도 고통 받다가 절로 나을 수는 있다. 허나, 5세 미만의 소아는 심각한 양상으로 진행되기도 한다.

심각한 양상이란? → 앞서 공부한 HUS와 toxic megacolon이다.

*진단

대변 검체에서 백혈구(호중구) 염증 세포가 잔뜩 보이는게 단서이고, 기왕이면 균이 직접 배양되는 게 가장 좋다. 그러나 현실은… *Shigella* 균은 생각보다 허약한(fragility) 놈이라서, 대기에 노출되면 급격하게 깨지고 죽는다. 그래서 가능한 신속하게 배지(예. *Salmonella*-*Shigella* selective agar)에 접종해야 한다.

*치료

항생제를 줘야 한다.
HUS에서는 주지 말라고 했다고 해서 혼동하면 안된다.
줘야 하는 이유는 2가지다.

첫째, enteroinvasive diarrhea이므로.
둘째, 주변인에게 옮기는 secondary infection 확률이 장난 아니게 높다. ← 그래서 격리
　　한다.

가능한 3~4일 내로 빨리 준다.
물론 이 골든 타임이 지나거나 HUS가 발생하면 주지 말도록.

Tetracycline 계통을 줘야 할 것 같지만, 그게 아닙니다!

Fluoroquinolone (ciprofloxacin)이 최우선 선택 약제입니다.
보통 **3일** 주면 되고,
Shigella dysenteriae type I 같이 심한 경우는 5일,
면역저하 환자의 경우는 7~10일을 준다.

> "소아에서 **ciprofloxacin**은 금기인데, 어떡하죠?"
> → 준다.

예외적으로 소아에게 ciprofloxacin을 주는 대표적인 예가 바로 shigellosis이다.
(또 하나는 anthrax.).

항생제와 더불어 기본적인 supportive care는 당연히 따라와야 한다.
예를 들어 oral rehydration solution을 보조로 먹일 수 있다.
단, HUS 때는 절대 주지 말 것. 신 부전이 합병되어 있으므로, fluid를 최대한 섭취 제한
해야 하니까 당연하다.

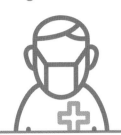

백일해
pertussis

Whooping이란? 그리고 정말 100일간 기침하나?

백일해(百日咳).

Pertussis, 혹은 Whooping cough.

Pertussis는 Per- '과잉으로, 심하게'의 뜻이고 - tussis는 기침을 뜻한다.

즉, 너무나 심하게 기침을 한다는 뜻이다.

그렇다면 **whooping**은 무엇일까?

사전을 찾아보면 *"너무나 기뻐서 잔뜩 들떠 있는 가운데 크게 소리를 지른다"*는 뜻이라 기술되어 있다.

어째 좀 이상하다. 분명히 질환을 묘사하는 단어인데?

그 의미를 좀 더 자세히 살펴보기 위해 다음과 같은 예시로 설명하겠다.

음, 내가 아직 어릴 때 무언가 잘못을 해서, 엄마가(아빠가 아니다…) "아이고 이 녀석!" 하면서 약간은 애정을 담아 여래신장을 시전하며 **등짝 스매싱**을 여러 차례 날려대는 상황. 그런 상황에서 우린 어떻게 반응을 보이지?

"아하하, 엄마. 잘못했어요. 아이 그만 때려요, 아하하하……."

이렇게 웃음을 좀 길게 내뱉는데, 웃음이 다하면 한번 크게 *"끄흐~~~읍~~"하면서 숨을 크게 들이 마신다.* 이때의 음정은 '도레미파솔라시도'의 '시'에 해당한다. 이게 whooping이다.

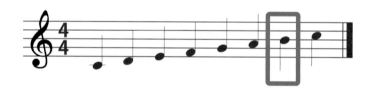

또 하나 좋은 예가, 나꼼수의 김어준 총수의 웃음소리이다.

'낄낄낄낄'을 한참 하다가 '끄흐으으흐읍~~' 하고 숨을 크게 들이 마신다(솔직히 듣기가 무척 불편하다). 그것도 whooping이다.

이걸 좀 더 자세히 뜯어보면, 그러니까 웃음이란 호흡 기전의 측면으로 보면, 큰 숨을 짧게 끊어서 내뱉는 행위이다. 숨을 내뱉는 것은 영원히 할 수 없다. 대강 열댓 번쯤 내뱉다 보면 더 이상 뱉지 못한다. 그렇게 되면 더 뱉지 못하도록 성문(聲門; glottis)이 기도를 일시적으로 닫혀서 막히게 된다.

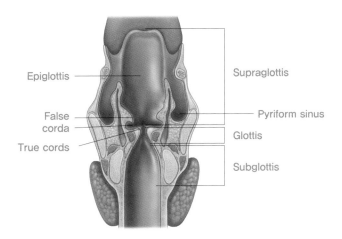

Epiglottis — Supraglottis

False corda

Pyriform sinus

True cords — Glottis

Subglottis

그러면 찰라의 순간에 본능적으로 공기를 한꺼번에 들이 마셔야 한다. 그래서 크게 들이 마시는 순간, 기도를 닫았던 glottis가 미처 다 열리기 전에 공기가 쏠려 들어온다. 그 순간 기도를 반쯤 닫고 있는 glottis와 기도 입구 사이의 공간으로 공기가 흡입되면서 '시'의 음정으로 '끄흐으으으으읍~~'소리가 자연스럽게 성사되는 것이다.

물론 영어권에서는 'Whoooooop~~!'으로 들리고.

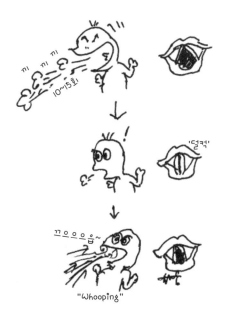

이 '웃음'을 '기침'으로 치환하면, 역시 똑같은 기전이 벌어진다. 이게 바로 whooping cough인 것이다.

그럼 백일해는 정말 100일간 기침해서 백일해인가?

진짜로 기침이 100일 간다고 믿고 계신 분들 많을 것이다. 사실 '100일해'라는 용어는 중국에서 붙인 명칭이다. 그렇다고 진짜로 100일간 기침하는 건 아니다. whooping cough 를 하는 시기는 백일해의 2번째 단계인 paroxysmal stage에 해당하는데, 항생제 치료를 받지 못하면 짧게는 1주, 길게는 6주 간다. 성인의 경우는 평균 36일에서 48일 정도이다(그래도 길긴 참 길다). 그럼 왜 '100일'해인가?

그 '100일'이 진짜 '100일'이 아니고, '오래 간다'는 뜻에서의 '百日'인 것이다.

자, 용어 정의는 이만하면 됐고,
이제 원인균과 병리 기전으로 들어가 보기로 한다.

병리기전, 그리고 백신의 표적들

백일해의 원인균은 Bordetella pertussis이다. 이 균은 오직 사람만 담당한다.
*B. parapertussis*도 원인균이긴 하나, 좀 덜 앓는다.
그리고 사람뿐 아니라, (그리 많진 않지만) 양도 감염시킨다.
그람 음성 coccobacilli이다.
병리 기전은 크게 4가지 단계를 거치는데,
여기에 관여하는 인자들이 바로 vaccine의 표적들이다.

1. Attachment

FHA (filamentous hemagglutinin)과 **FIM** (fimbria)는 기관(trachea)에 달라 붙으며 매우 immunogenic 하여 vaccine에서 빠져서는 안될 표적이다.

그리고 FHA 유고시엔 **PRN** (peractin)이 같은 역할을 대신 수행한다.

무엇보다 가장 핵심인 **PT** (pertussis toxin)이 또한 달라 붙는데 관여한다.

PT (pertussis toxin)는 A−B 구조를 가지고 있다. ← 괜히 반갑지?

앞서 공부한 cholera toxin과 Shiga toxin의 동지다.

당연히 B subunit이 attachment 담당이고, A subunit이 그 후를 맡는다.

그런데, 콜레라와 다른 행보를 보인다.

하는 짓은 cholera toxin과 같이 ADP−ribosylation을 하되, adenylyl cyclase를 억제한다.

2. Evasion

Host의 방어기제를 교활하게 피하는데, host의 방위군인 phagocytes, leukocytes가 병변부위로 몰려오게 하는 기전(**chemotaxis**)을 망가뜨린다.

이렇게 함으로써 방위군들에게 제대로 신호가 못가게 하여 병변 쪽으로 이동해 오는 것을 방해한다. 그래서 균은 충분한 시간을 벌어서 맘껏 증식을 하는 것이다.

3. Local tissue damage

TCT (tracheal cytotoxin)이 IL−1 을 통해 nitric oxide synthase를 활성화시킨다. 그 결과는 당연히 조직의 국소적 파괴로 귀결된다.

DNT (dermonecrotic toxin)도 한 몫을 한다.

이렇게 호흡기 점막 조직이 만신창이로 엉망이 되어서야 비로소 macrophage를 비롯한 본격적인 염증 세포들이 속속 도착하여 진짜 염증 활동을 시작한다.

4. Systemic manifestation

사실 이 단계는 드물다. *B. pertussis*는 웬만해서는 전신으로 퍼지지 않기 때문이다. 드물게 전신까지 영향을 미친다면 lymphocytosis나 pancreas의 beta-islet cell에 영향을 줘서 인슐린 과잉 분비를 유도하여 심한 저혈당을 초래한다. 물론 이런 양상은 성인이 아니라 어린이에서 일어난다.

자, 그렇다면 발작적인 whooping cough가 장기간 계속되는 이유는 무엇일까?

왜 그리도 발작성 기침을 할까?

왜 발작적으로 whooping cough를 하는지에 대해서 정립된 설명은 아직 부족하나 현재까지 다음 두 가지 가설이 있다.

첫째, Th17 세포가 주관하는 일종의 자가면역에 의한 천식 흉내.
둘째, 정통 염증 물질인 bradykinin의 돌직구

먼저, **일종의 자가 면역 현상**.
즉, 호흡기 점막 조직의 손상으로 인하여 만성 자가면역 염증 상태가 되고
천식(asthma)과 거의 동일한 상황이 되어서 그렇게 발작적 기침을 한다는 것이다.

여기에 관여하는 게 **Th17** 세포이다. 이는 잘 아시다시피 IL-17을 내는 pro-inflammatory cell인데 helper T cell이되, Th1, Th2 cell과는 밀접한 친척은 아니다(T helper 17 cell 의 pro-inflammatory activity를 견제하는 친구는 regulatory T cell인 Treg17 cell이다. 애는 형제 맞다).
기본적인 임무는 병원체로부터 점막을 보호하는 점막 면역능의 역할을 한다. 이게 제대로 안되면 점막은 개판이 되며, 각종 세균들이 자기 하고 싶은 대로 마음껏 뛰놀다가

점차 세력을 넓히고 싶어한다. 마치 '범죄도시'의 장첸 일당들처럼.

그리하여 점막을 넘어 더욱더 넓은 세상, 전신으로 청운의 뜻을 품고 퍼져나간다. ← translocation 개념이다. 대표적인 예가 HIV/AIDS이다.

또 하나의 역할은 끊임없이 나오는 자가항원(autoantigen)에 반응하는 Th17이 평소보다 더 미쳐서 날뛰는 경우다. 이는 type 3 immune-complex mediated hypersensitivity 내지는 complement까지 가세한 자가면역 염증이 만성적으로 초래된다. 대표적인 예가 rheumatoid arthritis, multiple sclerosis, psoriasis인데, 이런 상황이 호흡기 점막에서 작동되면 **천식 (asthma)과 똑같은 병변 상황**이 만들어지는 것이다.

또 한 가지 whooping cough의 기전에 관여하는 후보 물질은 **bradykinin**이다. 이는 자가면역질환의 기전이 아니고 그냥 염증의 기전이다.

잘 아시다시피 bradykinin은 prostacyclin, nitric oxide, EDHF (endothelium-derived hyperpolarizing factor)를 통해 혈관을 확장시킨다. 통증의 원인 물질이기도 하고, natriuresis 기능도 한다. 그런데, 또 한 가지 기능이 기관지 수축이다. 혈압 조절 위해 ACE inhibitor를 투여하면 bradykinin이 덜 파괴되어서 본의 아니게 기침이 유발되는 이유이다.

*B. pertussis*에 의해 호흡기 점막 조직이 손상이 되면 **bradykinin이 직접 작용해서 기관지 수축 내지는 기침이 유발되는 것**으로도 whooping cough의 기전을 추정하고 있다.

*임상적으로는

7~10일 정도의 잠복기를 보내고 나서, 코와 목이 불편한 catarrhal stage 혹은 prodromal stage를 1~2주 정도 보낸다. 그리고 나서 본격적인 paroxysmal stage가 시작되며, 1~6주 정도 지속된다. 이때 평균 15회 정도의 paroxysmal (non-stopping) cough 후 whooping, 그리고 post-tussive vomiting을 보이는 것이다.

치료는 macrolide면 충분하다.

azithromycin 500 mg on day 1 followed by 250 mg qd on day 2~4.

clarithromycin 1,000 mg #2 for a week.

마지막으로 vaccine에 대해 논하고 백일해 강의를 종결하기로 하겠다.

백신 이야기

이제 vaccine 얘기를 해 보자.

백일해 vaccine은 비교적 일찍 나온 셈인데, 1940년대에 개발되었고, 미국의 경우 활발한 예방 접종 끝에 70년대 들어 백일해 발생이 바닥을 쳤다. 하지만 지금 우리나라의 경우도 그러하지만 말이지 잊을만 하면 4~5년에 한 번씩 다시 유행이 고개를 들곤 한다. 왜 이러는지에 대해서는 의견이 분분한데 나중에 언급할 acellular vaccine의 경우, whole cell vaccine과 동일한 효과를 보이지만, 면역 수치가 4~5년 내로 좀 일찍 떨어지곤 한다. 또한 PCR 등의 진단 기법이 지나치게 잘 발달해서, 감염이건 colonization이건 닥치는 대로 잘 잡아내는 바람에, 좀 과잉으로 통계가 잡히는 감도 있다. 그리고 세균 자체가 vaccine에 대처해서 진화하여 그렇다는 설도 있다. 어쨌든 이렇게 주기적으로 재출현하는 이상 booster가 필요한 것이 아니냐는 의견도 나오고 있다.

잘 아시다시피 pertussis 예방주사는 diphtheria, tetanus와 팀을 이루어 맞는다. 초창기에는 *B. pertussis*를 완전히 죽인 *whole cell vaccine*을 사용했었다. 소위 말하는 DTP 되시겠다. 문제는 **균은 죽였으나, 균이 갖고 있는 독소, 즉 *endotoxin*은 건재한다는 사실**. 그래서 예방 접종 시 주사 부위 통증이나 발적, 염증 등이 종종 일어나고, 심하면 토하거나, 졸거나, 경련(요건 좀 논란이 있긴 하다.)을 보이는 등의 전신 증상도 드물게 일어났다.

그래서 세포를 아예 없애서 **endotoxin**을 **제거**한 **acellular vaccine**으로 개선하게 된다 (mercury 함유된 **thiomersal**도 제거된다. 이 또한 부작용의 원흉으로 의심 받았으나, 증명되진 않았다. 그럼에도 불구하고 이 성분 또한 개선 과정에서 제거되었다).

이는 **whole cell vaccine과 비교해서 효능은 대등**하고 부작용은 훨씬 적다. endotoxin이 없으니 당연하지…

면역능 생성에 필요한 3~4가지 성분만 딱 넣어서 만들었다. 그 성분이 병리기전에서 언급했던 **PT, FHA, PRN, FIM**이다. 이들 중 FIM이 없는 제품이 Infanrix DTaP이고 다 있는 게 Daptacel이다. 둘 다 6주~7세 용이다.

그리고 *Tdap인데 **p**가 소문자임에 유의하시라.*

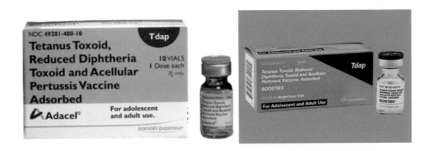

소문자라는 것은 기존 DTaP보다 항원의 양이 적다는 뜻이다.

Boostrix Tdap은 3가지 성분, Adacel Tdap은 4가지 성분이다. 둘 다 11~64세용이다. 소아는 2, 4, 6, 18개월에 접종하고, 4~6세에 booster. 성인은 딱 한 방이다만 재출현 시에는 다시 놔 줘야 하지 않을지 모르겠다. 하긴, macrolide로 충분히 치료가 되니까 굳이 할 필요는 없을 것도 같다. 접촉자 관리는 다음과 같다.

치료를 받지 않는 이는 증상이 시작되고 3주 동안 격리. 그런데 그럴 리는 없으니까. 치료 시작하고 5일까지 격리.

다시 말해서, 접촉자는 3주 관찰이라는 얘기인데, chemoprophylaxis를 한다면 소아와 임산부 한정해서

소아는 azithromycin 10 mg/kg on day 1, → 5 mg/kg on day 2~4.

임산부는 azithromycin 500 mg on day 1, → 250 mg on day 2~4.

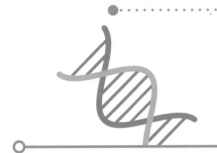

렙토스피라증
Leptospirosis

내 아들놈의 예비군 고무링

2020년부터 시행되는 기준으로 3급 법정 감염병이다.

전공의 때는 종종 봤던 질환이지만 유행성 출혈열이나 쯔쯔가무시병보다는 훨씬 덜 봤었고, 그마저도 요즘은 거의 못 본다. 내 근무지가 수도권 도시지역인 탓도 있겠고, 실제 질병관리본부에 보고되는 건수도 쯔쯔가무시보다 훨씬 적기도 하다.

Leptospira

Lepto는 그리스어로 fine 혹은 thin으로 가느다랗다는 뜻이고, spira는 라틴어로 coil, 즉 나선형을 의미한다.

이름 그대로 꽈배기처럼 꼬불꼬불 말려 있는 모습에다 양 끝에 고리가 달려 있다.

딱 요 모양이다.

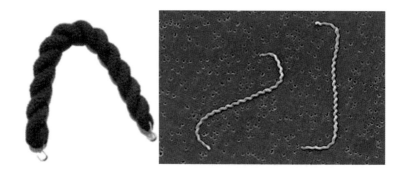

여성분들은 잘 모르시겠지만, 군복 바지에 사용하는 고무링 되시겠다(내 아들 놈이 예비군 훈련 갔다 와서 세탁기 앞에 마구 던져 놓은 빨래 더미에서 발견하여 한 장 찰칵 찍었다. 오른쪽 진짜 *Leptospira* 사진 출처는 *Wiki*의 *public domain*임).

이 고무링은 통통하지만, Leptospira 균은 매우매우 가늘다. 그래서 통상적인 현미경으로 관찰하기에는 너무 애를 먹기 때문에 배경을 아주 어둡게 해서 봐야 한다. 이게 바로 Dark field microscopy로 보는 이유이다.

21개의 species가 있고, 각각 수많은 혈청형(serovar)이 있다.

Species 중 일부가 병원성이다. 우리나라의 경우는… *Leptospira Interrogans* serovar Lai(가장 많고), Icterohaemorrhagiae(이름만 봐서는 가장 많을 것 같지만, 대한민국에선 2등), Yeonchon, Hongchon이 있다.

그람 음성균이다. Flagella를 2개 가지고 있으니 당연히 기동성도 있다. 습기 높고 중성 pH인 곳을 선호한다. 쉽게 말해서 물 고인 웅덩이, 연못, 늪, 호수.. 이런 데를 좋아한다는 말씀. 야외 동물에서 만성적인 신장 감염을 일으켜놓고 거기서 안주하다가 소변으로 나가서 주변 환경을 오염시키고, 마침 근처에 있던 사람에게 옮겨 붙는다.

Leptospirosis는 Weil's disease라고도 불린다(와일이 아니고 뷔일이다). 1886년 아돌프 뷔일이 황달, 비장 종대, 신장염이 동반된 질환을 보고한 데서 비롯되었다.

생각보다 역사가 꽤 깊다. 나폴레옹 군대가 이집트 원정 갔다가 곤욕을 치뤘고(나폴레옹은 유난히 집단 감염질환에 크게 당한다. 대표적인 게 *typhus fever*에 치명적인 전력 손실을 겪은 모스크바 원정…), 미국 남북전쟁, 축축한 참호전으로 대표되는 제1차 세계대전의 격전지인 갈리폴리 전투 등등…

실제 임상

임상적으로 감염자의 90%는 무증상이지만 10%가 본격적으로 앓는다.

병리기전은 가을철 열성 질환들의 공통적인 특징 *혈관염의 경로를 밟는다. 체내에 들어가면 혈류를 타고 전신에 퍼진다. 대략 피 1 mL당 100만 마리쯤?

→ endothelial cell에 염증을 일으키면서 이를 타고 전신으로 가는 셈인데(여기서도 endothelial cell의 흑화와 폭주를 볼 수 있다) **폐로 가서 폐 출혈, 신장으로 가서 신부전, 간 담도로 가서 간 세포의 파괴와 황달**을 초래한다.

10일(5~14일) 정도의 incubation 기간을 지나서

일단 첫 주는 **septicemic stage**로서, 갑자기 고열, 전신통, 소화기 증상, 호흡기 증상 등으로 나타난다. 명칭 그대로 혈액에서 렙토스피라가 분리될 수 있다. 이후 시차를 두고 뇌척수액, 소변(주로 면역기)의 순서로 분리가 된다. 그리고 잠깐 소강 상태가 되었다가, **면역기**가 시작되며, 이 시기에 아주 제대로 앓는다. 이 시기가 바로 ***Weil's disease***. 여러 장기에 걸친 심각한 양상으로 나타난다. 뇌수막염, 토끼눈(conjunctival suffusion), 신부전, 황달, 심기능 이상, 등등…

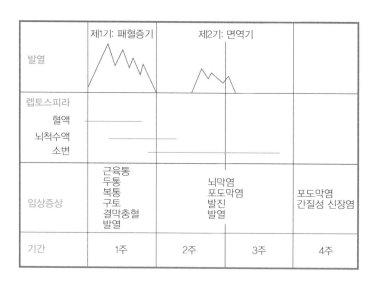

발열	제1기: 패혈증기	제2기: 면역기	
렙토스피라 혈액 뇌척수액 소변			
임상증상	근육통 두통 복통 구토 결막충혈 발열	뇌막염 포도막염 발진 발열	포도막염 간질성 신장염
기간	1주	2주	3주	4주

사망률은 5~40%선이다.

항생제는 doxycycline, ampicillin, amoxicillin을 일주일간 투여한다. 중증으로 심각하면 ceftriaxone, 고용량의 ampicillin을 준다. 물론 나타나는 임상 양상에 따른 투석 등의 supportive care가 더 중요하다.

사족– 이 글 쓰고 난 다음날, 오랜만에 학회에 나와서 타교 감염내과 선생님들에게 여쭤보니 역시나 렙토스피라증은 자기들도 요즘 보기 드물다고 합니다. 다 마찬가지구나… 그런데, 경기 북부 쪽으로 SFTS가 예년보다 많아지고 매우 혹독하다고(남부지방과 제주도가 아니고?). 국내 풍토성 열성질환 3형제 중에 Leptospirosis 자리를 밀어내고 그 자리를 SFTS가 차지할 날이 임박한 것일지도 모를 일입니다.

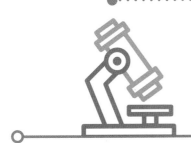

폐렴알균
pneumococcus

사슬은 사슬이요, 포도는 포도로다

감염질환의 스타급 세균인 폐렴알균, 혹은 폐렴구균. *Streptococcus pneumoniae*, 혹은 pneumococcus. 병원 밖, 다시 말해 지역 사회에서 걸리는 주요 감염질환, 예를 들어 폐렴, 뇌수막염, 중이염 등에서 가장 흔한 원인균이다. 흔히 만나는 균이고, 내성 문제 또한 만만치 않아서, 감염 임상 분야에서 가장 비중이 큰 균이다.

주의해야 할 것은 흔해서 그냥 지나치기 쉬운데, 엄연히 **법정감염병 신고대상**이라는 사실이다. Vaccine이 개발되고, 국가에서 나서서 접종까지 적극 관여하니, 예방 접종이 가능한 질환들인 **제2군** 법정 감염병에 편입되었다. 2014년 9월부터 말이다. 따라서, 이를 흔히 본다고 신고 누락했다간 낭패 보기 십상이다. 그리고, 2020년부터 시행되는 기준으로, 2급 법정 감염병이다.

아시다시피 그람 양성균이고, 사슬알균에 해당하며 사이 좋게 쌍쌍으로 짝지어 다닌다. 이름하여 diplococci.

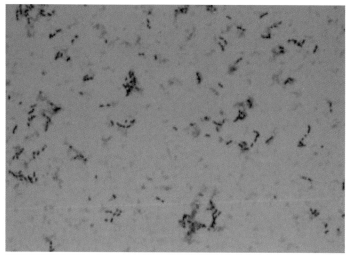

(객담에서 촬영한 것이다. Diplococci 보이시는가? 착한 사람 눈에만 보여요...)

1881년에 파스퇴르를 비롯한 여러 학자들이 거의 동시 다발적으로 발견하였고, 쌍쌍이 정다운 모습때문에 1926년에 *Diplococcus pneumoniae*로 명명되었다. 1974년에 *Streptococcus pneumoniae*로 재명명되어 오늘날에 이르고 있다.

그런데, 여기서 잠깐 짚고 넘어갈 게 있다. 같은 그람 양성균인데, 왜 누구는 사슬 모양이고 누구는 포도 모양일까?

→ 해답은 증식하기 위해 분열하는 양상에 있다.

먼저, 포도알균(*Staphylococcus*).

이 놈은 분열할 때 분열 축의 방향에 일관성이 없이 중구 난방이다. 고로, 1세대가 분열하고 나서 제2세대는 전 세대가 분열해 놓은 방향을 따라 역시 중구난방이다. 따라서 무질서하게 분열하다 보니 저절로 포도 모양으로 뭉친 모습이 된다.

Why in cluster?

사슬알균(*Streptococcus*)은?

1세대가 모두 일치 단결해서 한 방향으로만 분열한다.

그후 2세대부터는 전세대가 일치해서 마련한 방향으로 질서정연하게 일렬 횡대로 증식해 나간다.

그래서 사슬 모양이 되는 것이다.

Why in chains?

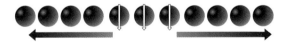

폐렴알균을 비롯한 사슬알균은 catalase를 내지 못한다. 이게 매우 중요한 소견인데, 다음에 이어질 균의 특징과 이를 이용한 동정에 대한 내용을 다루면서 논하기로 하자.

Catalase 없이 사는 배짱 보소

다시 말하지만, **사슬알균은 catalase가 없다.** Catalase가 무엇인데? 지구상의 거의 모든 생물(정확히는 세포)들은 산소에 노출되고 있다. 다시 말해서 산소가 개입된 대사를 필연적으로 치루는데.. 다시 말해 산소가 물이 되는 과정이다. 그런데!

▶▶▶ Oxygen이 oxidative phosphorylation 과정에서 환원되어 Water가 되는 과정은 단박에 이뤄질 수 없다.

왜냐하면 **Pauli의 배타원리 때문**이다.

산소의 orbit를 보면

1s ($\uparrow\downarrow$)

2s ($\uparrow\downarrow$)

2px ($\uparrow\downarrow$) 그리고 나머지 두 군데가 문제다.

2py ($\uparrow$) 2pz ($\uparrow$)이지,

2py ($\uparrow\uparrow$) 이나 2pz ($\uparrow\uparrow$)은 원천적으로 불가능하다.

따라서, 다단계를 거쳐야 비로소 물이 된다.

사실, 산소는 물이 되기까지 전자를 4번 받아야 한다.

그런데 전자 하나 받을 때마다 불안정하고도 매우 사나운 물질들이 매 과정마다 출현한다.

- 첫 전자를 받으면 ($\uparrow$)($\uparrow$)에서 ($\uparrow\downarrow$)($\uparrow$)가 되고 이것이 $^oO_2$ 즉 superoxide radical이다.
- 두 번째 전자를 받으면 (덤으로 수소도 받는다) → H_2O_2 즉 hydrogen peroxide.
- 세 번째 전자를 받으면 (철이 2가 → 3가 되면서) → ^oOH + OH^- 즉 hydroxyl radical과 hydroxyl ion.
- 네 번째 전자를 받으면 (덤으로 수소도 받는다) 비로소 물이 되는 것이다.

이러한 과정에서의 부산물들, 즉 H_2O_2, superoxide radical, 혹은 hydroxyl radical의 위협에 노출된다.

이대로 당해야 하나? 천만의 말씀.

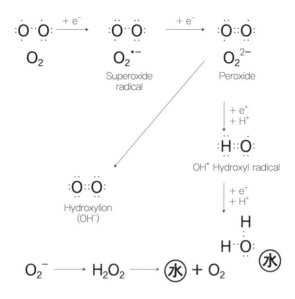

다 자기 살 길을 찾는다. catalase는 이 과산화수소를 물과 산소로 변환시킴으로써 위기를 극복한다. (이 능력은 그 능률면에서 어마어마한데 catalase 하나가 과산화수소 수백만 개를 변환시키는 수준이다.) 당연히 독이 잔뜩 들어 있는 peroxisome에 또아리를 틀고 있다. catalase는 hemoglobin과 유사한 체계를 가지고 있어서 4개의 iron-containing heme groups 구조이다. 즉, hemoglobin처럼 행동을 해서 과산화 수소와 반응하여 무력화시키는 것이다. 그런데 이렇게 거의 모든 지구상 세포들이 갖고 있는 **catalase**를 사슬알균은 무슨 배짱인지 보유하고 있지 않다는 말씀이다. 이게 두 가지 면에서 중요성을 지닌다.

첫째, 우리에겐 고맙게도 **그람 양성균을 접할 때 사슬알균이냐, 아니냐를 단박에 결정해 주는 수단**이 된다.

• 사슬알균과 장알균(*Enterococcus*, 이 녀석도 독립해 나오기 전에 한때는 사슬알균 가

문 소속이었다)은 catalase가 없다.

- 포도알균을 비롯한 나머지 그람 양성균들, 심지어 *Enterobacteriaceae*, *Pseudomonas aeruginosa* 등의 그람 음성균, *Aspergillus*, *Cryptococcus* 등의 곰팡이균, 결핵균, *Legionella pneumophilla*, *Nocardia* 균까지 catalase를 갖고 있다.

  이쯤 되면 갖고 있지 않은 사슬알균이 진짜 이상한 놈들이다.

둘째.. 사슬알균을 **인위적으로 배양하는 경우**에 중요한 핵심 역할을 한다.

- 사슬알균을 일반 배지에 키워서는 성공하기 어렵다.

  Catalase도 없는 주제에 과산화수소는 디립다 생성해낸다.

  이게 나중에 병리 기전에서 적혈구와 병변 조직을 손상시키는 무기가 되지만,

  일단 배양 조건 하에서는 사슬알균이 자라나는 데에 상당한 장애요소가 된다.

  (자기 꾀에 자기가 빠진 격).

  그런데, 혈액, 즉 적혈구와 함께 배양하면 진짜 잘 자란다. 보답으로 적혈구를 부수기까지 하지만..

  그 이유는.. 적혈구가 생성해내는 catalase를 마치 자기 것인양 뺏아 써서 자기가 싸놓은 과산화 수소를 처리함으로써 자기가 자라기 좋은 환경을 조성하기 때문이다.

방금 언급한 이 용혈… hemolysis…

이것 또한 사슬알균 종류들의 감별에 매우 중요한 수단이 된다.

실전! Hemolysis로 사슬알균 종류 맞히기

잘 아시다시피 세균을 배양해서 결과를 얻으려면 통상적으로 48~72시간 정도 걸린다. 그런데 촌각을 다투는 임상적인 상황이라면 한시라도 빨리 원인균의 윤곽을 잡고 싶을 것이다. 그래서 최종 배양 결과를 완전히 얻기 전에 하루라도 먼저 원인균을 추정할 수 있는 방법은 그람 염색 소견이다(PCR 등의 방법도 있지만, 그건 논외로 합시다. 날이면 날

마다 할 수 있는 것도 아니고…). 그리고 또 하나가 사슬알균의 경우 용혈 (hemolysis) 패턴을 보는 것이다.

이는 Lancefield 할머니가 만드신 group 체제를 바탕으로 사슬알균의 종류에 따라 hemolysis 패턴이 다른 점을 이용한 방법이다.

일단 **Group A, B, C, G**는 적혈구를 완전히 용해시킨다. 이를 **beta-hemolysis**라 한다.

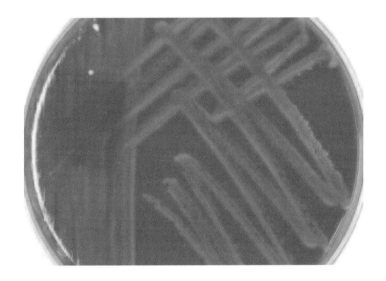

- 여기에 해당하는게 그 유명한 살 파먹는 박테리아 *Streptococcus pyogenes*가 있다.
  Group D는 아예 적혈구를 파괴시키지 못한다. 이를 **gamma-hemolysis**라 한다.
- 여기에 해당하는게 *Enterococcus*들이다.

폐렴알균과 viridans streptococcus는 Lancefield 할머니의 분류 체계에 못 들어가는 놈들이며, 적혈구를 용해시키되, 주로 자기들이 먹이로 삼는 철분을 약탈하는 와중에 hemoglobin을 파괴하는데, 그게 초록 빛깔을 보이게 되는 원인이다.

이를 **alpha-hemolysis**라 한다.

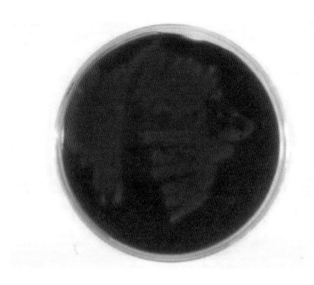

따라서 폐렴이나 뇌수막염 환자인데, 어째 나의 촉으로는 폐렴알균이 원인인 것 같지? 그래서 다음날쯤 진검 미생물부로 가서 기사분께 배지를 보여달라고 요청한단 말이지. 딱 보니 초록색 용혈이란 말이지!

"아하, 역시 폐렴알균이 원인균이구나…." 하고 정식 **최종 보고 나오기 하루 반 전에 미리 파악이 가능**하단 말이지. 치료 과정에 있어서 얼마나 유리한 고지를 선점하는 것이냐 하는 말이고.

이야기가 나온 김에 사슬알균 동정의 3가지 조건을 정리해 보기로 하자.

첫째, alpha-hemolysis.

둘째, optochin에 죽는다.

셋째, solubility in bile salts (sodium deoxycholate)

단, 2번 optochin이 좀 문제인데, optochin은 ethyl hydro cupreine hydrochloride로서 hydroquinine에 해당한다. 1911년에 원래 사실상 항생제로 쓰려고 개발되었다. 그러나 사용되고 얼마 안 돼서 일부 폐렴알균들이 말을 안 듣더란 말이지. 그래서 결국은 동정용으로 용도가 바뀌었다.

- 똑같은 alpha-hemolysis라 해도
  - optochin이 들으면 폐렴알균.
  - 듣지 않으면 viridans streptococci.

그런데 앞서 언급했듯이 optochin에 반항하는 폐렴알균들이 좀 있어서 문제이다. 그래서 bile salt solubility와 필요하면 ribosomal RNA용 DNA probe를 사용하여 동정에 완벽을 기한다.

Sodium deoxycholate는 잘 알려져 있다시피 detergent이다. 이게 세포막 성분에 잘 작용해서 용해를 시키는 것이다.

자연스럽게 폐렴알균, 사슬알균의 세포막, 세포벽 등의 구조에 대해 자세히 들어가 보도록 하자.

세포벽, peptidoglycan

이제부터 기술하는 폐렴알균의 구조는 향후
  1. 이 균의 병리 기전에 있어서 핵심이자,
  2. 항생제의 target이며
  3. vaccine의 target 이기도 하기 때문에 매우 중요한 내용이다.

폐렴알균의 구조는 다음과 같다.
(사실 모든 그람양성 알균의 구조는 이 구조와 거의 차이 나지 않는다.)

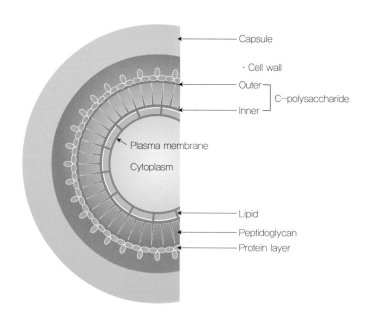

두툼~한 peptidoglycan layer와 teichoic acid로 cell wall이라는 강력한 요새를 구축하고 있으며, 그것도 모자라 capsule까지 두텁게 두르고 있다.

Cell wall을 이루는 peptidoglycan부터 본격적으로 다루어 보자.

*Peptidoglycan

Peptidoglycan은 amino acids (=peptido−)와 sugar (−glycan)이 서로 유기적으로 결합하고 있는 구조이다. 자세히 보자.

먼저 sugar, **N-acetyl-D-glucosamine (GlcNAc)**과

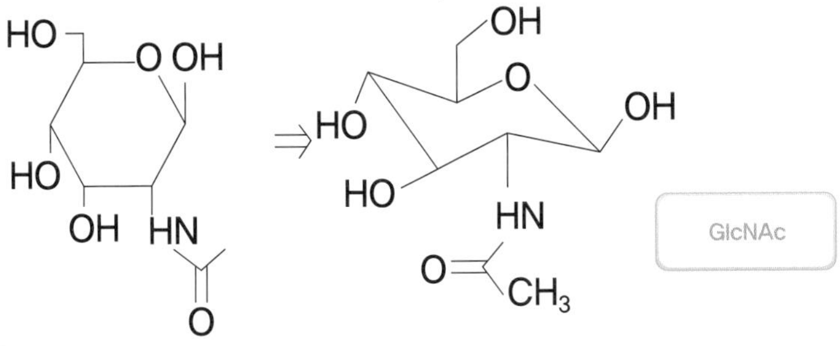

GlcNAc

N-acetylMuramic acid (MurNAc)가

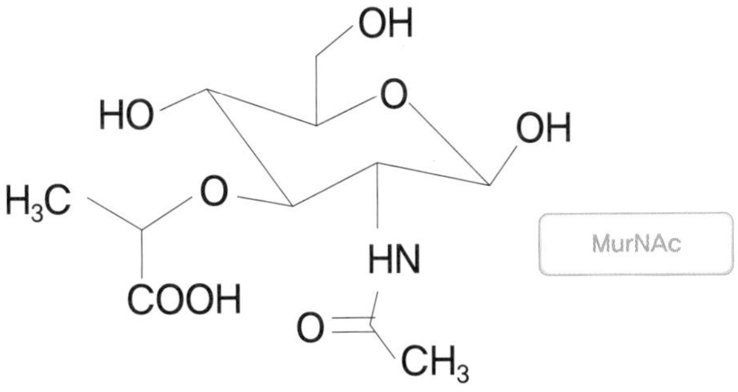

MurNAc

서로 앞서거니 뒤서거니 하면서 손에 손잡고 일렬 횡대로 도열하면서

이제 amino acid가 등장할 차례!

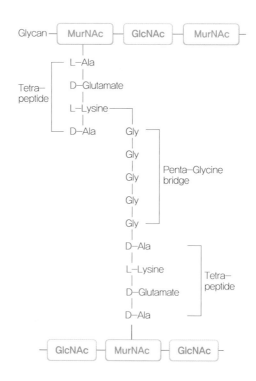

(MurNAc)-(GlcNAc)

4개의 aminoacid (tetrapeptide)를 씨줄로 늘어뜨리는데, 이것만 가지고는 흔들거리는 불안한 사상 누각. 그래서 5개의 glycine bridge를 날줄로 해서 확실하게 중심을 잡아준다.

Glycine은 $+H_3N-CH_2-COO-$ 의 구조로 (+)(−) charge가 상쇄되어 zero.

결국 아무하고도 반응하지 않는 hydrophobic amino acid다.

쉽게 말해서 진짜 벽돌이다, 웬만해선 그 어떤 물질과도 놀려고 하지 않는…

그래서, 참으로 안전한 구조물 되시겠다.

사실… 이렇게 정통적으로 설명하면 이해가 쉽지 않다.

다시 설명하겠다.

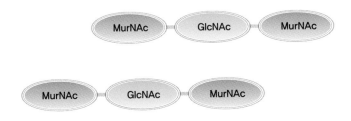

일단 MurNAc와 GlcNAc가 번갈아 가며 일렬 횡대로 도열한다.

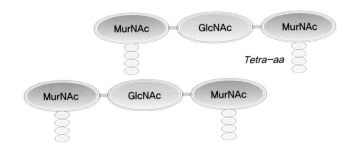

Tetrapeptide를 늘어뜨리며 뭔가를 하고 싶어한다.

하지만 딱 봐도 한번만 건드리면 와르르 무너지게 되어 있다. 따라서, 안 무너지게 잘 묶어야 한다.

그게 바로 5개의 glycine 묶음으로 구성된 새끼줄인 **penta-glycine bridge** 되시겠다.

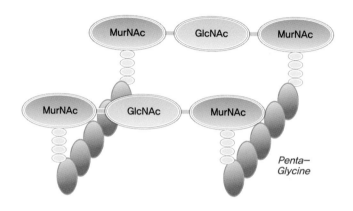

이젠 딱 봐도 여간해선 안 무너질 것 같지? 여기에다가 teichoic acid가 덤으로 동참해서 cell wall은 더 튼튼한 요새를 구축하게 된다.

사족 : N-acetylmuramic acid와 N-acetylNeuraminic acid를 혼동하기 쉬운데, 후자는 세균이 아니라, mammalian cell에 있는 것입니다. Sialic acid로 분류됩니다. 약자로 Neu5Ac. 이는 독감에서 다시 만나게 됩니다. Influenza virus의 receptor로서 조류는 alpha-2, 3-sialyllactose, 인간은 alpha-2, 6-sialyllactose 구조를 가지고 있습니다.

튼튼한 요새. Teichoic acid

기존 cell wall을 구성하는 peptidoglycan layer에, tetrapeptide와 penta-glycin을 씨줄 날줄로 해서 기본적으로 튼튼한 토대를 마련한 가운데, teichoic acid가 가세하면서 cell wall은 더욱 더 견고해진다.

Teichoic acid는 원래 그리스어로 teikhos, 담벼락(wall)이라는 뜻이다. 성벽 혹은 요새의 느낌. 그만큼 단단하다는 의미인 carbohydrate polymer로서 phosphoryl choline을 포함하고 있다.

choline의 가족 구성원은 다음과 같다.

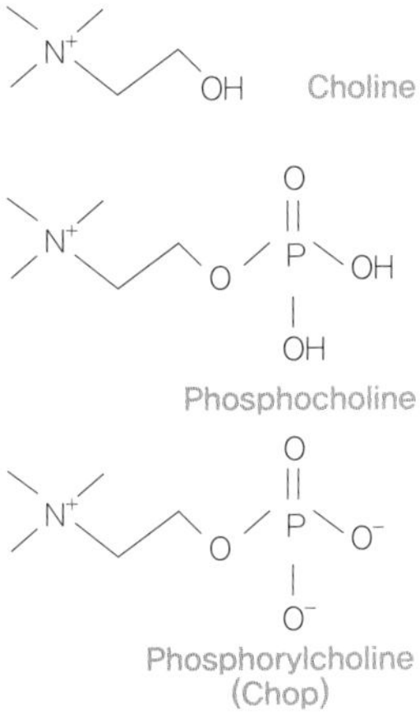

Choline

Phosphocholine

Phosphorylcholine
(Chop)

phosphoryl choline (ChoP)는 platelet activating factor이기도 하다. choline은 acetyl choline 의 전구체로도 유명하고, 체취와도 관계 있는데, trimethylethanolammonium cation이 붙었 다가 trimethylamine이 분리되어 나오면서 꽤 고약한 체취를 풍긴다.

이 phosphorylcholine을 기본으로 해서 glycerol phosphate가 phosphodiester bond를 통해 carbohydrate로 결합한 구조가 teichoic acid인 것이다.

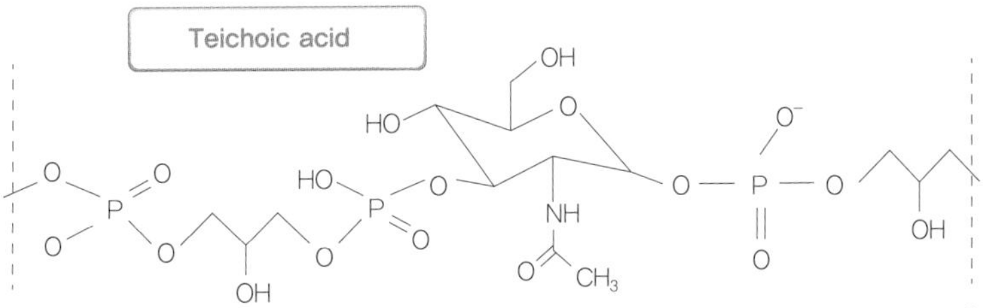

Teichoic acid

"glycerol phosphate—phosphodiester bond—CHO—"

앞서 언급한 peptidoglycan의 구조 사이사이에 끼어서 더욱 더 견고하게 해 주는 역할을 한다.

즉, MurNAc 혹은 tetrapeptide crosslinkage의 D-alanine과 공유결합을 해서 더 튼튼하게 해 준다. 특히 D-alanine과의 결합은 주목해야 하는데, vancomycin, teicoplanin의 작용 기전에서 핵심이기 때문이다. 이들 glycopeptide는 D-alanine에 작용하여 cell wall이 무너지게끔 한다.

Teichoic acid와 peptidoglycan을 통틀어서 C-polysaccharide라고 한다.

이것이 우리 몸(liver)에서 생성되는 대표적인 acute phase reactant와 적극적으로 잘 반응한다. 이를 이름하여 **C-reactive protein, CRP**라 부르는 연유 되시겠다.

이제 capsule 얘기로 넘어가기로 하자.

Capsule, Quellung, 덴마크식 serotype

이제 철옹성 cell wall도 모자라 그 바깥을 둘러싸고 있는 capsule에 대해 이야기해 보자.

원래 난공불락의 성은, 성벽을 쌓는 것으로 그치는 게 아니고,
그 주위로 깊은 도랑을 파서 완벽하게 장애물을 형성해야 적의 침공을 막기가 쉽다.
폐렴알균의 입장에서 capsule이 그러하다.

Capsule의 성분은 polysaccharide다.

더 정확히 말하면 oligosaccharide가 여럿 반복된 구조인데, oligo-의 기준은 3~10개의 monosaccharides이고, 10개가 넘어가면 poly-가 된다. 사실 oligomonosaccharide를 여럿 반복하면 어차피 polysaccharide인데 뭐, 굳이 구분할 필요가 있을까….

여하튼 이 polysaccharide capsule은 최외곽에 위치를 하지만, 밑에 있는 peptidoglycan과

C-polysaccharide 사이사이에 진득진득하게 박혀 있기도 하다.

capsule의 의미는

- **virulence factor와**
- **항원으로서의 의미가 크다.**
  - 혈청형(**serotype**)을 나누는 데에 있어서 기반이 되고,
  - 결국 vaccine의 target이 된다.

*Quellung reaction

Quellung은 독일어로 swelling을 뜻한다. Neufield reaction이라고도 한다.

물론 1902년에 이를 발견한 Fred Neufield에서 유래했다. 폐렴 알균의 어느 특정 type을 알고 싶어서 토끼에게 그 균을 주사해서 혈청을 얻는다. 그 혈청을 아직 정체를 모르는 폐렴알균과 반응시켜서, 궁합이 딱 맞으면 capsule이 크게 부풀어 오른다. 더불어 빛에 대한 굴절력도 커져서 현미경으로 보면 확연히 부은 창백한 halo로 보인다.

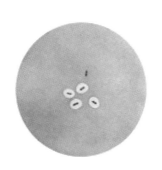 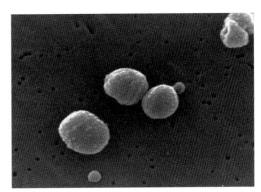

encapsulated pneumococcus의 전자현미경 사진

원래는 항생제가 나오기 전 시대에서 치료 용도로 암중모색하던 방법이다. 그러나 항생제가 개발되면서 치료로서의 가치는 사라지고 진단(serotyping)용으로 쓰였다. 물론 latex agglutination이나 PCR 등에 의해 밀려나지만 말이다.

*혈청형(serotype)

현재까지 90가지가 넘는 혈청형들이 규명되었다. 발견된 순서대로 번호를 매기는데, 주로 덴마크식 체계(Danish numbering system)를 사용한다. 크게 46가지 serotype이 있고, 내부에 형제 친척뻘인 놈들을 끼리끼리 모은다.

한가지 헷갈리면 안되는 게, 맨 처음 발견된 놈에게는 A를 주지 않고, 일단 F를 준다. 이후부터 A, B, C, …. 예를 들어, serogroup 23은 23F, 23A, 23B, … 하는 식이다. 숫자가 낮을수록, F, A일수록 human pathogen일 가능성이 높다(발견 순서대로니까 당연하다).

이들 serotype 들의 종류에 따라 임상 양상은 제각기 다른 경향을 보여준다. 예를 들어 6A, 6B, 9N, 19f, 23F는 nasal colonizer로 만족하려는 성향을 보이는 반면, 1, 5, 7F, 8, 14, 18C, 33F, 38은 invasive disease까지 가려는 경향을 보인다.

우리 몸이 폐렴 알균의 침입에 저항하는 면역능은 결국 capsular polysaccharide를 표적으로 행해진다. Complement, phagocytes, capsule specific antibodies가 주도를 하는데, 이들 셋 중 하나라도 빠지면 수비망이 뚫린다.

아시다시피 capsule은 **opsonization**이 제대로 이뤄지지 않게 방해하는 역할을 한다. 만약 opsonization이 안 된다 해도 폐렴알균이 제거당할 기회는 한 번 더 주어진다. 다름아닌, unopsonized pathogens를 전문적으로 죽이는 장기 → 비장(spleen)의 존재! (*opsonization 이 잘 된 놈들은 간에서 제거된다.*)

따라서 비장이 적출된 이의 경우, 가뜩이나 opsonization도 잘 안 되는 균인데 이를 보완할 두 번째 기회마저 빼앗기는 셈이다. 그래서 비장 적출 환자가 폐렴알균(아울러 *Haemophilus influenzae, Neisseria meningitidis*) 감염에 취약한 것이다.

DNA 규명의 단초가 되다. 그리고 transformation

*폐렴알균으로 인해 DNA 구조가 밝혀지다!

아시다시피 DNA 구조를 처음으로 밝혀내고 발표한 이는 공식적으로는 왓슨과 크릭(Watson & Crick)이다. 하지만, 이 두 명이 전적으로 밝혀낸 것은 아니라는 건 공공연한 사실이다. 가까이는 한 지붕 아래 있던 로잘린드 프랭클린(**Rosalind Franklin**)의 crystallography 자료를 사실상 무단으로 쓴 거나 다름없었다(*Watson의 DNA 발견 수기인 'Double helix'를 읽어봐도 적나라하게 나온다. 책 내용을 보면 전혀 죄책감 없이 그녀의 성과를 쓴 것을 아주 당연하다는 듯이 자랑스럽게 기술해 놓은 걸 보고 정나미가 다 떨어졌었다*).

또 하나 유사한 예를 들자면, 유대계 여성 과학자인 리제 마이트너(**Lise Meitner**)는 우라늄 핵분열에 대해 제대로 발견했음에도 불구하고 오토 한(Otto Hahn)에게 성과를 다 뺏기고 나치의 탄압을 받으며 생 고생을 하는 등, 정말로 안타까운 삶을 살았다(*사랑에 속고, 학문 도둑질에 울고…*).

Otto Hahn은 노벨상을 타고 각종 부귀 영화를 누렸고, 그가 탄 노벨상은 리제 마이트너에게 돌아갔어야 했다. **여성 과학자들의 위상이 적어도 오늘날 만큼만 되었어도 이런 일은 용납되지 않았을 것이다!**

어쨌든 Watson & Crick 두 사람만이 DNA 발견의 영광을 독점해서 누릴 수는 없다. Rosalind Franklin뿐 아니라 DNA 발견의 여정에 정말로 영광을 공유해야 할 학자들은 더 있다. 왜냐하면, *폐렴알균이 DNA 규명에 있어서 결정적인 단초를 제공했기 때문이다!*

*Griffith의 실험

1928년 영국의 그리피스(**Frederick Griffith**)는 쥐에게 두 가지 종류의 폐렴알균을 복강내 주입하는 실험을 하였다.

- live, unencapsulated (즉, 병원성이 없는..avirulent) 폐렴알균과

* heat-killed로 메롱 상태인 encapsulated 폐렴알균을.

그 결과는?

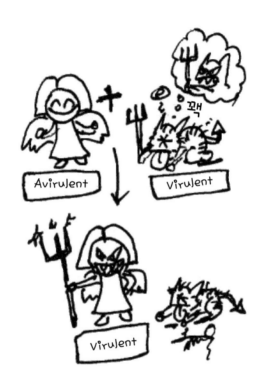

avirulent 했던 폐렴알균이 encapsulated virulent bacteria로 성격이 더러워져서 나타났다는 말씀.

도대체 무슨 연유였을까? → *당연히, 착한 녀석이 나쁜 놈에게 물들었다는 추론이 나온다.*

그럼 어떻게? → *나쁘게 만들 **'무언가'**를 줬다는 것.*

그렇다면, 그 '무엇인가'가 무엇인지를 규명하기 위한 후속 실험들이 잇달아 진행될 수밖에 없다. 당시에는 그 '무엇인가'는 '단백질'의 일종일 것이라고 추정하고 있었다.

그리하여 마침내 1944년, 미국 록펠러 연구소의 에이버리(**Oswald Avery**)가 그 물질들을 정제하고 또 정제해서 결정적인 결과를 밝혀내고 만다.

protease를 써서 단백질 성분을 다 제거해도 '성깔의 전달'은 여전히 지속되었던 반면, deoxyribonucease (DNase)로 처리하니 비로소 '성깔의 전달'이 종결되었던 것.

그의 결론은?

'성깔을 전달하는 매개체는'
- '단백질'이 아닙니다!
- '핵산(**nucleic acid**)'이 틀림없습니다!!

소위 말하는 paradigm shift가 일어난 것이다. 자, 여기까지 했으니, 후속 학자들은 핵산에만 집중하면서 그 구조만 규명하면 되는 일이다. 그리하여 치열한 경쟁 끝에 결국 Watson & Crick 이 논문을 쓰게 된 것이다.

다시 원점으로 돌아와서, 이 폐렴알균 실험에서 무슨 일이 일어났던 것일까?

다름 아닌 **horizontal transfer**가 일어났던 것이고, 더 정확히 말하자면 **Transformation**이 일어났던 것이었다.

잘 아시다시피 세균의 horizontal transfer에는 3가지가 있다.

- **Transduction**– bacteriophage 매개.
- **Conjugation**– 세균의 성행위.
- **Transformation**– 세균 하나가 DNA 를 내면 다른 세균이 취하는 행위.

소위 plasmid나 transposon 등의 mobile element에 의한 전달 행위들이 이에 해당한다.

이러한 일련의 행위들이 실험실에서만의 흥미로운 주제가 아닌, 실제 임상에서 목숨이 왔다 갔다 할 수 있는 내성 문제로까지 비화되는 것이다.

PBP는 효소다

폐렴알균과 관련된 최고의 이야깃거리는 역시 내성일 것이다.

정확히 말해서는 penicillin 내성, 혹은 beta-lactam 내성.

90년대 초까지만 해도 스페인을 비롯한 남 유럽만의 문제였던 것으로 알려진 높은 penicillin 내성률이었다. 그런데 어느 틈에 대한민국이 폐렴알균의 penicillin 내성률이 세계적으로 높은 국가로 등극한다. *(92년 바르셀로나 올림픽이 영향을 미쳤을까?)* 물론 다른 아시아 국가들도 마찬가지지만.

폐렴알균의 penicillin 내성의 원인은 penicillin binding protein (PBP)의 변질에 있다.

이를 이해하기 위해 PBP 자체에 대하여 알아보자.

*Penicillin binding protein

PBP는 Enzyme이다 ← 이건 매우 중요한 명제이니 잘 새겨 놓자.

Peptidoglycan 생성 과정에서 (특히 서로 묶어주는 과정에서) 핵심적인 역할을 한다. 즉, peptide를 전달해 주는 transpeptidase 혹은 carboxyl 기를 선호하는 carboxypeptidase 기능을 한다.

PBP에서 맨 선두에 나서는 행동 대장은 Serine이다. Serine이 앞세우는 것은? 반응하는 걸 매우 좋아하는 hydroxyl (−OH) 기이다. 이것이 peptidoglycan 구조 구성원인 tetrapeptide 기둥 중에서 제일 만만해 하는 것이 D-alanine이다. D-Ala에 있는 carbonyl (R−CO−R')을 공격하는 것이다. 그 결과, 일종의 공유결합으로서 acyl-enzyme complex, 즉 ester linkage (R−COO−R')로 PBP와 alanine이 일시적으로 결합되는 것이다. 그리고 두 번째 공격이 serine과 일시적으로 결합 중인 alanine의 옆구리로 날아온다. 바로, 다른 peptidoglycan의 tetrapeptide 구성원인 L-Lysine이 자신의 amine (NH3+) 기를 alanine에게 들이대는 것이다.

그 결과,

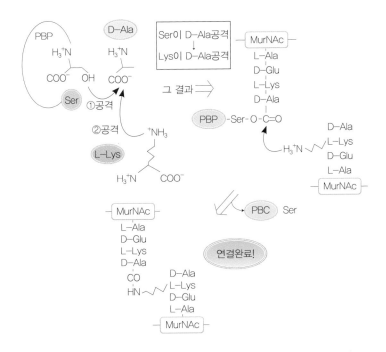

    PBP-serine은 슬그머니 빠지고, Peptidoglycan 두 가닥은 서로 굳건히 결합하면서 보다 견고한 cell wall 건설에 한 걸음 더 다가가게 된다.

    요약하자면, **_PBP의 작용 기전은 carbonyl기를 좋아하는 Serine이 Alanine과 Lysine의 결합을 중매해 주는 것이다._**

    그렇다면, beta-lactam은 이 과정에 어떻게 개입하는 것일까?

꽃이 나비를 쫓진 않는 법

잘 알려져 있다시피, beta-lactam은 PBP에 결합해서 cell wall 생성 과정을 엉망으로 방해하는 기전으로 작동한다. 그런데, 이번 기회에 확실히 해 둘 것이 있다. **beta-lactam이 PBP에 달라붙는 것이 아니라, PBP가 beta-lactam에 달라붙는 것이다!**

　지금까지 알고 있던 고정 관념을 뒤집는 명제인 셈인데 사실, 그동안 개인적으로 beta-lactam과 PBP 관계에 대해 근본적으로 가졌던 의문이 이것이었다. *'PBP는 효소다. beta-lactam은 기질의 역할이다. 그런데, 효소가 기질에게 달려들지, 기질이 효소에게 달려들지는 않잖아? 이건 뭔가 역할이 서로 바뀐 것 같은데?'*

　성춘향은 이렇게 말하였다 – "나비가 꽃을 쫓지, 꽃이 나비를 쫓진 않는 법."

　결국 이 의문이 맞았다. 세포벽 구성성분이자 PBP의 표적인 D-Ala-D-Ala와 beta-lactam 구조를 비교해 보면, **beta-lactam은 꽤 많은 carbonyl (R-CO-R') 구조 단위로 치장하고 있어서 D-Ala-D-Ala와** 비슷하게 보이고 있다.

자, PBP의 입장에서 beta-lactam을 만나면 어떤 일이 벌어질까? PBP의 active site에서 serine이 원하는 carbonyl이 인지되는 이상, 그것이 D-Ala 인지 여부는 묻지도 따지지도 않고 일단 달라붙고 볼 것이다.

　문제는 **D-Ala와 결합했을 때와는 달리, hydrolysis 같은 후속 반응들이 매우매우 느리**

다는 것.

그 결과, 진도를 나가지 못하고… 결국 cell wall 생성 과정은 중단되다시피 함으로써, 사상누각처럼 cell wall이 흔들흔들 부실해지고, 거기에다 **autolysin까지 합세**해서 벽이 무너진다. 그리하여 균이 죽는 것이다.

다시 요약하자면 **beta-lactam은 PBP가 좋아하는 carbonyl기를 미끼로 유혹하여, 더 이상의 cell wall 구축 공사를 진행하지 못하게 한다.** 그렇다면 폐렴알균은 이러한 beta-lactam의 초식에 어떻게 저항해야 할지 답이 나온다. beta-lactam에 반응을 하긴 하는데, '소 닭 보듯이' 무덤덤 내지는 극악무도할 정도로 느릿느릿 반응하면 된다. 그것이 바로 <u>**PBP의 변질**</u>을 통한 내성인 것이다.

치료 시 고려할 내성의 기준

앞서 언급했듯이 폐렴알균은 PBP를 변질시킨 걸로 재무장 함으로써 penicillin에 저항한다.

PBP 중에서도

PBP2B' ← low-level resistance

PBP2X' ← high-level resistance, 그리고

PBP1A' ← 요건 3rd generation cephalosporin 내성에 관여한다.

이들 모두가 beta-lactam을 만나도 웬만해선 acyl-enzyme complex를 좀처럼 만들지 않는다. 무반응 혹은 아주아주 느린 반응이다. 그 와중에서 peptidoglycan 합성 작업은 평소와 다르게 차질없이 해낸다.

penicillin 내성의 기준은 폐렴알균에 의한 수막염이냐, 아니냐에 따라 커트라인이 다르다. 왜냐하면 수막염일 때는 아닐 때보다 적어도 갑절의 용량(meningeal dose)으로 투여해

야 하기 때문이다.

먼저, 수막염이 아닐 경우는

- ≤ 2 µg/mL면 감수성(Susceptible, S)
- 4 µg/mL면 어중간(Intermediate, I)
- ≥ 8 µg/mL면 내성(Resistant, R)

수막염일 경우 기준이 엄격해진다.

- ≤ 0.06 µg/mL면 감수성(Susceptible, S)
- 어중간(Intermediate, I)? → 그딴 거 없다.
- ≥ 0.12 µg/mL면 내성(Resistant, R)

사실 이 기준은 좀 가혹하다는 비판도 끊이지 않는다.

참고로 3세대 cephalosporin의 경우는

수막염이 아닐 경우,

- ≤ 1 µg/mL면 감수성(Susceptible, S)
- 2 µg/mL면 어중간(Intermediate, I)
- ≥ 4 µg/mL면 내성(Resistant, R)

수막염일 경우 기준이 엄격해진다.

- ≤ 0.5 µg/mL면 감수성(Susceptible, S)
- 1 µg/mL면 어중간(Intermediate, I)
- ≥ 2 µg/mL면 내성(Resistant, R)

Penicillin, cephalosporin 내성뿐 아니라 macrolide 내성(MLS 내성)도 중요한 토픽이긴 하다.

이에 관여하는 gene이

- *erm*B (23S rRNA 의 domain V를 엉망으로 만들어서 high−level resistance 만듦; ≥ 64 μg/mL)
- *mef*A (efflux pump 기전; 이런 경우는 물량 공세로 펌프가 할 수 있는 한계를 넘어버리면 되니까 low−level resistance; ≥ 4 μg/mL)

백신 – 기억을 영원히 새길 수 있다면

기억엔 두 가지가 있다. 세월 지나면 잊혀지는 기억과 영원히 잊지 못하는 기억.

이제 vaccine을 논해보자. 폐렴알균 vaccine은 현재 두 가지 종류가 있다.

- polysaccharide vaccine (23가 백신, Prodiax)
- protein conjugate vaccine (13가 백신, Prevenar)

Polysaccharide vaccine (PPV23)은 한 번 맞고 나서 5년 후엔 다시 또 맞아야 한다. Protein conjugate vaccine (PPCV13)은 한 번 맞으면 추가 접종이 필요 없다.

도대체 왜 그럴까?

정답부터 말하자면, **Protein conjugate vaccine은 memory cell을 남기지만, polysaccharide vaccine은 그렇지 못하기 때문이다.**

먼저, polysaccharide vaccine부터 따져 보자.

Polysaccharide는 이름 그대로 polymer 모양, 그러니까 같은 형태의 구조물들이 끊임없이 이어지는 모양이다. 따라서, polysaccharide 전체 덩치를 보았을 때 이와 결합하려면 웬만하면 아무데나 찔러도 쉽게 달라 붙을 수 있음을 의미한다. 그래서, 항체를 만들어내는 B-cell 의 입장에서는 그 누구의 도움 없이도(T-cell independent) 비교적 손 쉽게 자기 혼자 달라 붙을 수 있다(cross-linking with antigen). 다시 말해, helper T-cell과 MHC class-II와 관련된 기전이 작동하지 않아도 무난히 B-cell은 자기 일을 할 수 있다. 그 결과로 다음과 같은 일이 벌어진다.

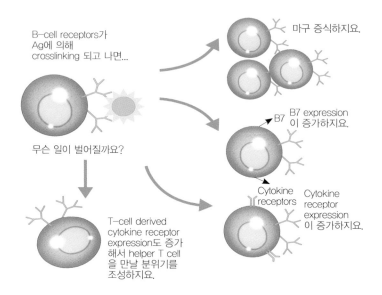

B-cell receptors가 Ag에 의해 crosslinking 되고 나면...

무슨 일이 벌어질까요?

마구 증식하지요.

B7 expression이 증가하지요.

Cytokine receptor expression이 증가하지요.

T-cell derived cytokine receptor expression도 증가해서 helper T cell을 만날 분위기를 조성하지요.

그런데 말입니다…

항체 만들고… 거기까지가 다 입니다.

일단, isotype switching이 거의 일어나지 않고, 무엇보다 affinity maturation을 통한 내부 경쟁이 발생하지 않아서 memory cell이 전혀 남지 않습니다. 만들어 놓은 항체들을 그냥 그렇게 5년 동안 곶감 빼먹듯이 쓰다가 결국 고갈되는 것이지요.
그래서! 5년 후에 다시 맞아야 합니다.

반면에 protein conjugate vaccine은? 딱 봐도 isotype switching 과 affinity maturation to memory cell 과정이 일어난다는 걸 충분히 추론할 수 있다. 이 과정들이 원활하게 되려면 MHC class II와 helper T cell의 개입이 필수적이다. 이를 지칭하여 T-cell dependent antigen 이라 하는 것이다.

protein conjugate vaccine을 주사 받아서 항원이 체내에 들어오면 antigen presenting cell이 먼저 반갑게 맞이하고, MHC class II와 co-receptor를 매개로 하여 helper T-cell과 다음과 같이 거래를 한다.

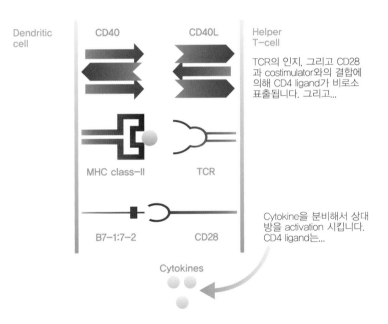

거래를 마친 helper T cell은 장차 항체를 만드실 B-cell에게 놀러가서 다음과 같이 참교 육을 시전한다.

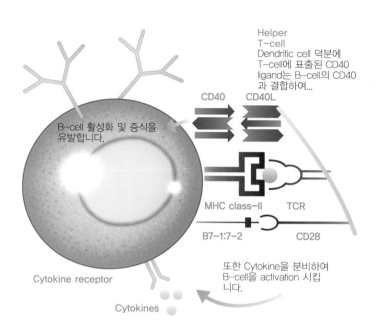

이렇게 배움을 얻은 B-cell은 affinity maturation을 통해 소수 정예의 memory cell을 남겨 놓음으로써 훗날 다시 올지도 모를 폐렴알균에 대비한다. 그래서 한 번 맞으면 두 번 맞을 필요가 없는 것이다.

23가 vaccine이 coverage하는 serotype은 다음과 같다. 물론 Danish numbering system에 의거…

- 1~5, 6B, 7F, 8, 9N, 9V, 10a, 11A, 12F, 14, 15B, 17F, 18C, 19F, 19A (참 많기도 하다.), 20, 22F, 23F, 33F.

13가 PPCV는 다음 serotype을 coverage 한다.

- 4, 6B, 9V, 14, 18C, 19F, 23F (여기까지가 7가 시절 메뉴였고 여기에 더해서), 1, 3, 5, 6A, 7F, 19A.

그렇다면 우리 나라에서 호발하는 serotype을 얼마나 coverage 할 수 있을까?

질병관리본부에서 발표한 2009년부터 2013년까지 국내 폐렴알균 serotype 현황을 보면,
- (순서대로) **19F**, **19A**, **11A**, **3**, 6A, **6B**, **23F**, 23A가 66%를 차지했다고 한다.

고로⋯ 웬만큼은 거의 다 coverage 된다고 봐도 무방할 듯하다.

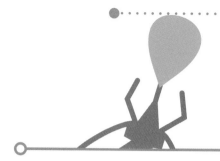

말라리아
malaria

후라이보이, 발음, 그리고 모기

1. 멀'레어'리아 그리고 후라이보이

옛날에 말이지… 최영의라는 분이… 아니, 곽규석이라는 분이 계셨다. 구봉서 씨와 더불어 50~70년대 국내 코미디계를 주름 잡던 분이시지. 예명은 후라이보이. 이 예명에 대해서는 두 가지 설이 있었다. 하나는 당시 은어로 과장을 섞어서 입담을 과시하는 걸 '후라이 깐다'라고 했는데, 야구에서 소위 말하는 공갈포 날리는 상황에서 나온 표현이다. 하도 입담이 좋아서 '후라이보이'라고 했다는 설 하나. 그리고, 연예인 경력을 공군에서 시작했기 때문에 'Fly boy'라고 지었다는 설 둘. 공식적으로는 후자가 정설이긴 하다. 그러나 당시 사람들은 전자를 정설로 여겼었다. 더 그럴 듯하니까.

정말 다재다능했던 코미디언이다. 성대모사, 복화술, 노래, 춤, 연기 등등 못하는 게 없었다. 특히 구봉서 씨와 콤비를 이뤄서 연출하는 코미디는 지금 봐도 엄청 웃기고 재미 있었다. 구봉서 씨는 비실비실 배삼룡 씨와 영혼의 콤비라고 말하곤 했지만, 사실 진짜 영혼의 콤비는 막둥이 구봉서–후라이보이 곽규석이었다.

"형님 먼저 드시오 농X라면… 형님 먼저, 아우 먼저" 하는 라면 광고는 공전의 대 히트 와 더불어 '형님 먼저, 아우 먼저'는 지금도 흔히 쓰이는 불멸의 유행어가 되었다.

이 분은 특히 발성이 매우 맑고 음절 하나하나가 귀에 쏙쏙 박힐 정도로 정확하게 발 음하였다. 거기에다 두뇌 회전도 빨라서, 프로그램 진행을 진짜 잘 했다. 대표적인 프로 그램이 'KBS 전국노래자랑'과 동양방송의 '쇼쇼쇼'였다. 하나 더 들자면 구봉서 씨와 진 행했던 '청춘만세'가 있는데, 오늘날로 말하자면 청춘 남녀 짝짓기나 '사랑의 스튜디오'의 원조격인 프로그램이었다.

'전국노래자랑' 하면 송해 씨를 연상하겠지만, 원조는 곽규석 씨였다. 그리고 프로그램 성격도 달랐는데, 현재 송해 씨가 진행하는 전국노래자랑은 명칭 그대로 전국 각지를 돌 아다니면서 일반 서민들의 노래 혹은 장기자랑을 하는 포맷이라면, 곽규석 씨가 진행하 던 것은 요즘으로 말하자면 '슈퍼스타 K'에 해당한다. 매주 우승자를 정하고, 매달 월간 장원과 차석을 정한 후 연말에 생방으로 왕중왕전을 한다. 70년대 당시만 해도 이 연말 최종 결승전은 장안 최고의 화제였고 시청률도 엄청 높았다. 여기서 우승하는 이는 프로 가수로 데뷔를 하는 특혜를 누렸다. 이 오디션이 배출한 스타로는 '안녕하세요, 또 만났 군요'로 히트쳤던 가수 장미화 씨 등이 있었다. 그래도 곽규석 씨를 상징하는 프로그램은 역시 10여년간 진행했던 '쇼쇼쇼'였다. 토요일 저녁을 기다리게 만든 프로그램으로, 국내 에서 잘 나간다는 연예인은 반드시 이 쇼에 나와야 인정 받을 정도로 권위 있었다(일요일 저녁은 구봉서, 배삼룡의 '웃으면 복이 와요'였지……).

당시 미국의 에드 설리반 쇼를 연상하면 얼추 비슷하겠다. 곽규석 씨는 '쇼쇼쇼' 초반 에 나와서 몇 분 동안 입담을 과시한 후 그날 초대 가수들의 순서를 시작하곤 하였다. 그 가 했던 입담들은 지금이야 당연히 거의 기억이 나지 않지만, 딱 하나가 아직도 내 귓가 에 생생하게 남아 있다.

본인이 6.25 전쟁 당시 학질(말라리아)에 걸린 적이 있었다고 한다. 그런데 그 당시 미

8군에서 근무를 해서 미군 군의관을 찾아갔다고 한다. 서툰 영어로 자기가 말라리아 걸렸으니 약을 달라고 말하는데…

    A: " '**말**'라리아 걸렸어요."
    B: "What?"

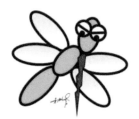

    A: " 말라'**리**'아 걸렸어요.."
    B: "???"

아무리 말해도 알아듣지 못하더란다. 그래서 이마에 손을 짚은 채로

    A: "올라갔다… 내려갔다… 올라갔다… 내려갔다…해요"
라고 했더니
    B: "**Oh, Yeah!** 멀'**레어**'리아!"
라고 웃으며 약을 주더란다.

글쎄, 당시 어린이였던 내게 왜 이 에피소드가 그렇게도 웃기고 강력하게 기억에 남았는지 지금도 영문을 모르겠다. 그래서, 감염을 전공하게 된 현재, 말라리아를 공부하게 될 때면 故곽규석 씨가 자연스럽게 연상된다.
Rest in peace.
  그리고, 아재 인증.

2. 나쁜 공기

멀'**레어**'리아, Malaria는 나쁠 Mal자에 공기 aria가 합쳐진 용어다. 즉, 나쁜 공기를 쐬어서 걸리는 병이라는 의미. Germ theory 나오기 직전의 19세기 말까지도 병의 기원을 나쁜 공기(miasma)라고 생각하던 시절이었다. 말라리아는 늪지대에서 잘 걸리곤 해서, 아마도 습

하고 나쁜 공기때문에 생긴다고 유추했을 것이고, 그래서 그런 단어가 만들어진 것이다. 장구벌레가 늪지대에 많이 서식하다가 모기로 성장하니 당연한 일이다.

3. 모기

매개 모기는 *Anopheles*다. Not profit, 다시 말해 useless라는 뜻이다. 한마디로 아무짝에도 쓸모 없는 놈이라는 적개심이 배어 있는 명칭이다. *Anopheles*는 흡혈을 할 때 영화 '올드보이'의 유지태처럼 하체를 예각으로 들어올리는 묘기를 보인다. *Anopheles*가 아닌 놈들은 흡혈 시 얌전하게 푸시업 자세로 수행한다.

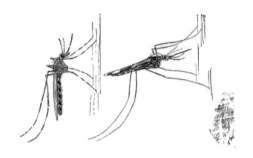

그러므로 동남아에 갔다가 모기에 물리는 순간을 목격할 시에,

1. 모기가 엉덩이를 쳐들고 있으면 → '아, 내가 말라리아에 걸리겠구나…'라고 예상하고 푸시업 자세라면 → '아, 내가 뎅기나 지카에 걸리겠구나'라고 체념하면 된다.

2. 밤에 물리면 → '아, 내가 말라리아에 걸리겠구나……'라고 예상하고 낮에 물리면 → '아, 내가 뎅기나 지카에 걸리겠구나'라고 체념하면 된다.

사족 – *Anopheles*를 *Apodemus*와 헷갈리시는 분이 있는데, *Apodemus*는 쥐입니다.

　　　Apodemus agrarius… ← 유행성 출혈열.

한국 현대사에 조연 역할을 한 말라리아

*현황과 역사

앞서 후라이보이 곽규석 씨 이야기에서도 언급되었지만, 과거에 전세계를 휩쓸었던 감염병이다. 60년대까지 우리나라에서도 흔했고, '학질'이라고 불렸다. 오죽하면 '학을 뗀다'는 말이 요즘에도 쓰일까. 하지만 생활 수준과 환경 위생이 나아지면서 어느 틈에 국내에서는 자취를 감추었다.

그러나 1993년 이래로 휴전선을 중심으로 다시 나타나기 시작한다.

(출처– *보건복지부 질병관리본부 2017년 말라리아 리플렛*)

이는 북한 모기의 남침(!)에 의한 것으로, 현재 북한에서는 결핵과 더불어 상당히 많이 발생할 것으로 추정된다. 아울러 이번 이국종 교수님 수술 건으로 인해 짐작하게 되었듯이, 기생충도…

말라리아는 아직도 전세계적으로 감염병 중 다섯 손가락 안에 드는 질환이다. 매년 2억 명이 감염되고 60만 명이 사망한다고 한다. 그러나 말라리아가 어원 그대로 나쁜 공기 흡입으로 생긴다는 속설은 1880년 Alphonse Laveran이 환자의 혈액에서 원충을 발견함으로써 보기 좋게 깨진다.

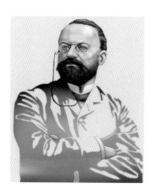

이 공로로 1907년에 노벨상을 수상한다.

1889년엔 이탈리아의 Camillo Golgi(여러분이 아시는 그 Golgi 맞다) 경께서 malarian paroxysm(3일열, 4일열) 패턴을 파악해 낸다. 말이 나왔으니 말인데, 이 Golgi라는 분의 업적을 보면 Roberto Koch 못지 않게 슈퍼맨이다.

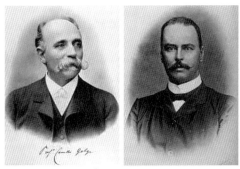

좌: Camillo Golgi   우: Ronald Ross

가장 대표적인 업적은 역시 신경세포를 염색하는 방법을 정립한 것이고, Golgi receptor, Golgi apparatus, 그것도 모자라 신장 생리학까지 업적을 남겼으며, 1906년에 노벨상을 수상한다(말라리아 때문이 아니고 신경세포 연구 업적으로).

1890년대엔 영국의 Ronald Ross가 모기 위장관에서 원충을 발견함으로써,

말라리아를 모기가 매개한다는 결정적인 사실을 밝혀낸다. 그 또한 1907년 노벨상을 타는데, 이게 큰 의미를 가지는게… 영국인이 탄 노벨상 제1호라는 사실이었다. 그리고 또 하나 큰 의의는, 나쁜 공기가 아닌 모기가 매개체라는 것을 밝혀냈었기 때문에, 말라리아 예방은 구충 작업을 철저히 하면 된다는 해결책까지 제시한 데 있다.

*침묵의 봄과 DDT

그래서 말라리아를 해결하기 위해 quinine(키니네, 영어 발음으로는 콰이나인) 계통의 약제 개발과 더불어 환경 위생 관리도 병행하게 된다. 대표적인 것이 dichloro diphenyl trichloroethane (DDT)를 뿌려댄 것.

성분을 보면 chlorine(염소)와 phenyl이 잔뜩 있는 걸로 보아 소독력은 확실한 반면, 뭔가 독성 또한 대단할 것 같지 않은가?

슬픈 예감은 항상 맞는다. 사실이었다. 1962년 레이첼 카슨이 바로 이 문제를 다룬 '침묵의 봄'이라는 저서를 발표하면서 대 충격을 주게 되고,

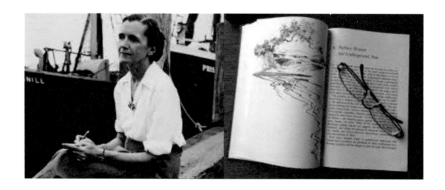

결국 1955년부터 세계보건기구가 행하던 DDT 캠페인은 1967년에 종결하게 된다.

그리고 말라리아는 한국 현대사에도 영향을 끼쳤다.

박정희 전 대통령이 군인 신분이던 시절, 그의 아래 사람들 중에 김종필 중위가 있었다. 당시 박정희 소령은 그의 정신적 지주였던 친형 故박상희 씨의 딸 박영옥 씨, 즉 조카를 애지중지했었다고 한다.

어느 날 박 소령이 외지로 출장을 가게 되었는데, 하필 부재 중에 박영옥 씨가 학질에 걸려 쓰러진다. 이를 김종필 중위가 수습하여 의사 불러오고, 극진히 돌보게 되고, 출장에서 돌아온 박 소령이 당연히 좋게 보았을 것이고…

"임자, 내 조카 어떻게 생각해?"하는 식으로 진행이 되었을 것이고… 그렇게 그의 오른팔이 되었을 것이고… 이후의 전개는 우리 모두가 아는 바와 같다.

더 자세한 내용이 궁금하시면 다음 링크 기사를 참조하시길…
http://v.media.daum.net/v/20110215031030505

생활사 – '메롱'이 되니까 'mero'zoite다.

*여섯 종류의 말라리아 원충

말라리아는 아시다시피 Plasmodium 원충이 일으키는 질환이다.
사람에게 질환을 일으킬 수 있는 Plasmodium은 모두 여섯 가지다.

P. falciparum

p. vivax (국산)

P. ovale

P. malariae

P. knowlesi (원래는 macaque 원숭이)

……

가만? 분명히 여섯 가지라고 했는데 왜 다섯 개만 열거했냐고?

*P. ovale*가 사실 두 가지라서 여섯 개다.

모양이 똑같아서 구별이 되지 않지만, 유전자 서열상 다른 종 두개로 나뉘는데,

*P. ovale curtisi*와 *P. ovale wallikeri*이다.

굳이 구별을 하자면, 후자가 전자보다 잠복기가 짧다.

*생활사 파악이 가장 중요하다!

이 원충은 다양한 모양으로 장소를 바꾸며 변신을 거듭하는 생활사를 보낸다. 바로 이 생활사, 즉 life cycle을 파악해야 치료의 방침을 세울 수 있다. 그래서! 숙지해야 한다.

크게 인체와 모기의 체내에서 일생을 보내는데, 모기 체내에서 무슨 짓을 하며 보내는지는 기생충학 선생님들에게는 관심사지만, 우리 임상가들 입장에서는 알 필요는 없다. 왜? 임상가들은 오로지 치료만을 추구하기 때문이다(기생충학이나 미생물학 선생님들은 기생충이나 미생물을 '사랑'하는 반면에 우리 임상가들은 정말로 '적개심'과 '살의'를 불태운다. 병원체들로 인해 고생하거나 죽어간 환자들을 보고 난 임상가들 입장에서는 눈이 뒤집힐 수밖에 없거든).

모기 체내에서는 다른 거 없다. **짝짓기**. 딱 그거다. 그래서 만들어지는 게 sporozoite이고 모기 침샘에 집결한다.

미생물 세계에서는 짝 짓기로 태어난 자식들을 포자, 즉 *spore*라 부른다.

약간 혼동이 되겠지만, 우리가 흔히 말하는 세균의 포자는 정확히 표기하면 ***endo****spore*라고 해야 맞다.

*Endospore*는 짝 짓기와는 아무런 상관이 없는, 그냥 피난물이다.

*Sporozoite*는 기생충의 포자라는 의미에서 *spore* + *zoite* = *sporozoite*, 다시 말해 아기 기생충인 셈이다. 인체 내로 들어오는 건 일종의 '포로'니까 *s***'***poro***'***zoite*로 외우라고 강의 시간에 학생들에게 우스개 소리 겸해서 말하곤 한다.

자, 이제부터 집중한다.

모기가 사람에게 가서 흡혈하면 sporozoite 떼는 일제히 인체 내로 쏟아져 들어오고, 수 시간 동안 인체 피하를 기어서 혈류에 도달하면 간으로 이동한다. 거기서 증식을 하는데, 대략 1만에서 3만 마리 정도의 merozoite가 형성된다.
(감염된 사람이 '메롱'이 되므로 '*mero*'zoite로 외우라고 강의 시간에 말하곤 한다.)
1~2주 정도면 어느 정도 수준이 갖춰져서 혈류로 나가게 되는데,
P. falciparum, *P. malariae*는 모조리 곧장 나가지만,
*P. ovale*나 우리나라의 *P. vivax*는 더 지체하면서 잠이 들거나(**hypno**zoite) 하면서 수개월에 서 수년을 잠복하기도 한다. 그래서 군에서 말라리아에 걸리되 증상 발현이 안되다가, 전 역하고 사회 복귀하고 나서야 뒤늦게 발병하는 경우들이 종종 있는 것이다.

일단 혈류로 나간 **mero**zoite 떼거지들은 적혈구 안으로 침투해 들어가고, 거기서 **tropho**zoite(Hemoglobin 포식해서 **영양** 상태가 좋으니까) → **schiz**ont(**분열** 증식하니까)를 거쳐서 적혈구를 터뜨리고 다시 **mero**zoite(적혈구 하나당 24~32마리)로 나와 새 적혈구 로 다시 침투해 들어가는 것이다.

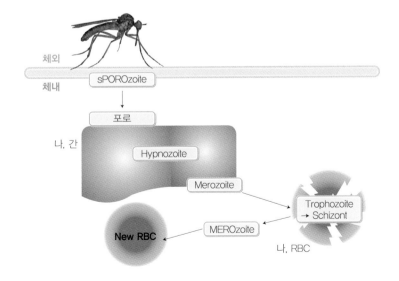

적혈구를 '일제히' 터뜨리고 나오면 같이 흘러나오는 내용물과 merozoite 자체로 인해, 인체의 면역능이 발동된다. 그리하여 모여든 세포들 중에 monocytes가 내는 cytokine, 특히 TNF-alpha에 의해 섭씨 40°에 달하는 고열이 나게 된다. 이 고열이 꼭 나쁜 것만은 아닌게, 40° 정도면 원충이 위축되는 효과를 낳는다. 하지만 사람이 괴롭다는 게 문제. 임상적으로 위 아랫니가 딱딱 부딪히는 오한으로 시작하여 고열이 나고 땀을 한 말을 쏟은 후 해열되면서 탈진하는 양상, 소위 말하는 malaria paroxysm의 양상으로 나타나는 것이다.

이는 *P. falciparum*, *vivax*, *ovale*는 48시간마다(tertian fever), *P. malariae*의 경우는 72시간마다 (quartan fever) 어김없이 나타난다. 물론 *P. falciparum*은 시도 때도 없이 날 때가 많지만.

이쯤 해서 한 가지 의문이 들 것이다.

그 많고 많은 말라리아 원충 떼거지들이, 어떻게 해서 **약속이나 한 듯이 한날 한시에 일제히 궐기**를 하는 것일까? 중구난방으로 터져 나와야 자연스러운 것이 아닌가?

바로 이 의문, **synchrony**에 대해 한 번 논해 보도록 하자.

매미와 말라리아는 결국 같다.

말라리아 생활사에서 원충들이 약속이나 한 듯이 48시간(혹은 72시간)마다 일제히 적혈구를 깨고 뛰쳐나가는(synchrony 되시겠다) 이유는 현재까지도 미스테리이다.

몇 가지 가설이 제기되고 있는데, 매 24시간의 배수로 나타나는 점으로 보아 일종의 생체시계 혹은 생체 주기, 즉 circardian rhythm 과 관계 있을 것으로 추정하고 있다. 그 생체 시계가 말라리아 원충 자체의 것이기도 하고, 원충의 유전자에 각인되어 있을 가능성도 제시되며, 원충이 기생하는 숙주의 생체 시계, 생체 주기의 영향도 받아서 설정되는 것으로 추정되기도 한다. 그런데, 이 가설 외에도 진화론적으로 일종의 선택 압력(selection pressure)로 설명하는 가설도 있는데, 대략 두 가지 가설이 유력하다. 그리고, 개인적으로도 매우 합리적이고도 유력한 설명이라고 생각한다.

두 가지 가설 모두 공통점이 있는데, 원충들 집단이 시간을 딱 맞춰서 일사불란하게 움직이는 것은 사실, 그런 것처럼 보이는 일종의 트릭이라는 것이다. 실제로는 여러 집단이 있어서, 중구난방으로 적혈구를 깨고 나오는데, 그 집단의 머릿수와 움직이는 속도, 우리 인체의 면역능이 이에 대처하는 속도까지 변수로 어우러지면서 **집단끼리 누가누가 최후의 승자로 살아남나 생존경쟁하는 형국**이 된다.

결국 어느 특정 집단이 선택되어 최후의 승리자가 된다는 것.

그리하여 모든 행동이 일사불란하게 통일된 그 집단이 정확한 생활사 주기를 보이게 되는 것이다.

*가설 하나 - 인해전술(overwhelming hypothesis)

일단, 원충 집단이 여럿 있고 각 집단마다 수시로 적혈구를 터뜨리면서 뛰쳐나가고 우리 몸의 immunity와 마주치곤 한다. 그 중에서 가장 쪽수가 많은 집단이 우리 몸의 면역과 만나면, 죽을 놈들은 죽지만 워낙 쪽수가 많아서 상당수가 살아 남아 새 적혈구에 도달하는 데 성공한다. 이런 식으로 재 부팅이 되풀이 되다보면 결국 그 집단만 살아 남음과 동시에 증식 주기도 통일이 된다. 물론 쪽수가 적은 나머지 집단들은 그 와중에 다 전멸한다.

즉, selection 되시겠다.

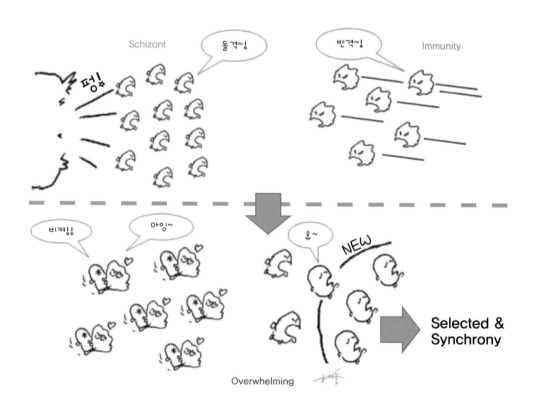

*가설 또 하나 – 시간차 공격설(Time lag)

말라리아 원충이 일제히 터져나옴에 반응하여 우리 몸의 immunity가 출동하지만, 이미 상당수가 새 적혈구들 속에 안착을 한 뒤다. 그래서 모처럼 출동한 immunity는 그 다음에 터져 나오는 집단들을 학살한다. 그 결과, 결국은 먼저 나온 원충 집단들이 selection되어 살아남게 되고, 이 일들이 되풀이 되며 재 부팅이 계속 축적되면 증식 주기가 통일된 집단이 된다. 그리고, 한날 한시에 적혈구를 터뜨리고 뛰쳐나가는 행태를 확립한다.

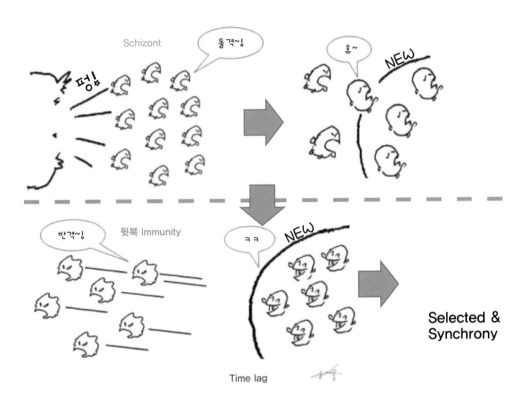

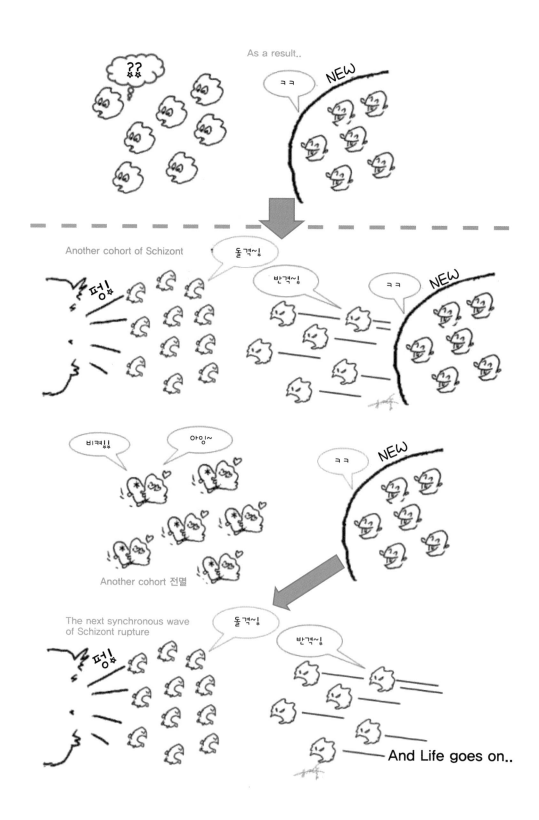

이리하여, 3일열, 4일열 식의 규칙적인 malarial paroxysm을 보이게 되는 것이다.

여기서 또 하나 유추할 수 있는 사실은 만약 워낙 증식 속도가 엄청나게 빨라서 **하나가 아닌 복수의 원충 집단이 인체의 면역능 보다 머릿수에서 압도적으로 우세하다면?** 3일열, 4일열 따위는 성립하기 어렵고 시도 때도 없이 불규칙적으로 열이 날 것이다. 바로 그런 이유로 증식 속도가 다른 *Plasmodium* 종들보다 월등히 빠른 *P. falciparum*의 경우 주기따윈 없이 항시 열이 나는 것으로 추정할 수 있다.

결국 다 요약해 보면, **마치 매미와도 흡사**하다는 것을 알 수 있다. 매미는 천적을 피해서 17년 동안 땅속에서 애벌레 시기를 보내며 암중모색 한다. 매미의 천적인 기생충이 최대 16년을 살았다고 하는데, 17이라는 소수(素數)로 인해 기생충과 애벌레가 만날 확률이 거의 제로가 되는 절묘한 설정이다. 매미가 계산기 두드리면서 17년으로 설정했을 리는 없을 테고, 분명히 1년, 5년, 10년마다 나오는 애벌레들이 있었을 것이다. 이들은 그냥 천적들에게 당하면서 결국 전멸…. 그리하여, 신비로운 자연의 선택에 의해 17년짜리들만 번성하게 된 것이다. 결국 생체 시계까지 통일된 개체들이 지상으로 나와 여름 한철 동안 일제히 합창을 하는 것.

말라리아 원충의 선택 받음과 너무나 흡사하지 않은가?

탕진과 파괴, 내부의 배신자

*적혈구 침입과 탕진

혈류로 나온 말라리아 원충들은(merozoite, 특히 *Plasmodium falciparum*에 준해서 보자면) 적혈구로 침입한다. 안에 들어가서 적혈구 내부의 단백질들을 마음껏 섭취하고 탕진한다. 단백질들 중에 특히 homoglobin을 약탈하는데, 이 과정이 그리 만만한 것은 아니다.

Hemoglobin을 잡아먹는 와중에 globin이 떨어지면 heme이 남는다.

Heme

이 heme은 그 자체가 독이다. 왜냐하면 heme 자체는 철분(iron)을 끼우는 일종의 케이스 같은 것인데, 철분 자체가 전자를 내거나 뺏아오거나 하는 식의 행동을 수시로 보인다. 그 결과 다음과 같은 일이 일어난다.

$$Fe^{2+} + H_2O_2 \rightarrow Fe^{3+} + HO\bullet + OH^-$$

$$Fe^{3+} + H_2O_2 \rightarrow Fe^{2+} + HOO\bullet + H^+$$

이를 **Fenton's reagent**라고 하는데, 보시는 바와 같이 매우 적대적인 radical들이 우글우글 나온다. 이것들이 주위를 무차별적으로 마구 파괴하는 것이다. 이는 궁극적으로 세포의 사망, 소위 apoptosis까지 유도하게 된다. 이런 파국을 방지하기 위해 단백질(globin)이 싸고 있는 것인데, 이를 떼어낸다면 말라리아 원충도 무사하지 못할 것이다.

그래서 대안을 내게 된다.

지질(lipid)를 매개로 해서 이 **heme**들을 뭉치로 만들어 버림으로써(crystallization) 별다른 난동을 부리지 못하게 얌전한 물질인 **hemozoin**으로 만들어버리는 것이다. 이는 현미경으로 관찰하면 적혈구 내에 색소가 침착된 모양으로 나타나는데, 이를 **malaria pigment**라고 부르기도 한다. 특히 *P. falciparum*의 경우는 전체 hemoglobin의 무려 80%를 탕진한다. 참으로 말라리아 원충들 중에 최고 악질임에 틀림없다.

이쯤 되면, 침입해 들어온 말라리아를 죽일 수 있는 방안에 대한 힌트를 하나 얻을 것이다.

'**Hemozoin**을 만들지 못하게 하면 죽일 수 있잖아!'

맞다.

바로 그런 작용을 하는 약제가 chloroquine과 mefloquine인 것이다. 이는 치료 편에서 다시 자세히 다루겠다.

*적혈구 막을 쭈글텅으로 만드다

막 자체를 꾸깃꾸깃하게 만든다. 그렇게 함으로써 정상적으로 적혈구 막을 통해 필요한 물질들이 들락날락하는 업무에 차질을 빚는다. 또한 평소엔 막 속에 푹 파묻혀 있던 구조물들이 적나라하게 노출된다. 다시 말해, 평소엔 모습을 보이지 않던 항원들이 노골적으로 돌아 나오고, 거기에다 말라리아 원충 자체가 만든 단백질들이 군데군데 박힌다. 그 결과, 적혈구 외양은 더 쭈글텅 해지고, 자가 항체의 공격을 받기 딱 좋은 외양도 갖추면, 막에 유연성이 없어서, 혈관이 조금만 좁아도 원활히 빠져나가지 못하고 막게 된다. 결국 감염된 적혈구들은 오래 살긴 글렀다.

현미경으로 보면 그러한 적혈구들은 표면에 오돌도돌 돌기들이 많이도 돋아나 있다. 이를 knob이라 부르는데, 이는 pfEMP1 (*P. falciparum* erythrocyte membrane adhesive protein)에 의한 것이다.

이런 적혈구가 혈류를 타고 가다가 모세혈관 내피세포에 짝짝 달라붙어서 막히게 하는 것이다.

*적은 혼노지에 있다

그런데 감염된 적혈구가 혈관 세포에 달라 붙으려면 혼자의 힘으로는 어렵고 내부의 배신자가 있어야 가능하다. 성 안에 있다가 침입자와 내통해서 성문 빗장을 끌러주고 손을 잡아 이끄는 존재.

그 배신자가 소위 말하는 수용체(receptor)인데, 대표적인 것이 ICAM-1 (intercellular adhesion molecule)이다. 그 결과, 여기 저기 혈관이 막히고 그 혈관이 혈류를 공급하는 영역은 업무 마비에 빠진다. 그 영역이 뇌라면 뇌 기능이 엉망이 되고(cerebral malaria) 콩팥이라면 콩팥기능이 엉망이 되는 것이다.

또한 멀쩡한 적혈구를 둘러싸고 달라 붙기도 하고(rosette 형성), 감염된 적혈구들끼리 서로 들어 붙어서 여기저기 막아대기도 한다(agglutination).

이 모든 사단들을 통틀어서 **sequestration**이라 한다. 다행히도 거의 *P. falciparum* 전용이며, 다른 *Plasmodium* 종에선 일어나지 않는다.

*P. vivax*와 *ovale*는 주로 어린 적혈구를,

*P. malariae*는 주로 연식이 된 적혈구를 선호하는 반면,

*P. falciparum*은 가리지 않는다. 그만큼 참… 지독하다는 이야기.

그래서 parasitemia level이 다른 종들보다 월등히 높다.

그러면, 숙주(host)인 우리는 이에 어떻게 대응할까?

저항을 하지만 어째 손해만 보는 것 같다.

사람, 즉 숙주(host)는 말라리아의 침입에 놓고만 있지는 않는다. 일단 비장(spleen)에서 감염된 적혈구(나중엔 rosette 으로 둘러싸인 멀쩡한 적혈구까지)들을 걸러내고 제거한다. 하지만 처리할 수 있는 업무량에 한계가 있어서, 결국은 대부분을 놓치고 만다.

또 한가지 결정적인 애로사항은, 적혈구에는 조직적합 항원 구조물(major histocompatibility antigen complex; MHC)이 없다. 이것이 의미하는 것은 백혈구처럼 침투해 들어온 놈들을 면역체계의 형벌이라는 틀 안에 집어넣기가 매우 어렵다는 것. 그래서 체내 면역체계, 특히 세포 매개성 면역이 작동하기가 상당히 어렵다. 일단 말라리아 원충이 노출이 되어야 뭔가 반격을 하고 말고 할 게 아닌가?

그래서, 인체의 면역능은 적혈구가 깨지는 순간이 가장 적기이다. 깨져서 나오는 원충들을 항체들이 공격하는 와중에, 흘러나온 내용물에 의해 면역 세포들도 일제히 몰려와 철거반 작업을 한다. 그 중에서 monocyte들이 내는 cytokine, 특히 TNF-alpha에 의해 40°를 넘나드는 고열이 유발된다. 이 40° 수준의 열은 말라리아 원충의 활동성을 위축시키는 효과가 있다. 하지만 숙주 또한 괴롭다. 그것도 아주아주. 그래서 아예 적혈구나 hemoglobin을 변형시켜서 말라리아 원충의 침입을 저지하기도 한다. 그 결과가 겸상적혈구증 빈혈(sickle cell anemia), Thalassemia, HbC, HbE 등이다. 어찌되었건 숙주도 멍청히 있지 않고 용감하게 말라리아와 싸우지만 전반적으로 보면 어째 손해를 보는 느낌을 주는 건 어쩔 수 없다.

역시 약을 투여해서 말라리아 원충을 죽이는 수밖에 없다.

임상증상들과 각각의 이유

*전반적인 증상들

임상 증상을 이야기해 보자.

3일째마다 나는 3일열 내지는 4일열, *P. falciparum*의 경우는 기본적으로 3일열이지만, 상당수가 시도 때도 없이 열이 난다. 열 나기 직전에 온 몸이 사시나무 떨리듯이 오한이 나는데, 윗니 아랫니가 '따다다다닥!' 하는 식으로 요란스럽게 난다. 그리고 고열이 몇 시간 지속되고, 이후 땀을 좌악 쏟으며 맥이 다 빠진다. 비장과 간이 커져서 만져지고 이로 인한 혈소판 감소증과 용혈로 인한 빈혈을 피검사에서 볼 수 있다.

그런데 피부 발진은 없다! 혈소판 감소가 지나쳐서 점상 출혈이 있을 수는 있지만 국내 말라리아에서 그런 현상을 보이기는 매우 드물 것이다.

*중증 말라리아(Severe malaria)

그나마 우리나라의 *P. vivax*는 이 정도로 그치지만 *P. falciparum*의 경우라면 더 심각해진다. 원충 자체의 특성상 여기저기 혈관을 콱콱 막아대고 다니기 때문. 그래서 cerebral malaria 가 흔하며, 산소가 부족한 환경이 조성되니, 당을 산소 없이 대사 처리해야 한다. 그래서 자연스럽게 젖산(lactic acid)과 각종 organic acids가 축적이 되고 이에 따라 젖산 산증(lactic acidosis)이 초래된다.

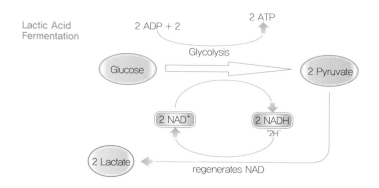

이는 콩팥 기능 부전이 동반됨에 의해 더욱 악화된다. 저혈당도 자주 오는데, 말라리아 자체가 당을 다 탕진하거나 간의 gluconeogenesis가 잘 안되는 것과 더불어 치료에 쓰인 quinine이 췌장에 영향을 끼쳐서 insulin이 필요 이상으로 분비된 결과이기도 하다. 폐부종도 종종 오며, ARDS와 기전이 같다고 보면 된다. 이 밖에, 임산부의 경우 abortion의 원인이 되며, 다른 세균, 특히 *Salmonella*가 잘 침범하여 패혈증을 일으키기도 한다. 대한민국에 살고 있는게 참 다행이다.

이제 치료를 논해 보기로 한다.

반격을 하자.

자, 이제 반격의 시기가 왔다.
말라리아의 치료는 크게 다음 두 가지를 핵심으로 한다.

먼저, 생활사를 기반으로 지금 어디쯤 있을거라 예상하고 기다렸다가 학살한다.
- 삼국지에서 제갈공명이 계략을 짜서 전쟁에 이기듯이 말이다.
  즉, 적혈구를 깨고 혈류에 나온 놈들을 몰살하거나 혹은 적혈구 안에 있는 놈을 찾아서 참살하거나, 그리고 간에 숨어서 암중모색하는 은거지를 덮쳐서 주살한다.
  → primaquine
  그래서 생활사를 숙지하는 것이 중요하다.

그 다음으로, 말라리아 원충을 죽이되 어느 급소를 찌를지를 숙지한다.
- 첫째, 앞서 언급한 hemozoin 형성을 억제해서, 말라리아가 자기 꾀에 자기가 넘어가게 한다.
  → quine 가문: chloroquine, mefloquine

- 둘째, 말라리아의 세포 호흡을 교란시켜서 죽인다

→ electron transport 혹은 oxidative phosphorylation을 교란. ← primaquine

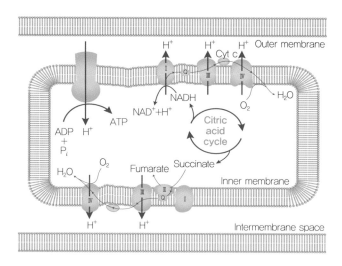

- 셋째로, 말라리아의 DNA 생성 과정을 차단한다.

– Dihydrofolate reductase 억제. ← proguanil

마지막으로, 급소고 뭐고 없이 맹독(peroxy radical)으로 무차별 학살한다.

← artemisinin.

그럼 **Quinine** 계통부터 논해 보기로 하자.

Quinine, 그 유명한 키니네다. 미국 연수 때 본토 발음을 들었더니 다들 '콰이나인'이라고들 하더라만, 어쨌거나 Cinchona tree에서 만든 alkaloid로 다음과 같은 구조를 하고 있다.

유럽인들이 제국주의 열풍으로 영토를 넓힐 당시 말라리아에 엄청 시달렸는데 이 키니네가 특효약인 것을 원주민으로부터 알게 되어 복용을 시작한다. 그러나 아시다시피 그 맛이 엄청 써서 먹기가 용이하지 않았다. 그래서 먹을 만하게 만들려고 이런 저런 시행착오를 하게 되어 나오게 된 레시피가 있다.

진(gin)에다가 tonic water, 설탕을 섞은 데다가 키니네를 타서 마시게 된 것이다. 이것이 그 유명한 칵테일 **진 토닉(Gin tonic)**이다. 이는 결국 유럽으로 역수출되었고, 오늘날 많이들 즐기시는 진 토닉은 키니네만 쏙 빠진 것이다.

페루에서 먼저 쓰인 기록이 있으며, 18세기경이 되어서야 유럽에 비로소 소개된다. 하지만 초기엔 자연에서 얻는 물질이라 공급량이 항상 부족했었다. 그러다가 화학구조 파악을 통해 1944년에 드디어 인위적으로 합성하는 데 성공했으며, 여세를 몰아 1947년에 chloroquine도 만들어진다.

그리고 hydroxychloroquine (HCQ)도 개발된다.

quinine 내성이 아니라면 이들 약제들을 사용할 수 있다.

우리는 주로 HCQ를 쓰는데

총 2.0 g을 사흘에 걸쳐서 투여한다.

처음에 800 mg을 주고

6~8시간 후 400 mg,

이후 하루 한번 400 mg씩 이틀을 더 준다.

(8-4-4-4)

여기까지만 주고 중단하면 안된다. HCQ는 적혈구와 어우러진 놈들을 다 죽이긴 하지만 간에 숨은 것들은 못 죽이기 때문이다. 그래서 primaquine을 2주 동안 투여함으로써 잔당을 소탕하며

이를 radical cure라고 부른다. 이 잔당 소탕을 안하면? → 당연히… 재발이 된다.

사족 − primaquine은 항말라리아 용도뿐 아니라

AIDS 환자의 Pneumocystis jirovecii 폐렴 때 clindamycin과 병합하여 2차 약제로도 쓰입니다(항말라리아 치료 용량의 2배를 줘야 함).

그래서 에이즈 환자에게 투여하던 Trimethoprim/sulfamethoxazole을 중지하고 이 약을 처방하면 약제팀에서 "그 에이즈 환자, 말라리아도 걸렸나요?" 하고 문의 전화가 종종 오곤 했습니다.

이제는 경험이 축적되어서 안 그러지만….

예외적인 경우는 수혈로 말라리아가 감염되었을 때이다. 간에서 암중모색하는 pre-erythrocytic stage를 생략하고 속성으로 온 몸에 퍼지는 것이니까 굳이 primaquine으로 잔당 소탕할 필요까지는 없다. 한편, 1975년 Walter Reed 병원 및 연구소에서는 mefloquine을 만들어낸다.

이는 임상 시험 당시에 워낙 효과가 좋아서 미 FDA에서 이례적으로 3상을 생략하는 특혜를 주면서 곧장 시장으로 나온다. 이 약에 대해서는 예방적 투여를 논할 때 다시 한 번 다룰 것이다.

그리고 Walter Reed 이름이 나왔으니 말인데 모기, 황열, 말라리아 등과 불가분의 관계이며, 나중에 황열에 대한 강의 때 한 번 제대로 다루도록 하겠다.

개똥쑥과 Tu YouYou, 그리고 artemisinin

*Artemisinin

키니네는 그 쓰임새가 늘어나면서 자연스럽게 말라리아 원충이 말을 듣지 않는 빈도도 점차 늘어난다. 그리고 20세기 중반에 들어서는 내성률이 심각한 수준까지 도달한다. 따라서 장차 이 내성 문제에 대한 대안이 필요하던 차에 중국에서 새로운 약제가 개발된다. 발단은 베트남 전쟁이었다. 베트남군이나 미군이나 상대방 군사들뿐 아니라 열대 말라리아와도 악전고투를 해야 했다. 미군은 그래도 물자가 풍부해서 quinine 공급이 원활했던 반면에 여러 모로 궁핍했던 베트남군 측은 심각한 상황이었다. 이에 호치민은 중국까지 가서 모택동에게 도움을 요청한다. 그리하여 모택동은 1967년 5월 23일에 500여 명의 과학자로 구성된 Project 523을 발족하고 중국 전역의 천연 약재들을 수집하여 치료제를 만들도록 한다. 대륙의 스케일답게 처음엔 2천여 종으로 시작했고, 고르고 골라 200여 종으로 엄선을 한다. 이후 집중적으로 연구를 하는데, 523 프로젝트 출범한 몇 년 후에 뒤늦게 합류한 어느 여류 학자가 결국 결실을 맺는 데 성공한다.

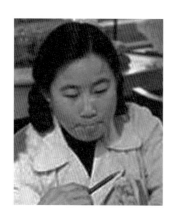

그녀의 이름은 Tu YouYou (屠呦呦; 이름이 좀⋯ 죽일 도에 울 유⋯ 그런데 이 울음은 사슴이 우는 소리를 표현한 것이다. '시경(詩經)'을 참조해서 작명하였다고 한다).

그녀는 200여 종의 약재들 중에 개똥쑥(青蒿素; qing hao su; Artemisia annua)에 주목하게 되고

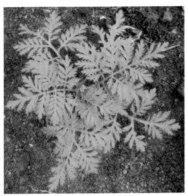
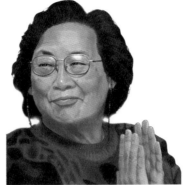

　1972년에 드디어 artemisinin 성분을 추출하는 데 성공한다. 1979년에 항말라리아 효과가 훌륭함까지 확인함으로써 연구에 방점을 찍는다. 이 발견이 계기가 되어 1990년에 임상에 제대로 활용되기 시작한다. 그녀는 이 업적으로 2015년에 과학분야의 노벨상을 중국인 최초로 수상하는 영광을 누린다.

　Artemisinin은 sesquiterpene lactone 구조로,

$$\text{(화학 구조도)}$$

　이 중에 ring 안에 안경처럼 자리잡고 있는 peroxide (endoperoxide) 부위가 말라리아 원충을 죽이는 핵심이다. 이와 같은 유형의 화학구조를 지닌 걸로 ascaridole이 있다.

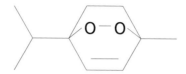

이 물질도 '안경'이 독으로 작용해서 회충을 죽이는 용도로 쓰인다. 안경 쓴 포수를 조심해야 하듯이 안경 쓴 화학물질도 상당히 호전적이다. Artemisinin이 heme이나 철분을 만나면 반응을 일으켜서, endoperoxide가 떨어져 나오는 와중에 radicals가 생성되어 원충을 죽이게 된다.

Artemisinin 계통 약제들로는 artesunate, artemether, arteether가 있으며 혈류 내의 원충들을 제대로 죽이지만 간 속에 암약하는 원충에는 작용을 못한다.

작용시간이 짧은 편이라, 긴 작용시간을 가진 다른 종류의 항말라리아 약제와 짝을 이루어서 사용하도록 권장되고 있다. 물론 내성을 미연에 방지하기 위함에도 목적이 있고. 이것이 바로 ACT (Artemisinin combination therapy) 되시겠다.

예를 들어 Artemether-lumefantrine, Artesunate-mefloquine, dihydroartemisinin-piperaquine,

← 이는 동남아시아에서도 artemisinin과 mefloquine 내성 말라리아가 있는 지역에 특히 써야 하는 regimen이다.

그리고.. artemisinin with amodiaquine, with pyronaridine.

Atovaquone과 proguanil

그리고 Atovaquone이 있다.

Hydroxy naphtho quinone 구조이다.

이 또한 oxidative phosphorylation을 억제하는 기전으로 작용한다. electron transport를 하는 4형제 중에서 3번째인 cytochrome b-c1 complex를 차단한다. 간에 암약하는 경우만 제외하고 모든 생활사에 다 듣는다. 특히 적혈구에 숨은 trophozoite를 잘 죽인다. 그러나 1차 약제보다는 2차 약제로 더 선호된다.

이 약은 참 희한한 게 오지랖이 넓다.

*Plasmodium*만 죽이는 게 아니다. pyrimethamine과 합쳐지면 toxoplasmosis를, azithromycin과 손 잡으면 babesiosis를 그리고 *Pneumocystis jirovecii* 치료에도 유용하게 쓰인다.

Proguanil과 손 잡은 제품이 바로 malarone인데

chloroquine 및 mefloquine 내성 *P. falciparum*이 성행하는 지역 여행 시의 예방약으로 쓰인다.

Proguanil은 dihydrofolate reductase를 억제함으로써 항말라리아 작용을 한다.
(정확히는 cycloguanil)

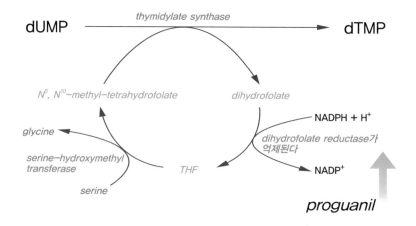

dihydrofolate reductase (DHFR) 억제 작용을 보이는 약제는 위에 언급한 약제 이외에도 **methotrexate (MTX)와 trimethoprim (TMP)가** 있다.

모두 같은 enzyme에 작용하는데 왜 치료의 쓰임새는 이렇게 다를까?

정답은 → DHFR inhibitor라 하더라도 다 같은 enzyme이 아니라는 것이다.

- **cycloguanil과 pyrimethamine**은 parasitic DHFR에 훨씬 더 높은 친화력을 보이고
- TMP는 mammalian DHFR에 비해 세균의 DHFR에 만 배 더 높은 친화력을 보인다.
- MTX는 mammalian DHFR에 더 친화력을 보이는 게 아니고 포유류건, 세균이건, 기생충이건 구분없이 닥치고 다 달려든다. 혼동하지 말 것.

그래서 기생충약, 항생제, 항암제로 각기 용도가 다른 것이다.

여행 전 예방

말라리아가 유행하는 지역을 방문하기 전에 미리 예방약을 복용해야 한다. 질병관리 본부나 내과 교과서를 보면 자세히 나와 있는데, 사실 chloroquine 내성 지역만 신경쓰면 된다. 한마디로, mefloquine, doxycycline(선호하진 않는다), Atovaquone 딱 3개만.

- Mefloquine은 먹으면 몸 속에 일주일간 유지된다. 그러므로, 출국 1주일 전에 한 알을 꿀꺽하고, 출국 당일 인천 공항에서 한 알 더 꿀꺽. 이후 외국에서 매주 1알씩 먹는다. 귀국해서는 2알만 더 먹으면 되는데, 2주 간격으로 한 알씩 두 번 꿀꺽해서 종결한다.
- Doxycycline은 매일 먹어야 한다. 출국 이틀 전부터 시작해서 귀국 후 4주까지 매일 복용한다.
  - Malarone도 매일 먹어야 한다. 출국 이틀 전부터 시작해서 귀국 후 1주일까지 매일 복용한다.

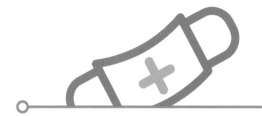

독감
influenza

석호필 박사님과 3.1운동

Influenza, 독감은 influenza 바이러스에 의한 감염질환이다. 역사에 기록된 최초의 대유행은 1173년 영국, 독일, 그리고 이탈리아에서 발생했던 사례였다. 이후 1323년에 프랑스, 1387년에 이탈리아에서 다시 대유행이 일어난다. 바로 이때 influenza라는 이름을 얻는다. Villaini와 Segui가 이 질환은 별자리의 **영향**을 받는다고 생각하여 (celestial influence) **una influenza**라고 부른 데에서 연유하였다. 이후 1510년에 유럽을 한 번 제대로 강타하였고 그후에도 주기적으로 대유행이 있었을 것이다. 그러나 정식으로 기록된 첫 세계적 유행, 즉 pandemic은 1889년~1890년 사이에 유행한 러시아 독감이었다(H2N2로 추정). 그리고 역대 최강의 독감 pandemic이 1918년~1919년에 전세계를 강타하니, 이름하여 그 유명한 스페인 독감이었다. H1N1에 의한 독감으로 이 기간 동안 무려 4천여만 명이 사망하였다.

1919년이면 당연히 연상되는 것이 있을 것이다.

3.1 독립운동!

일제의 만행에 처절하게 저항했던 그 해에 조선 땅이라고 독감이 피해가지는 않아서, 많은 환자들과 사망자를 낳았다. 이에 대하여 당시 조선에서 세브란스 의전 세균학 교수로 재직하던 미생물학자이자 선교사였던 Frank Schofield 박사가 자세히 기록하여, 1919년 JAMA에 'Pandemic influenza in Korea'라는 논문을 싣는다. 아마 우리나라가 언급된 최초의 SCI 논문일 것이다.

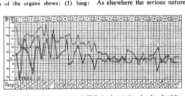

이 논문에 의하면 조선의 스페인 독감 환자는 최고 800만 명에 달했던 것으로 추정하고 있다. 같은 해 다른 아시아권 국가들의 피해 상황 못지 않은 수준이며, 신고가 덜 되었을 가능성까지 고려하면 훨씬 더 피해가 막대했을 것임을 시사하기도 한다.

원문을 읽다 보면 재미있는 대목이 하나 있는데, 당시 독감의 원인은 Pfeiffer's Bacilli (**Haemophilus influenzae**)로 알고 있었기 때문에 이 세균 배양을 통한 원인 규명에 전념하고 계셨다는 것.

독감이 바이러스에 의한 것임이 밝혀지는 건 1930년대 들어와서이니까 어쩔 수 없긴 했다.

원문을 보시려면 다음 링크로 접속하시면 된다.

http://blog.naver.com/mogulkor/120003235528

이 논문을 쓰신 故 Schofield 박사님(한국 이름 석호필)은 당시 학술활동만 하신 게 아니고, 3.1 운동을 탄압하는 일제의 만행을 전 세계에 알리는 등, 조선을 위해 열심히 일하신 외국인 독립 유공자이시다.

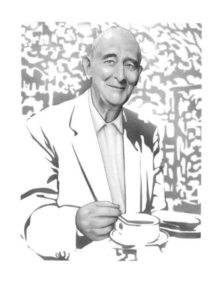

또한 해방 후에 다시 우리나라로 돌아와 서울대 수의과대학 교수로 재직하시면서 우리나라 수의과학의 확립에 큰 공헌을 하신다.

스페인 독감 이후로도 H1N1은 위세를 떨치다가, 1957년에 H3N2, H2N2에게 주도권을 넘겨준다. 1968년~1969년에는 H3N2 홍콩 독감이 돌았으며, 이후 계속 주종을 이루다가 2009년에 가서야 Swine flu(신종독감)이 다시 전세계를 강타하면서 H1N1이 화려하게(?) 복귀한다.

RNA 바이러스, negative sense이다.

Influenza 바이러스는 Orthomyxoviridae과(Family)에 소속되어 있다. Influenza A~D까지 있는데, 임상적으로는 A와 B만 관심 가지면 된다. A는 hemagglutinin (H)와 Neuraminidase (N)을 기반으로 분류가 되고, B는 Victoria와 Yamagata lineage로 나뉜다. 80~120 nm 크기로 envelope 구조이다. 그리고, RNA 바이러스다.

말이 났으니 말인데, 각종 바이러스를 만날 때마다 드는 생각은, "이게 DNA 바이러스인가, RNA 바이러스인가?"이다. 수도없이 많은 종류들인데 어느 게 어느 것인지 감별하는 게 그리 만만치는 않다. 그런데 참.. 임상가로서는 다행인 게 감염내과의 경우는 임상에서 만나는 바이러스들 중에 DNA 바이러스는 herpes virus만 신경 쓰면 된다. 물론, hepatitis B virus, parvovirus B19, adenovirus, human papilloma virus 등 무시할 수 없는 것들이 있지만, 다른 과 선생님들이 신경 쓰시면 되는 종류들이다.

그리고 나머지는 모~~두 RNA 바이러스다. RNA는 RNA인데, **negative sense RNA**이다.

다시 말해서, **messenger RNA (mRNA)의 거울 모양**이라는 뜻이다. 즉, positive sense RNA를 만들기 위한 주형틀인 셈이다. 그러므로, 처음에 세포내로 침입한 (−) sense RNA 형태 자체는 아무런 의미가 없으며, 더 진도를 나아가려면 휴대하고 있던 RNA-dependent RNA polymerase를 사용하여 (+) sense RNA (진짜 mRNA)부터 만들어 내어야 한다. 반면에 positive sense RNA virus는 그럴 필요가 없다. 자기 자신이 그냥 mRNA 이기 때문이다. 그래서 (−) sense RNA virus가 거치는 첫 단계를 생략하고 곧장 숙주의 ribosome을 비롯한 translation 시설들을 무단 사용하기 시작한다.

Pandemic의 기반, antigenic shift

이미 언급했지만 influenza 바이러스는 hemagglutinin (H)와 Neuraminidase (N)가 병리 기전의 핵심이다. Hemagglutinin은 일단 숙주 세포에 가서 달라붙는 역할을 한다. 현재까지 16가지 종류가 밝혀져 있다. Neuraminidase는 숙주 세포 안에서 하고 싶은 거 실컷 다 하고 난 바이러스가 envelope까지 잘 갖춰 입고 외출을 하려고 하는 단계에 작용한다. 이 단계에서 발목을 붙잡고 있는 receptor의 siallyl 기 내지는 neuraminic acid를 떼어 내준다. 현재까지 9가지 종류가 밝혀져 있다. 그리고 matrix protein M1, M2가 있는데, 바이러스가 두른 envelope를 견고하게 유지해 주는 버팀목 역할을 해 주고 있다. 특히 M2는 ion channel 기능을 맡고 있다.

이 neuraminidase 와 M2가 influenza 바이러스 치료제의 과녁이다.

Influenza 바이러스의 strain에 대한 표기법은 다음과 같다.

바이러스 유형/ 분리된 곳/ **strain** 번호/ 분리된 해/ 바이러스 **subtype.**

예 - A/Hong Kong/ 4801/ 2014/ H3N2.

Influenza 바이러스의 RNA gene들은 segment들로 구성되어 있다.

이것의 의의가 매우 중요한데, segment들끼리 서로 주거니 받거니가 수시로 일어난다는 의미다.

다시 말해서 이런 교환 교류로 인해서 본래 바이러스와는 전혀 다른 새로운 바이러스가 출현할 수 있음 또한 충분히 가능하다. 이로 인해 antigenic drift는 물론이고, 아예 환골탈태 수준인 antigenic shift도 정기적으로 일어나는 것이다.

비교되는 예로 paramyxovirus가 있는데, 이 경우는 구분없이 nonsegmented 구조로 되어 있어서 당연히 주거니 받거니가 influenza 바이러스 같은 orthomyxovirus에 비해 현저히 적을 수밖에 없다. 그래서 홍역이나 볼거리, respiratory syncytial virus, parainfluenza 바이러스는 antigenic shift가 생기지 않는다.

Antigenic shift는 돼지 한 마리로 설명할 수 있다. 돼지 몸 속에는 인간 전용 influenza 건, 조류 influenza 건 사이 좋게(?) 공존한다. (돼지를 감염학의 입장에선 mixing vessel이라고 부르는 이유다. 양푼에 이것 저것 넣고 비벼서 만든 개 밥 연상되지 않는가?) 그렇게 지내다 보면 두 종류의 influenza끼리 국경과 민족을 초월한 사랑의 결실을 맺어, 유전자를 뒤섞음(gene reassortment)으로써 전혀 새로운 종류의 influenza가 탄생할 수 있다. 이 새로운 influenza 바이러스가 인체 감염이 되기 시작하면, 사람들은 이에 대한 면역 체계가 미처 준비되어 있지 않은 상태이기 때문에 속수무책으로 당할 수밖에 없다. 그리고 빠른 속도로 대규모 전염이 시작되어 pandemic이 벌어지는 것이다. 이것이 antigenic shift이다.

Pandemic 하면 가장 먼저 떠오르는 스페인 독감의 예를 들어 보자. 스페인 독감이 휩쓸고 가고 나서 60년 후 일단의 학자들이 미군 기관에 포르말린 처리되어 보관되어 있던 그 당시 사망자의 부검 조직들을 꺼내어 유전자 분석을 시도하였다. 총 80명의 조직들을 꺼내서 검토하고 28명이 추려진 후 결국은 14명의 조직들이 분석 대상이 되었다(대다수가 폐렴으로 죽어서, 주로 폐 조직이었다). 조직에서 추출한 유전자를 분석한 결과 그 당시 바이러스는 조류형이라기 보다는 인간/돼지 형에 합당함이 증명되었던 것이다. 이렇게 밝혀낸 독감 바이러스의 유전형은 다음과 같았다.

A/South Carolina/1/18/1918/H1N1
A/New York/1/18/1918/H1N1
A/Brevig Mission/1/18/1918/H1N1

2009년을 할퀴고 지나갔던 swine flu의 정체는 다음과 같다.
Reassortment of 4 distinct genetic elements (swine, human, avian, & Eurasian swine genetic components).

돼지가 주도한 또 다른 예로 H3N2 variant influenza (H3N2v)가 있다. 이는 돼지 유래의 H3N2가 2009년 H1N1 pandemic strain과 gene re-assortment가 일어나서 생긴 것이다. 돼

지와 접촉해서 걸리지만 사람끼리는 전염되지 않는다. 미국에서는 2011년부터 짬짬히 생겨서, 어느새 300건을 넘고 있다. 다행히 TamiFlu (oseltamivir)에 듣는다. 이런 식의 기전은 pandemic뿐 아니라, 잊을 만하면 큰 걱정을 안겨주곤 하는 새로운 종류의 조류 독감들이 출현하는 방식 또한 같은 맥락으로 이루어진다.

조류 독감 - 닭고기 먹어도 괜찮아요

요즘 많은 걱정을 안겨주고 있는 조류 독감을 다뤄보자.

*조류 독감이 인류를 위협한 것은 새삼스러운 일이 아니다.

그동안 온누리 유행(pandemic)의 원인이 되었던 새로운 바이러스는 조류 독감 바이러스와 사람 독감 바이러스의 교류로 생겼던 것으로 추정되는데, 이는 조류와 사람이 직접 교류한 것이 아니고, 돼지라는 일종의 바이러스 믹서(mixing vessel) 역할을 하는 매개체가 있었다. 원래 조류독감 바이러스는 사람에게 해를 끼치지 않으며, 사람 독감 바이러스도 조류에게 감염되진 않는다. 그런데 돼지는 조류와 사람의 독감 바이러스 모두에 감염될 수 있다. 따라서 이 두 종의 바이러스가 돼지의 몸에 동시에 들어올 기회는 얼마든지 있다. 한 개체 내에 같이 있다 보면 자연히 교류가 이뤄질 확률이 높으며, 그 결과로 새로운 바이러스가 나올 수 있는 것이다.

그러나, 근래 들어 사람에게도 이환된 조류 독감은 돼지를 매개로 하지 않고 직접 사람에게 옮아갔다는 점에서 전혀 다른, 그리고 보다 심각한 의미를 띄고 있다. 다시 말해서, 매개체라는 중간 절차를 생략하고, 보다 신속히 사람에게 옮았다는 점이 매우 심각한 상황이라는 것이다. 또, 최근 조심스럽게 제시된 연구 결과에 의하면, 사람도 돼지처럼 자신의 신체 내에서 조류와 사람의 독감 바이러스가 교류되는 바이러스 믹서가 될 수 있다는 근거가 제시되고 있다. 이는 새에게서 조류 독감 바이러스가 옮은 사람이 경우에 따라서는 다른 사람에게도 전염시키는 상황이 오는 것이 불가능 하지 않음을 의미한다.

*조류독감이 사람에게 전염될 수 있는 이유

아시다시피 **조류 독감의 수용체는 alpha-2, 3-sialyllactose 구조**, 인간의 독감 수용체는 **alpha-2, 6-sialyllactose** 구조로 완전히 다르므로 조류 독감이 인간에게 가기 어려워 보일 것이다. 하지만, alpha-2, 6는 상부 기관지에 한해서이고, **인간의 하부 기관지와 호흡기 점액에는 alpha-2, 3가 주로 있다.** 즉 조류 influenza 바이러스가 인체에 침입하면 대개는 상부에서 receptor 구조의 차이로 인해 걸러지나, 몇몇 첫 관문을 돌파한 놈들이 더 깊숙이 내려가서 alpha-2, 3와 성공적으로 접선한다면?

조류 독감이 인간에게 전염될 수 있는 것이다.

*조류독감의 종류

조류독감의 유형은 H5, H6, H7, H9, H10 다섯 가지이다. 이 중에서 H5를 달고 나오는 놈이 고병원성이고 나머지는 저병원성이다. 2013년에 중국을 떠들썩하게 했던 H7N9은 실은 저병원성이었다. 우리나라를 매년 연례행사처럼 휩쓸고 지나갔던 악질은 다름아닌 H5다. H5는 그동안 데뷔했던 것이 네 가지인데, H5N1 (1996년 데뷔), H5N2, H5N6, H5N8 이다.

원래 H5N1 이 악명 높은 놈이었지만, 최근 들어 H5N6와 H5N8이 대두되고 있다. 우리나라를 단골로 찾던 놈이 H5N8이었는데, 최근 들어 H5N6도 슬슬 주종으로 올라서고 있다. H5N6는 H5N1을 조상으로 하고, H6N6로부터 N을 받아서 생긴 잡종이다. H5가 다 그렇듯이 주로 waterfowl이 매개체인데, 대표적인 게 오리다. 그리고 누구나 다 우려하듯이 매우매우 드물지만, 사람에게도 옮겨 붙는다는 게 문제.

H5N6 in clade 2.3.4.4

A/Guangzhou/39715/2014 (H5N6).

*H7N9 조류독감

최근 가장 주목 받는 조류독감은 2013년에 나타난 H7N9이다.

H7N9은 다음 3가지가 있다.

- A/Anhui/1/2013
- A/Shanghai/1/2013
- A/Shanghai/2/2013

이는 다음 3가지 influenza들이 섞이면서 생긴 것이다.

- H7은 ZJ12-like virus (H7N3) from duck
  (A/duck/Zhejiang/12/2011)
- N9은 KO14-like virus (H7N9) from Korean wild birds (한국에서 온 철새들이다)
  (A/wild bird/Korea/A14/2011)
- 여섯 개의 internal genes (PB1 & 2, PA, NP, M, NS)는 BJ16-like virus (H9N2) from
  Bramblings.
  (A/brambling/Beijing/16/2012).

다른 조류독감과 마찬가지로, H7N9은 사람간 전염이 가능한지 여부가 논점이다.

현재 가능성이 없는 건 아니다.

* 가능성이 인정되는 이유

1) 지금까지 발병한 환자들 중 상당수가 조류와 접촉한 것이 아니다.
   - 처음에 이걸 사람간 전염을 우려하는 근거로 들었었고, 좀 더 구체적으로 찾아낸
     근거는…
2) H7N9 virus의 mutation이
   - 새보다는 사람에게 더 잘 달라붙는 방향으로 진행되었다는 분자수준의 증거들을

찾아냈다는 것.

- 사람 독감바이러스는 alpha 2, 6 sialyl glycan에 잘 붙고
- 조류 독감바이러스는 alpha 2, 3 sialy glycan에 잘 붙는다.

즉, H7N9은 원래 후자에 잘 붙게 되어 있는데…

Hemagglutinin (HA) 성분 중에서 Gly180Val & Gln226Leu으로 변이하면 전자, 즉 사람 독감바이러스 전용 수용체인 alpha 2, 6 sialyl glycan을 주로 선호하는 놈으로 변한다. 따라서 일차적으로는 조류에서 사람으로 달라붙는 게 가능하고, 나아가서 사람에서 사람으로 가는 것도 불가능한 것은 아니다. 물론 사람에서 사람으로 옮겨가서 새 사람 숙주에 정착하기까지 수많은 난관이 기다리고 있겠지만…

*아픈 철새가 중국에서 한국까지 그 먼 거리를 날아올 수 있나?

중국에서 조류 독감에 걸린 철새가 그 아픈 몸으로 그 먼 거리를 날아와 기어코 한반도까지 바이러스를 뿌려대는 것은 상식적으로 이해가 가지 않는 기전이다. 보통 조류가 독감 걸리면 하루 이틀 내로 죽는다는데, 어느 세월에 대한민국까지 날아올까?

결론부터 말하자면… 조류 독감에 걸린 철새들 대다수는 당연히 중국에서 죽고 말지만, 일부는 증상이 발현되지 않은 채로, 혹은 좀 경증으로 앓으면서 대한민국까지 날아온다. 도착하고 나서 어딘가에다 옮긴 후, 뒤늦게 죽는 것이다.

*닭고기를 먹으면 안될 이유는 없다.

조류 독감 바이러스는 조류의 호흡기에 존재하기 때문에 살코기에 존재할 가능성은 거의 제로라고 할 수 있으며, 설사 존재한다 하더라도 고기를 잘 익힌다면 100% 소멸된다. 그러므로, 국내에서는 발생지에서의 집단 도살 및 폐사 등을 통해 원천 봉쇄를 성공적으로 한다면 닭이나 오리 고기를 먹지 않는 식의 과잉 반응을 할 필요는 없다.

너는 이미 죽… 아니, 전염되어 있다.

독감을 앓아보지 않은 사람은 없을 것이다. 그래서 증상을 새삼스럽게 기술하지 않아도 다들 잘 안다. 열 나고 목 아프고 콧물 나고 기침 나는 건 감기, 혹은 상기도 감염증과 다를 바 없지만, 무엇보다 온 몸이, 그리고 온 살이 다 아픈 몸살 증세가 유달리 심하다.

제대로 치료 받지 못하거나, 치료 받더라도 재수가 없으면 폐렴으로 진행한다. 독감 바이러스 자체로 인한 1차적 폐렴이나 혹은 독감 바이러스로 인해 나중에 폐렴알균이나 포도알균이 들어오기 딱 좋게 환경이 조성되어 생기는 2차적 폐렴(세균성)이 합병된다. 여기서 중요한 것은, 독감이 본격 발현되었을 때 전염력이 얼마나 가냐는 것이다. 치료 기간과 격리 기간을 정하는 기준이 되기 때문이다.

__Influenza__ 바이러스의 전염력은 증상이 시작되기 2일전부터 증상 시작되고 5일간이다. 따라서, 격리 기간은 5일로 잡는 것이 타당하다(물론 대다수가 그런 것이지 절대적인 것은 아니다. Virus shedding 되는 기간은 −2일에서 +5∼10일까지도 잡는다). 가끔 독감으로 진단된 환자가 "가족들에게 옮길 위험이 얼마나 될까요?"라고 묻는데, 대답은 간단하다.

"…이미 옮기셨습니다."

증상이 시작되기 이틀 전부터 이미 바이러스를 뿌려 대기 시작하니까 당연하다. 그러나 이렇게만 대답을 하면 혹시 죄책감을 느끼게 할 수 있으니까, 다음과 같이 덧붙여준다.

"미안해 하실 필요 없습니다. 바이러스들도 먹고 살아야 하지 않습니까? 자기 개체들을 유지하기 위해서 증상 발현 직전에 이미 옮겨 다니기 시작하면서 종족을 유지하는 겁니다. 그렇게 더불어 살아가는 것이지요. 옮겨지긴 하되, 질병까지 가는지 여부는 각자에게 달려 있으니 그냥 지켜 보시죠."

사실… influenza 바이러스만 그런 건 아니다. 특히 피부 발진을 일으키는 바이러스들, 예를 들어 홍역이나 수두 같은 것들도 발진 시작되기 2∼3일 전에 이미 전염을 시키고 있다. 그러므로 홍역이나 수두 등의 경우에도 유사한 질문을 받으면 위와 같이 대답해 주면 된다. 말 한마디에 천 냥 빚을 갚는 법이다.

무시무시한 전염력

Influenza는 일단은 비말 전파(droplet transmission)인 질환으로 분류된다. 비말 전파는 침방울 크기가 5 ㎛ 이상이라 기침 혹은 재채기로 튀어나오면 3 ft를 넘기가 어렵다. 반면에 공기 전파는 5 ㎛ 미만의 작고도 가벼운 침방울이라 공중에 오랜 시간 동동 떠 있으며, 3 ft 정도는 가볍게 돌파한다. 그런데 influenza는 공기 전파 못지 않게 전염력이 무시무시하게 높은 건 분명히 fact다. 바이러스가 들어 있는 침방울이 최소 다섯 개만으로 충분히 전염이 가능할 정도. 강한 전염력을 과시한 대표적인 예로 1979년 American Journal of Epidemiology에 실린 보고가 있다(Am J Epidemiol 1979; 110(1): 1-6).

승객 54명을 태운 어느 항공기 한 대가 이륙 직전 엔진 고장으로 3시간 정도 지체를 했었다. 그런데, 승객들 중에 독감 환자가 1명 있었고, 그로부터 3일 이내로 당시 승객들의 무려 72%에서 독감이 발생한다. 원인 독감 바이러스는 A/Texas/1/77(H3N2)로 밝혀졌으며, 체류 당시 환기 장치가 오작동 했던 것이 원인이었던 것으로 추정되었다. 하지만, 아무리 환기 장치가 집단 발생에 기여를 했다 하더라도, 독감의 전염력이 얼마나 무시무시한지 제대로 보여준 사례라 할 수 있다. 그리고, 비말 전파는 항상 고정된 전염 기전은 아니다. 침방울 크기가 평소에 5 ㎛ 이상인 질환일 경우라 하더라도, aerosol(연무질)이 뭉게뭉게 조성될 수만 있다면 언제라도 공기 전파로 바뀔 수 있다. 대표적인 예가 기관지 흡인이나 기관지 삽관 등의 병원내 시술이다. 고로, 원내 입원한 독감 환자의 경우는 언제라도 공기 전염으로 바뀔 수 있음을 주의해야 한다.

그리고 Influenza 환자가 뱉는 침방울들로 이뤄진 aerosol의 구성을 보면 5 ㎛ 미만짜리와 이상 짜리가 대략 반반 섞여 있다. 따라서 이론적으로 공기 전파도 가능하기는 하나, 5 ㎛ 미만짜리 침방울이 한번 튀어 나와서 3 ft 이상을 이동하는 동안에(침방울을 이루던 수분이 순식간에 증발해서 말라버리고 나면, 각종 주위 환경 요인이 침방울 내에 숨어 있던 바이러스를 공격해서) 침방울 내의 바이러스가 생존할 가능성은 5 ㎛ 이상 크기 침방울들(말라버리고 뭐고 할 겨를 없이 3 ft 이내에서 곧 추락하여 바닥이나 밀접 접촉자에게 안착함)과 비교해서 별로 높지 않다. 그래서 influenza가 굳이 공기 전파가 되려면 닫힌 공간, 예컨대 좀 전에 언급했던 여객기 기내라든가, 병실 내부 같은 조건이 조성되어야 한다. 그리고 독감이 비말 전파로 분류되는 또 다른 근거 한 가지는, 그동안의 연구에서 비말 주의와 접촉 주의로 관리를 하면 더 이상의 전파가 일어나지 않는다는 것이 검증되었기 때문이기도 하다. 하지만, 아직도 독감을 공기 전파로 넣어야 하지 않느냐는 반론은 여전히 진행형이다.

*독감 환자가 기침하고 있는 와중에 그 환자의 3 ft 이내 반경(밀접 접촉, close contact)으로 들어설 경우, 3 ft 밖으로 나올 때까지 숨을 꾹 참고 있었다면 절대 전염될 위험이 과연 없을까?

- 숨을 참고 있어도 aerosol은 각 입자들이 받은 추진력으로 운동성을 유지하기 때문에 접촉자가 숨을 쉬지 않고 있더라도 그의 호흡기로 얼마든지 이동해 들어갈 수 있다. 게다가 독감 바이러스의 전염은 비말의 사정거리인 환자로부터 3 ft 이내에서 들이마시는 경우만 성립되는 것이 아니다. 비말을 그 당시에 직접 흡입만 하는 것뿐 아니라, 신체 어딘가에 비말이 묻은 후 무심코 손으로 만짐으로써 전염이 될 수도 있다. 그래서 마스크 쓰는 것과 동시에 손 위생이 기본적으로 중요한 것이다. 고로, 숨 참고 있었다고 안심하지 말고 반드시 손 위생도 철저히 챙겨야 한다.

타미플루 – 오향장육 먹으면 독감이 치료될까?

치료제를 다뤄보자. 독감은 언제라도 온누리 돌림병, pandemic으로 올 수 있지만 그나마 다행인건 이젠 치료제가 있다는 사실이다. 세기말까지는 matrix (M2) 억제제인 amantadine, rimantadine이 쓰이긴 했지만 이제는 잘 듣지 않아서 논외이다. 현재는 잘 알려진 바와 같이 타미플루가 주요 치료제이다.

1. Neuraminidase inhibitor

타미플루(Tamiflu), oseltamivir는 neuramidiase inhibitor이다.

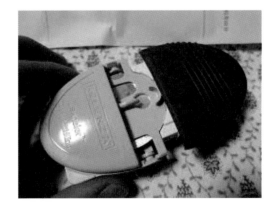

독감 바이러스의 neuraminidase 작용을 억제하면, 숙주 세포 내에서 하고 싶은 거 실컷 다하고 도망가려는 바이러스의 발목을 꽉 잡아 억류해 놓을 수 있다. 그 결과, 바이러스는 탈출 못하고 죽는다. 원래 neuraminidase inhibitor는 거의 동시에 두 가지 약제가 개발되어 1999년에 세상에 나오게 된다. 흡입제인 릴렌자(Relenza; zanamivir)가 먼저 승인되어 나왔고

입으로 먹을 수 있는 타미플루가 그 다음에 나왔는데, 결국 시장에서의 승자는 타미플루였다. 아무래도 흡입하는 방식보다는 먹는게 편리한 탓이었을 거다.

타미플루는 붓순나무과인 팔각회향(Star anise)의 씨앗에서 추출한 shikimic acid를 원료로 한다.

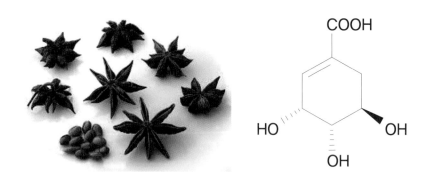

팔각회향은 중국 음식의 향신료로 쓰이는데, 대표적인 것이 오향장육이다. 여기서 딱 오해하기 쉬운 것이 팔각회향 혹은 오향장육을 먹으면 독감을 치료할 수 있다는 생각이다. 일단 팔각회향은 극약으로 분류되며, 타미플루 성분 자체도 극히 소량만 함유되어 있다. 실제 시판되는 타미플루는 팔각회향 내의 shikimic acid 성분을 추출하는데서 나아가, 현재 유전자 재조합 Escherichia coli를 이용해서 대량 생산하고 있는 것이다. 따라서 팔각회향을 미량 뿌리는 오향장육도 아무리 먹어봤자 배만 부르지 독감 치료는 될 리가 없다. 타미플루나 릴렌자나 증상 시작하고 이틀 내로 투약해야 의미가 있다.

타미플루의 부작용은 오심, 구토 같은 소화기 증세나 두통, 수면 장애 등이 소수에서 나타나며, 정신과적 이상이나 간질도 보고된 바 있다. 릴렌자는 타미플루에 비해 부작용 보고가 적은데, 흡입에 의해 호흡기내에 집중시키는 방식이라 경구 복용하는 타미플루에 비해 전신 증세가 많지는 않은 탓일 것이다. 성인 환자의 경우 타미플루는 75 mg 하루 2번씩 5일간, 릴렌자는 하루 두 번 흡입한다.

Peramivir는 정맥주사로 투여한다.

그리고 laninamivir가 임상 시험 중이다.

2. RNA polymerase inhibitor

Influenza가 negative sense RNA라는 거 잊지 않았겠지?

이것의 의미는 뭐다? → RNA-dependent RNA polymerase를 항시 휴대하고 다니다가 증식하는 데 쓴다는 것. 만약 polymerase를 사용하지 못하게 하여 positive sense RNA를 만드는 단계로 접어들지 못하면, 남아있는 negative sense RNA는 influenza 바이러스이긴 하지만 전염력이 하나도 없는 RNA 쪼가리에 지나지 않게 된다. 따라서 neuraminidase에 이어 또 다른 치료 과녁으로 괜찮은 후보이다. 이를 억제하는 약제가 favipiravir이다.

이 약제는 2014년에 일본에서 장차 올 수 있는 pandemic에 대비한 비축 약제로서 승인되었다.

이웃나라니까 혹시 다음에 pandemic이 오면 우리나라에서도 쓰일지 모르겠다.

그런데 이 약제는 요즘 또 다른 면으로 주목을 받고 있다. 이는 독감 이외에 Ebola 바이러스 질환의 치료제로 쓰일 가능성도 검토되고 있는 것이다. Ebola 바이러스는 Filoviridae 과로, 이 또한 negative sense RNA이다. 따라서 Ebola 바이러스도 RNA polymerase가 괜찮은 과녁이 될 수 있을 것이라는 추론 하에 검증 중에 있다. 아직은 쥐 모델에 행한 실험 결과이지만.

3. cap-snatching endonuclease inhibitor (XoFluza; Baloxavir marboxil)

2018년 2월 23일 일본에서 승인된 새로운 influenza 치료제가 XoFluza (Baloxavir marboxil)이다.

일본 Shionogi 사가 먼저 시작해서 미국 Roche와 공동으로 개발하였다.

작용 기전은 기존의 neuraminidase inhibitor (oseltamivir=Tamiflu, zanamivir)와는 완전히 다르다.

Oseltamivir는 세포 내에서 증식한 influenza virus가 무단취식 후 도망가지 못하게 발목을 잡는 것인 반면에 XoFluza는 아예 증식 과정부터 저지해 버린다.

Influenza virus는 RNA dependent RNA polymerase로 증식하는데, PA, PB1, PB2의 복합체 구조를 가지고 있다.

이들 중 PB2가 핵 내에서 host의 mRNA 부위 중에서 5′, 7−methylguanosine cap을 붙들어서 탈취해 온다. 그러면 PA가 이를 요리하는데, 10−15 nucleotides 정도로 보기 좋게 자르고(endonuclease activity) 나머지는 버린다. 이렇게 자른 RNA를 자기들 viral mRNA 에 갖다 붙여서(즉, primer 로 사용) 자기들의 mRNA를 증식하는 데 써먹는다.

그 결과 viral mRNA가 완성된다. 즉, capped, polyadenylated, chimeric mRNA이다.

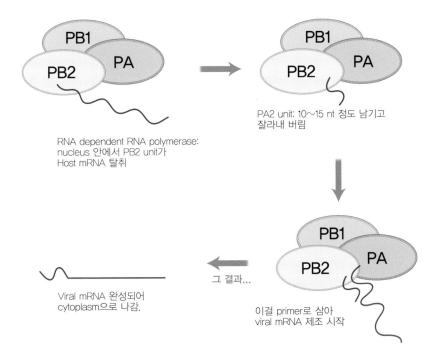

RNA dependent RNA polymerase:
nucleus 안에서 PB2 unit가
Host mRNA 탈취

PA2 unit: 10~15 nt 정도 남기고
잘라내 버림

그 결과...

Viral mRNA 완성되어
cytoplasm으로 나감.

이걸 primer로 삼아
viral mRNA 제조 시작

이는 핵 밖으로 나가 cytoplasm에서 자기들 viral proteins를 마음껏 만든다. XoFluza는 바로 이 RNA dependent RNA polymerase의 endonuclease activity를 저지한다. 지금까지의 임상 시험 결과, oseltamivir (TamiFlu)에 비해 바이러스 살상 능력이 3배쯤 빠른 것으로 알려졌다. 그리고 딱 한 번만 복용하면 된다.

달걀로 바이러스를 키울 생각을 하다니

아시다시피 독감은 매년 vaccine을 맞음으로써 유행에 대비한다. 2013년부터 live attenuated vaccine이 나오기 시작했지만 아직은 inactivated vaccine으로 매년 맞는다. Inactivated vaccine 은 바이러스를 화학물이나 열 등을 사용해서 불활성화시켜 놓은 것이다. 초창기에는 액 면 그대로의 whole virus vaccine을 사용하였는데, 이후 발전을 거듭하여 계면활성제, 혹 은 세제(detergent)를 가하여 지질로 된 바이러스의 envelope를 부숴버리고 그 내용물인 바 이러스 단백질 등으로 구성된 split vaccine이 개발되었다. 더 나아가 바이러스가 증식하는 데 쓰이는 단백질들과 숙주에 부작용을 일으킬 소지가 있는 물질들을 다 제거하고, 면역 능을 유도하기 딱 좋은 소수 정예 항원만 깨끗이 순수 정제한 subunit vaccine도 개발되어 오늘날 주로 사용되고 있다. 비유를 하자면, 맛있는 생선구이를 그냥 접시에 담아 식탁에 놓으면 whole virus vaccine. 뼈와 살을 발라서 접시에 담아 놓으면 split vaccine, 엄마가 맛 있는 살만 골라서 내 밥 위에 얹어 놓으시면 subunit vaccine인 셈이다.

독감을 비롯한 각종 바이러스에 대한 백신은 20세기 초부터 여러 연구자들이 열심히 개발에 매진하는데, 가장 큰 걸림돌은 바이러스를 대량 생산할 수 있느냐는 것이었다. 이 를 위해 각종 동물 조직에 바이러스 배양을 시도했으나, 아예 실패하거나, 자라더라도 소 규모이거나, 많이 자라더라도 세균이나 곰팡이로 오염되는 등, 시행착오만 거듭하고 있었다. 그러 다가 드디어 해결사가 등장한다.

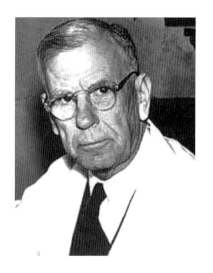

Ernest William Goodpasture.

'좋은 목초지'라는 훌륭한 이름을 가진 이 분은 오늘날 Goodpasture syndrome으로 널리 알려져 있 지만, 병리학자로서 학계에 남긴 업적은 바이러스 질환 분야가 더 많다. 신경계를 침범하는 바이러스, 예컨대 herpes simplex virus나 rabies virus 연구에 많은 성과를 거두었는데, 무엇보다도 가장 큰 업적은 embryonated chicken egg에 바이러스를 키워서 대량생산하는 기법을 개발한 것이다.

시작은 아마도 1927년으로 거슬러 올라가야 하지 않을까 한다. Vanderbilt 대학 교수로서 운영하던 연구실에 부부 과학자가 새로 입사하는데, Alice Woodruff와 Eugene Woodruff였다. 이들이 Goodpasture 박사의 오른팔, 왼팔이 된다. 이 중에 Alice Woodruff가 Goodpasture 교수의 거의 오른팔 격인 연구원으로서 실험에 임한다.

Goodpasture 교수는 Alice에게 fowlpox(천연두 사촌쯤 되는데 인체에는 무해)연구 실험을 맡겼는데, 바이러스가 잘 배양이 되지 않아 처음부터 애를 먹었다. 그러다가 Goodpasture 교수는 chick embryo egg에 바이러스를 주입해서 배양을 시도하면 어떠냐고 제안을 하였다. 아마도 바이러스가 세균이나 곰팡이의 방해를 받지 않고 자라려면 깨끗한 멸균 환경을 필요로 할 것이고, 달걀 속이 자연적으로 완벽한 멸균 환경이자 확실하게 폐쇄된 공간이 아닐까 하고 가정을 했을 것이다.

실험을 해 본 사람들은 잘 알겠지만, 원래 실험 과정이라는 게 꼭 준비되고 계획된 대로만 이뤄지는게 아니며, 가끔은 엉뚱하게 보일 수도 있는 시행착오를 숱하게 겪으면서 성과를 얻곤 하는 것이다. 소위 말하는 serendipity인 셈이다. 이 달걀 말고도 다른 배양환경 후보들이 꽤 많았겠지만, 그 당시엔 달걀이 선택되었고, 결국 성공하지 않았을까 한다. 물론 이 과정은 꽃길이 아니었다.

Alice Woodruff는 같은 연구소에 근무하던 남편 Eugene Woodruff와 함께 부부 합동으로 숱한 실패를 견디어 내다가 드디어 1931년에 달걀 안에서 바이러스를 배양하는 데 성공하고야 만다.

이를 계기로 coxpox와 herpes simplex virus까지 성공적으로 달걀 내 배양을 해 낸다. 이 성과는 성공 당시엔 작은 결실이었겠지만, 바이러스 대량 배양이라는 숙원에 고민하던 모든 바이러스 연구자들에게는 일대 복음으로 일파만파 파장이 퍼져나간다.

그 결과, 1939년에 엄청난 응용 성과가 하나 나온다. 록펠러 연구소의 Max Theiler가 황열 백신을 달걀 배양으로 성공시킨 것이다.

그리고, **1941년에 미시간 대학의 Thomas Francis가** 역시 달걀 배양으로 첫 독감 백신을 만들어낸다!

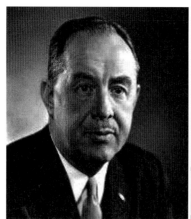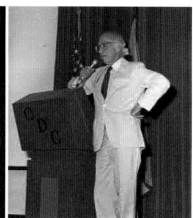

좌: Thomas Francis   우: Jonas Salk

그리고 그의 밑으로 제자가 하나 들어오는데, 다름아닌 Jonas Salk였다.
그 또한 소아마비 백신을 개발해낸다.

이렇게 달걀에 바이러스를 배양하는 기법은 최근까지도 주종을 이루어 왔고, 오늘날은 세포 배양이나 재조합 기법으로 독감 백신을 제조하는 수준으로 진화하였다. 우리는 오늘날 너무나 당연하게 여겨지는 것을 너무나 당연하게 생각한다. 그런데, 그 당연한 것의 연원을 따져보면 당시엔 당연하지 않다고 생각했던 것을 당연한 것으로 힘들여 바꾼 것이라는 걸 뒤늦게 알게 된다.

시작은 미미하였으나 의료계에 대 혁명을 몰고 온 Goodpasture 연구진들에게 다시금 경의를 표하는 바이다.

독감백신은 미국 대통령도 바꾼다.

Goodpasture 연구진의 공로로 백신 개발의 활로가 뚫린 이후, 1940년대에 독감 백신이 대량 생산되면서 이때부터 자연스럽게 집단 예방접종이 시작된다. 처음에는 2차 세계대전 시기에 미군에게 집단으로 접종을 하는 것으로 출발하였다. 그러다가 온 국민에게 예방 접종 실시를 시작한 때가 1976년이었다. 발단은 New Jersey 주의 Fort Dix에서 어느 미군이 독감 증세를 보인 데서 비롯된다. 이 당시 군에서는 1918년 스페인 독감이 시작되던 상황과 흡사하다고 추정하고, 당시 대통령이었던 Gerald Ford에게 역병 방지를 강력하게 건의한다. 그 결과, 온 국민이 예방접종을 받는 사업을 그해 10월에 시작하게 된다. 이는 12월까지 지속되어 총 4천만 명이 접종을 받는다.

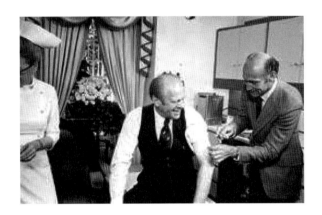

그러나 이는 12월 중순에 전격 중지를 하게 된다. 길랑바레 증후군(Guillain-Barre syndrome)이 이 기간 동안 무려 54명이나 발생하였기 때문이었다. 결국 총 500건이 발생하고 25명이 사망한다.

이는 당연히 여론의 악화를 가져오고, 궁극적으로는 차기 대선에서 땅콩 농장주 출신인 민주당의 Jimmy Carter에게 패배하는 결정타를 제공한다.

이 재앙은 Gerald Ford 의 실각 정도로 그친 게 아니고, 여파가 매우 컸다. 가장 큰 여파는, 아무래도 독감 백신에 대한 부정적인 인식이 팽배했고, 이는 지금까지도 남아 있다는 사실이다.

내가 미국 MGH (Massachusetts General Hospital)에서 연수하던 시절에 겪은 일인데, 가을철에 원내에서 병원 근무 직원들에게 독감 백신을 접종하는 캠페인이 시작될 때 희한한 홍보 포스터를 접하게 된다. 독감 백신을 맞으면 10달러를 준다는 것. 당연히 신속하게 달려가서 맞았지. 땅을 파 봐라, 10달러가 나오나? 주사 맞으면서 간호사에게 "왜 10달러 씩이나 주느냐(고맙다)?"고 물어봤더니, "직원들이 하도 안 맞아서 고안해 낸 고육지책"이라는 답변이 돌아 왔다. '한국이나 미국이나 다 똑같구나'하고 생각하며 귀가하였고, 그날 밤 나는 진짜 죽을 만큼 심하게 앓았다(……). 미제 백신은 역시 달라도 확실히 달랐다. 뭐, 그 날 이래 벌써 20년 다 돼가고 있는 현재, 이제는 거기 직원들은 독감 백신을 매년 잘 맞고들 있기를 바란다.

사실 오늘날의 독감 백신은 항간의 고정 인식과는 달리 매우 안전한 백신이다. 부작용이 없는 백신이야 없겠지만, subunit vaccine 같이 인체에 해가 될 소지를 가진 물질들을 다 사전에 제거하고, 꼭 필요한 성분만으로 구성한 제제이므로 탈이 날 확률은 매우 낮다. 요즘은 달걀로 만들던 기법에서 세포 배양이나 유전자 재조합으로 생산하기도 하기 때문에 그 흔한 달걀 알레르기도 원천 봉쇄될 수 있다. 그리고 1976년 백신 접종을 받은 이들은 2009년 신종 플루가 전세계를 강타했을 당시 훌륭하게 방어를 해내었다고 하니 (둘 다 H1N1), 보람없고 성과 없는 실패 사례만은 아니라 할 수 있다.

독감 백신은 1973년부터 세계보건기구(World Health Organization)에서 추천 strain을 발표하기 시작했으며, 1999년부터는 북반구와 남반구로 나눠서 추천안을 발표하고 있다. 2004년부터는 influenza B의 Victoria와 Yamagata lineage가 동시에 돌고 있다는 이유 때문에 백신 추천주를 3개에서 4개로 늘려서 발표하고 있다. 추천 주는 A/H3N2, A/H1N1, 그리고 influenza B이다.

백신을 맞으면 유도되는 면역능은 주로 hemagglutinin에 대한 것이다. 물론 neuraminidase에 대한 면역능도 유도되지만. 접종 후 시간 경과에 따른 전반적인 순서는 다음과 같다.

- 이틀 째 항체 생성 세포가 처음 출현.
- 일주일째 hemagglutinin을 겨냥한 CD8+ T cell 출현.
- 2주에서 3주 사이에 전반적으로 바이러스를 겨냥하는 cytotoxic lymphocyte 출현.
- 항체는 2개월~4개월 사이에 최고치에 이른다.
- 이후 떨어져서 바닥을 칠 때쯤 되면 다음 독감 백신을 접종할 시기가 돌아온다.

빅테이터로 독감 유행을 일찍 감지하려 하다.

아시다시피 현대는, 그리고 미래도 빅데이터 시대다. 우리 인류가 자기도 모르게 매 순간 생성해 낸 삶의 흔적들이 모두 디지털 데이터로 변환되면서 상상도 할 수 없을 만큼 어마어마한 규모로 쌓인다.

이 자료들을 가지고 어떤 특정한 목적을 설정한 후, 그에 따른 추세를 읽어낼 수 있다면, 그 자료는 더 이상 '자료'가 아니고 '정보'로 바뀌면서 엄청난 부가 가치를 창출한다.

Google이 이런 개념을 기반으로 하여 감염질환에 적용할 생각을 하고 만든 것이 Google Flu trends였다. 독감 유행이 시작되려고 할 때쯤 전 세계 구글 사용자가 독감과 관련된 각종 검색어들을 입력할 것이다. 따라서, 이 입력된 자료들을 가지고 추세를 읽어낼 수 있다면 진짜 독감이 시작되기 전에 미리 감지할 수 있을 것이라는 것이다. 이전에 google trends 로 오바마의 미 대통령 당선을 정확히 맞춘 전적도 있는지라, 이번에도 당연히 성공적으로 해낼 수 있을 것이라 예상하였다. 그리하여 2008년에 Google Flu Trends가 출범한다. 그러나 2013년에 조용히 Google Flu Trends는 종결된다.

Google

Thank you for stopping by.

Google Flu Trends and Google Dengue Trends are no longer publishing current estimates of Flu and Dengue fever based on search patterns. The historic estimates produced by Google Flu Trends and Google Dengue Trends are available below. It is still early days for nowcasting and similar tools for understanding the spread of diseases like flu and dengue – we're excited to see what comes next. Academic research groups interested in working with us should fill out this form.

Sincerely,

The Google Flu and Dengue Trends Team.

Google Flu Trends Data:

You can also see this data in Public Data Explorer

- World
- Argentina
- Australia
- Austria
- Belgium
- Bolivia
- Brazil
- Bulgaria
- Canada
- Chile
- France
- Germany

이유는 간단했다. 정확하지 못했기 때문이었다. 처음엔 잘 되는 것으로 보였으나 2013년 들어 독감 예측이 미 질병관리본부의 실제 자료와 비교해서 140%나 과잉 예측한 것으로 나온다. 왜냐하면, 구글에 입력되는 검색어들의 질 문제 때문이었다. 결국 이 Google Flu Trends는 더 이상의 운영은 하지 않고 있다. 그러나 그동안 쌓인 자료들의 규모를 보면, 헛심을 쓴 것은 아니며 이후 보완된 예측 system들을 만들고, 이를 여러 대학 연구소들에게 중요한 기준 자료로서 제공해 주고 있다.

빅데이터를 활용하면 모든 것이 다 잘 될 것이라는 낙관론에 경종을 울린 사례이기도 하지만, 어쩌면 훗날, 아니면 가까운 미래에 더 향상된 예보 체제가 나올 밑바탕이 될 지도 모른다.

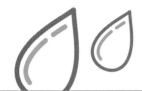

수막알균
Neisseria meningitidis

그람 음성균으로 diplococci 형태이다. 인간만이 유일한 숙주이며 침방울을 통해 전염된다. 평소 비인두에 colonization하고 있다. 여섯 가지 혈청형(A, B, C, Y, W-135, X)이 질환 원인의 대부분을 차지한다. 임상적으로 meningitis와 fulminant meningococcemia의 두 가지 질환이 중요하다. 전염성이 높기 때문에 다른 수막염 원인균과는 달리 outbreak을 일으킬 수 있다는 점에 유의해야 한다(예방항생제 복용의 근거).

Fulminant meningococcemia는 그람 음성균에 의한 패혈성 쇽 중에서도 가장 급격히 치명적인 경과를 밟는 패혈성 쇽 질환이다. 특징적으로 petechiae나 purpura 같은 출혈성 피부 병변을 보이며 거의 필연적으로 disseminated intravascular coagulation이 합병된다.

치명도가 가장 높은 이유는 아마도 병리기전에서의 핵심인 endotoxin의 혈중 농도가 다른 그람 음성균의 경우보다 최대 천 배 이상이라는 점과 관계가 있는 듯하다. 이 endotoxin이 염증의 주연들인 monocytes, neutrophils, 그리고 endothelial cells(가장 중요하니 꼭 기억하라!)를 자극하여 cytokine을 비롯한 여러 염증 매개물이 잔뜩 뿌려지게 되고, 이들 물질들은 전신으로 퍼져나가 또 다른 염증 세포들을 자극하는 증폭의 악순환이 계속된다. 이러한 상황 하에서 이 세포는 백혈구가 와서 달라 붙기 좋게 adhesion molecules를 생성해 내고, 같은 기전으로 응고가 일어나기 좋은 환경도 조성해 준다. 그리하여 백혈구와 혈소판이 endothelium에 집결함으로써 microthrombi가 형성되고 궁극적으로 혈관 손상이 뒤따르게 된다. 결국 모든 파국 상황이 endothelium에서 이루어지게 되는 것이다. Endotoxin이 그람음성균 중 가장 높은 농도라는 사실에 비례해서 proinflammatory mediators (TNF-α, IL-1, interferon-gamma, IL-8)와 이에 대응하는 anti-inflammatory mediators (IL-1 receptor antagonist, soluble IL-1 receptors, soluble TNF-α receptors, IL-10)도 혈중에 가장 높은 농도로 출현한다.

법정 감염병 3군(2020년부터 시행되는 기준부터는 2급 법정 감염병이다)인 수막알균 수막염은 meningococci가 blood-brain barrier (BBB)를 통과하여 CSF로 들어감으로써 생긴다. 결합 구조물인 pili는 CD46을 선호하는데, 이는 특히 meningococci의 유입 경로로 추정되는 choroid plexus와 meningeal epithelia에 풍부하다는 점에서 질병 기전과 밀접한 관계가 있다. 일단 CSF 로 들어가고 나면 subarachnoid space에 국한되는 강력한 염증 반응이 뒤따르게 되는데, 이는 균이 보유한 endotoxin에 의한 것으로 보고 있다. 그리하여 균 증식과 더불어 염증 반응이 신나게 진행되면서 CSF 내의 endotoxin, IL-6, TNF-α, IL-1, IL-1Ra, IL-10 농도가 혈중 농도의 수백~수천 배 높게 나온다. 이들 물질은 BBB의 permeability를 더 높이게 되어 더 많은 침입을 허용하게 된다. 그 결과 뇌 실질의 부종으로 인한 뇌압 상승, 뇌 세포의 apoptosis, 혈관내 응고로 인한 ischemia 등의 악순환에 빠진다.

이들 균에 대한 인체 방어기전의 핵심 열쇠는 complement가 쥐고 있다. 이는 bactericidal activity 와 opsonophagocytosis에 있어서 매우 중요하다. 따라서 late complement components (C5 - C9) 결핍된 경우, membrane-attack complex (MAC)를 제대로 조성하지 못해서 그대로 당하고 만다.

역설적으로, fulminant meningococcemia 환자에서 meningitis가 동반되지 않는 경우도 잦은데, 이런 경우는 오히려 예후가 더 나쁘다. 그 이유는, meningococci의 증식이 속도 면에서나 양적인 면에서 워낙 빨라 meninges로 침투하거나 CSF 내 염증을 일으킬 시간 여유가 없었기 때문이며, 그만큼 패혈증의 강도가 훨씬 더 세다는 것을 의미하기 때문이다.

Fulminant meningococcemia가 극단적으로 치달은 예가 Waterhouse—Friderichsen syndrome이다. 이는 DIC-induced microthrombosis, hemorrhage, tissue injury 등의 과정 중에 adrenal failure까지 합병되는 경우로, 심한 stress에 대한 정상적인 hypercortisolemic response를 보이지 못한다.

한편, 이 질환을 앓는 도중에 arthritis가 심심치 않게 발생하기도 한다(약 10%). 언제 발생하느냐가 중요한데, 질병 초기 며칠 사이에 발생하면 meningococci가 직접 관절을 손상했다는 의미이고, 더 늦은 시기에 발생한다면 immune complex deposition에 대한 면역반응으로 해석해야 해서, 치료의 방침이 달라지기 때문이다.

치료는 3세대 cephalosporin을 우선적으로 선택한다. Penicillin G도 좋은 선택이지만 내성이 증가하는 추세라 완전히 신뢰할 수는 없다. 이 밖에 meropenem을 사용할 수도 있다. β-lactam allergy인 경우 moxifloxacin, gemifloxacin을 쓸 수 있다. 치료는 적어도 5일 이상해 주어야 한다. 보조 치료로서 dexamethasone을 주어야 하는지에 대해서는 아직 논란이 있지만, 주게 되면 항생제 주기 15~20분 전에 투여해야 하며 6시간 간격으로 총 4일간 유지한다.

환자와 접촉한 사람들은(특히 의료진과 가족) 2차 전염의 위험이 있으므로, 가능한 빨리 예방적 항생제 복용을 하여야 한다. 흔히 rifampin, ciprofloxacin (500mg 한 번), azithromycin (500mg 한 번)을 준다. Rifampin 의 경우 600 mg씩 하루 2번 총 2일간 복용한다. 그러나 15~20%에서 제거 실패를 보이고 있어서, 널리 쓰이긴 하지만 가장 적절한 예방책은 아니다. 대안으로 ciprofloxacin이나 간편하게 ceftriaxone 250 mg IM 한 번으로 완료하기도 한다. 후자의 경우 제거성공률이 97%에 달하며, 임산부에서도 안전하게 사용할 수 있다.

격리는 respiratory isolation으로 하는데 치료 시작하고 만 하루가 지나면 해제해도 된다.

예방 접종으로서 quadrivalent meningococcal polysaccharide vaccine (serogroups A, C, W-135, and Y)은 80~95% 정도의 성공률을 보인다. 3개월 이상부터 접종이 가능하지만,

여러 번 접종해야 하기 때문에 2세 미만까지는 효과가 떨어진다. 수막알균 4가 다당류 백신을 주로 놓고 있었으나, T-cell independent 과정을 밟기 때문에 면역 기억세포가 형성 안 된다는 단점을 가지고 있다. 이에 전달 단백질을 포함한 결합 백신으로 해결하고 있다. 혈청형 B에 대해서는 백신 개발하는 데에 많은 난점이 있었다. 그 이유는 태아의 신경 세포 표면에 표현된 alpha-2, 8-N-acetylneuraminic acid와 유사한 구조를 가지고 있어서, 인체 면역 체계가 이 B 혈청군을 아군으로 인식하므로 제대로 단속하지 못하기 때문이다. 이는 subcapsular antigen에 근거한 백신으로 돌파구를 마련하여 노르웨이에서 대대적으로 접종한 바 있다. 이후 Bexero 백신이 개발되었고 2013년부터 유럽에서 쓰이기 시작했다. 미국에서는 당시 승인이 안되었었으나, 2013년에 프린스턴 대학교에서 7명의 집단 발병 이 일어나 응급으로 공수되어 사용된 것을 계기로 2015년에 미국 식약청에서도 허가되었다. 한편 Trumemba 백신은 2014년에 승인되었다. 최근 대두된 혈청형 X에 대해서는 현행 백신으로는 예방이 안되고 있어서 추가 개발이 필요한 실정이다.

백신의 접종 대상으로는 앞에서 언급한 complement 결핍환자 외에도 sickle cell anemia, asplenia, 혹은 splenectomy 받은 환자들도 반드시 포함시킨다. 그 외에 군인, 중동지방 순례자들, 6월~12월 사이에 사하라 사막 이남으로 여행하는 경우도 접종 대상에 해당하며, epidemic meningococcal disease 유행지역으로 가는 경우에도 맞아야 한다. 미국에서는 기숙사 생활을 시작하는 대학 신입생들은 반드시 접종 받도록 권고하고 있다.

드물지만
알아둘 가치가 있는
법정 감염병

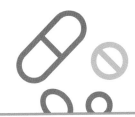

말타의 십자가
Babesiosis

1. 말타의 매(Maltese falcon) 그리고 험프리 보가트

대실 해밋의 하드보일드 추리 소설로 샘 스페이드라는 피도 눈물도 없는 천하의 아주 나쁜 사립탐정이 주인공인 작품이다. 이게 유난히 먼저 기억나는 이유는, 내가 졸업한 고등학교 교장 선생님이 바로 이 작품을 번역한 장본인이기 때문이었다. 그 분(학창시절에 우리 '할배'라고 불렀었다)은 우리나라 영문학계의 거물급 교수라고 하셨는데, 경희대 사범대학장까지 하시다가 갑자기 내가 입학하던 해에 교장 선생님으로 부임하셨다(스카웃 되셨던 듯). 훤칠하게 잘생긴 반백의 노신사로 정말 Dandy라는 표현이 딱 맞았던 분. 한 4년쯤 교장선생님 하시다가 다시 경희대로 돌아가셔서 교편을 잡으시고, 부학장까지 하셨던 것으로 안다. 그런데 이 분이 나름 내로라는 영문학 소설들을 많이 번역하신걸로 유명하다고 했다.

주로 헤밍웨이나 멜빌, 스타인벡의 작품들이었는데, 좀 의외였던 게 번역하신 작품 목

록들 중에 고상함과는 매우 거리가 먼 소설들도 꽤 눈에 띄었다는 것. 대표적인게 '호밀밭의 파수꾼' 그리고 '말타의 매'였다.

정통 문학뿐 아니라 좀 삐딱선을 탄 작품들도 번역했다는 게 매우 흥미로워서, 이 두 책은 따로 읽어보게 되었다. '말타의 매'는 여러 차례 영화화가 되었다는데, 이 작품의 주인공 샘 스페이드에게 몰두하다 보면, 이 역을 맡을 배우는 딱 한 사람밖에 생각나지 않는다. 아마 요즘 아이들은 잘 모를 것이고, 내 세대나 내 윗세대들이라면 공감할 것이다 *(여기서 아재 티를 또 내고 있는 나…… 쿨럭!).*

험프리 보가트! – 카사블랑카 영향이 크긴 컸다.

이 순정마초 배우 말고 누굴 생각할 수 있단 말인가? 그런데 영화 '말타의 매'를 보게 된 순간.. 어머나! 진짜로 험프리 보가트가 주인공이었던 것이다. 헐리웃도 생각하는 게 다 똑같았나 보다.

그리고 또 한 가지 연상되는 게…

2. 말타의 십자가(Maltese Cross), babesiosis

전공이 전공인지라, babesiosis의 진단 소견 중 하나인 maltese cross가 연상될 수밖에 없다. 말타의 십자가는 원래 말타를 관장하던 성요한 기사단의 상징으로 여덟 개의 꼭 지점을 갖추고 있다.

이 여덟 개가 의미하는 것은, To live in truth; to have faith; to repent one's sins; to give proof of humility; to love justice; to be merciful; to be sincere and wholehearted; to endure persecution. *(헥헥… 세상에 좋다는 덕목은 다 끌어 모았네;)*

그런데 진짜로 얘기하고 싶은 것은 babesiosis다. 말라리아의 임상 양상을 감쪽같이 흉내내는 원충질환으로, 혈액 도말을 해 보면 merozoite 네 마리가 적혈구 내에서 서로 발바닥을 사이 좋게 마주대고 앉아서 십자가 모양을 만들면서 세력을 과시한다.

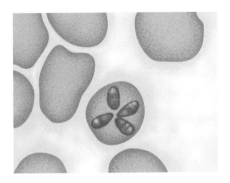

이러한 도말 소견을 Maltese cross라고 한다. 허나, 날이면 날마다 오는 그런 소견은 아니고.. 사실 적혈구의 1~2%만 침범하기 때문에 의외로 흔히 보긴 어렵다. 그리고 바베시아는 말라리아와는 달리 간은 거치지 않는다.

3. Victor Babeş

- 1888년에 이 분이 발견한 원충이다.

  루마니아 사람으로, 난 루마니아 하면 드라큘라 백작과 축구선수 게오르규 하지, 그리고 차우세스쿠 전 대통령만 알았었는데, 알고 보니 이분이야말로 루마니아에서 존경 받는 분이었다. 우표가 나올 정도니…

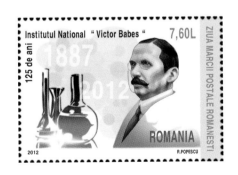

Germ theory가 발흥하던 19세기말~20세기 초에 맹활약을 하셨고 루마니아 보

건을 위해서도 헌신을 하신 위대한 분이다. Babesiosis는 원래 가축들의 질병이지만, 어차피 진드기(tick)이 물어서 생기는 질환이니 사람에게도 생길 수밖에 없다. 1957년 크로아티아에서 최초로 인체 감염 증례가 발견된 이래로 현재까지 꾸준히 생기고 있다. 우리나라에서도 종종 증례가 있었지만 다 외국에서 걸린 사례였는데….

4. 곡성(그 곡성 맞다! 전남 곡성…)

· 2005년에 전남 곡성에서 large Babesia가 75세 할머니에게서 진단되었다. 그런데, 그 어르신은 외국을 가 본 일이 없다네. 이거 아주 큰 의미를 가진다. 국내 진드기도 babesiosis를 매개할 수 있다는 사실이 최초로 밝혀진 것이니까. 이때 발견된 Babesia는 세계 최초의 새로운 놈이었고 KO1으로 명명되었다(J Clin Microbiol 2007; 45(6): 2084-2087).

하긴, 이 진드기는 Lyme 병도 매개하니까 토종 babesiosis가 생기지 말란 법도 없다. 뭐, 아직은 만날 확률은 희박하니까 걱정하실 것까지는 없는데… 진드기가 옮길 수 있는 질환으로 Lyme 이나 SFTS 에 더해서 한가지 더 고려할 것이 생겼다는 점에 의의를 둬야 하겠다. 진드기 매개 질환인데 임상 양상은 꼭 말라리아 같다면? → Babesiosis를 의심해 볼 가치가 있을 것이다.

더 자세한 사항을 알고 싶으시면 다음 링크로 가 보시길

http://cdc.go.kr/CDC/health/CdcKrHealth0101.jsp?menuIds=HOME001-MNU1132-MNU1147-MNU0746-MNU2420&fid=7953&cid=68879

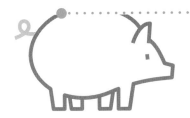

유비저
Melioidosis

말, 소, 돼지.

지난 2013년, 전 대통령과 닮은 외모로 유명했던 배우 한 분이 캄보디아에 영화 촬영차 다녀왔다가 괴질에 걸려 고생하다 결국 사망하는 안타까운 일이 있었다. 원인은 유비저 (類鼻疽)라는 생소한 질환이었으며, 이 때문에 주목을 끌게된 법정 감염병이다.

    Rest in peace..

    유비저(類鼻疽), 이름 그대로 코(鼻)에 고름이 줄줄 흐르는(疽) 질환과 유사한(類) 병이라는 뜻이다.

원어로 melioidosis라 한다.

따라서 파해 해서 보면 **meli** +oidosis.

원조인 meli는 그리스어 *melis*에서 왔으며, 이는 당나귀가 걸리는 질환(a distemper of asses)

이라는 뜻이다(사실 *distemper*는 개나 고양이가 걸리는 질환을 칭한다). 이를 다시 풀어쓰면 a condition similar to glanders, 즉 말이나 나귀가 걸리는 질환이다.

*Glanders

말이나 나귀 같은 단제류(soliped)가 걸리는 질환으로 코 중격에 궤양과 고름이 질질 흐르면서 전신 증상을 보이는 질환이다.
원인균은 *Burkholderia mallei*인데

- 여기서 *mallei*는 '말레이'가 아니고 '맬리아이'로 발음해야 하고
- 라틴어로 soliped를 뜻하는 *malleus*에서 유래한 단어다.

말 나온 김에, 말 이야기해 보자. *(말 장난!)*
발굽을 가진 동물들은 크게 기제류(奇蹄類; perissodactyl) 그리고 우제류(偶蹄類; artiodactyl)로 나뉜다. 기제류는 발굽이 홀수인 반면, 우제류는 발굽이 짝수인 동물을 일컫는다. 그림에서 보는 바와 같이

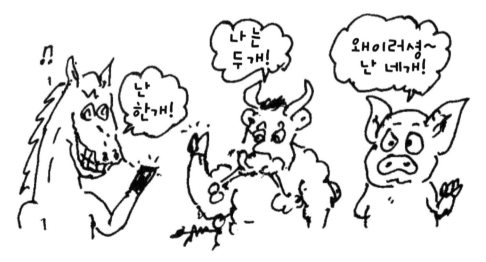

▲ 기제류와 우제류 동물들

말은 발굽이 하나인 반면 소는 발굽이 두개로 갈라져 있다. 낙타와 사슴도 2개다.

- 코뿔소는 발굽이 3개. ← 코뿔소는 '소'가 아니므로 혼동하지 말 것.
- 발굽이 4개인 대표적인 동물은 돼지와 하마다. – 봉준호 감독의 영화에 나오는 '옥자'가 어딘지 모르게 하마를 닮은 게 우연이 아닌 듯하다.
- 코끼리는 발굽이 5개다.

이렇게 기제류 중에 발굽이 하나인 단제류를 라틴어로 malleus라고 불러서 원인균의 이름이 그렇게 붙은 것이다.

*Melioidosis와 원인균

이 glanders와 유사한 질환이되, 동물뿐 아니라 사람도 걸리는 질환을 인지하고 그 원인균을 규명해 봤더니 → glanders와 같은 족보인 *Burkholderia*였더라 해서 *mallei*와 짝퉁인 균이라는 의미로 pseudo-를 붙여 *Burkholderia pseudomallei*로 명명된 것이다. 그러니까, 앞에서 언급한 배우 분의 사인인 원인균은 *B. pseudomallei*인 것이었다.

유비저는 생소한 이름이라, 어원에 대해 익숙해지기 위해 좀 자세하게 다루었다.

유비저균

이제 원인균을 이야기해 보자.

원인균은 *Burkholderia pseudomallei*이다. 그람 음성 간균이고 non-sporulating, 그리고 기동성이 있다(motile). 그람 염색을 해서 현미경으로 보면 양 끝단에 뭉쳐 보이는 식의 bipolar safety-pin pattern을 볼 수 있다. 반면에 오리지날인 *B. mallei*는 nonmotile이다.

1912년 버마(미얀마) 랭군에서 Whitmore가 이 질환에 걸린 걸인을 첫 증례로 보고한다. 당시 걸인이 보인 증상은 말이나 당나귀가 앓는 glanders와 유사하다는 내용으로. 그래서 melioidosis라는 명칭이 붙는다. 5년 후 말레이지아 쿠알라 룸프르에서 드디어 원인균이 동정된다. 당시엔 *Pseudomonas pseudomallei*였는데, 1992년에 *Burkholderia* 가문으로 독립되어 재명명된다.

발견된 장소를 보면 알 수 있듯이 주로 동남 아시아에서 발생하지만, 호주 북부에서도 발생한다.

이 균은 진흙이나 논 등에서 서식한다. 따라서 직접 피부가 닿거나, aerosol을 흡입하거나, 오염된 것을 섭취하거나 해서 감염이 시작된다. 임상 양상은 한마디로…… 참담하다. 증상이 없을 수도 있거나, 그냥 접촉 부위의 피부 고름집 내지 궤양 정도면 행운이고, 제대로 얻어 걸리면 고름집과 궤양이 피부에 국한된 게 아니고 온 몸에 걸쳐 생긴다. 더 정확히 말하면 reticuloendothelial system을 따라서 좌악 생긴다. 거기에다가 결핵을 흉내내는 폐렴까지 겹치면 설상가상. → 패혈증으로 가서 목숨이 위험해진다.

이렇게 살벌한 양상이기 때문에, **생물테러** 무기로 사용될 소지가 매우 높다.

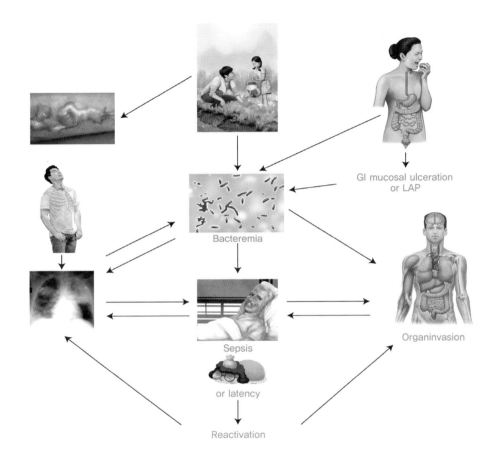

GI mucosal ulceration
or LAP

Bacteremia

Sepsis

or latency

Reactivation

Organinvasion

특히 당뇨, 신장 질환, 알코올 중독자들은 위험군이다. 한 가지 더 말썽인 게 세포 안으로 들어가서 쿨쿨 잠복기에 빠지는 놈들이 있기 때문에, 나중에 한참 지나서 다시 재발할 수도 있다. 이 잠복기 특징 때문에, 월남전 병역 다 치루고 귀환한 장병들에게서 뒤늦게 유비저가 발생하는 사례들이 종종 있었다. 이를 일컬어 월남산 시한 폭탄(Vietnamese time bomb)이라고 불렀다고 한다.

실제 임상

포자(endospore)를 만들 능력도 없는데 잠복한다는 건 참으로 대단한 일인데, 그 비결은 역시 세포 내에서 오랜 세월 버틸 수 있는 능력에 있다.

주로 PMN, macrophage, epithelial cell에서 노는데, epithelial cell에서 짐작할 수 있듯이 이놈들 또한 *Shigella* 처럼 actin polymerization 장난을 칠 수 있는 능력이 있다. 이런 능력을 보인다는 건 뭐다?

이놈들도 host에게 찔러대는 '주사기'를 쓴다는 뜻이다. 그런데 이놈들은 *Salmonella*, *Shigella*보다 주사기를 한 가지 더 쓰는데, type III secretion system (T3SS)에 더하여 type VI secretion system (T6SS)을 쓴다.

*Burkholderia*는 특히 이 type VI를 사용하는 대표적인 균주다. 이밖에 *V. cholera*, *P. aeruginosa*, *F. tularensis*도 이 모델을 쓴다*(어째… 질이 나쁜 놈들이 주로 애용한다는 느낌?).*

아울러, biofilm 생성 능력과 quorum sensing 능력도 latency 유지에 큰 비중을 차지한다.

참고 - Quorum sensing의 핵심 물질은 N-acyl homoserine lacton (AHL)이다.

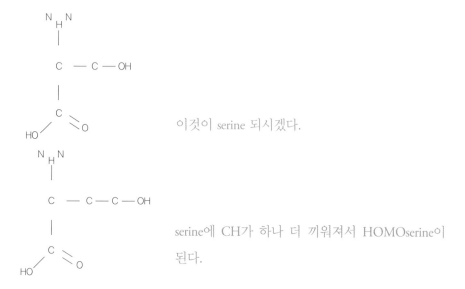

이것이 serine 되시겠다.

serine에 CH가 하나 더 끼워져서 HOMOserine이 된다.

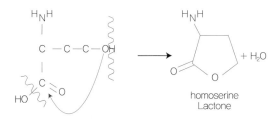

homoserine Lactone

−OH 기와 −COOH 기가 서로 눈독을 들이는데 조용히 지나갈 리가 없다.

결국 −OH 기가 −COOH 기를 공격함으로써

- H_2O를 산물로 냄과 동시에
- Lactone을 만들게 된다. 그 결과

Homoserine lactone이 만들어진다.

$$R—C \underset{OH}{\overset{O}{=}} \quad Acyl$$

이게 acyl이다. 이 acyl이 Nitrogen에 붙으면 N−acyl이다.

그 결과 최종 산물이 바로,

N−acyl homoserine lactone

N−acyl homoserine lactone (AHL) 되시겠다. 세균들은 복작복작 신나게 증식하면서 각자 이 AHL을 세포 밖으로 분비해 낸다. 이게 쓰레기처럼 쌓이다 보면… 즉, 세균 개체 수가 어느 임계점까지 증가하다 보면 이를 인식하게 되고, 서로 소통을 하게 되어서(They talk each other!), 더 이상의 분열과 증식을 스스로 중단하게 된다. 즉, 개체수의 임계점을 인식해서(Quorum sensing) 알아서 자중을 하는 것이다. 잠복은 주로 폐에서 한다. 그래서 나중에 재발도 폐에서 나온다. 볼수록 점점 폐결핵과 진짜 흡사한 짓을 한다.

진단은

쉽지 않다. 사전 지식없이 검사하면 동정이 잘 되지 않으며, 옛 친척인 Pseudomonas aeruginosa로 자주 오인된다. Processing 시 Ashdown's medium (colistin-containing liquid transport medium)을 쓴다. 현재는 MALDI-TOF로 동정을 한다.

결국은 유비저가 창궐하는 지역이나 나라에 갔다 온 환자가 고열이 나고 온몸 구석구석에 고름집들이 잡히거나 폐렴이 동반되어 있으면 high index of suspicion으로 임상 의사들이 빨리 판단하는게 정답이다.

치료는

다음 항생제들은 듣지 않는다.

- penicillin, ampicillin, 1~2세대 cephalosporins,
- gentamicin, tobramycin, streptomycin

bacteriostatic(구식 치료인 셈).

- trimethoprim/sulfamethoxazole (TMP/SMX),
- doxycycline을 6주에서 6개월

bactericidal

- 3세대 cephalosporins, 특히 ceftazidime.
- carbapenem
- piperacillin/tazobactam, ampicillin/sulbactam(이건 좀 의외네?)

보통 Ceftazidime 6g/day ± TMP/SMX 10~14일간으로 포문을 열고(Intensive phase), 반응이 좋으면 3~6주간(혹은 12주?) TMP-SMX로 정리를 한다(eradication phase).

고름집은 어떡하나? → 수술적으로 걷어낼 수 있는 병변이라면 수술을 하는 것이고, 수술이 어려울 정도 병변이라면 할 수 없는 것이고.

예방은

잘 피하는 게 정답이다. 동남아 장마 시기에 방문하면 맨발로 논이나 젖은 땅에 들어가지 말 것. 호주 북부를 갈 때도 마찬가지이다.

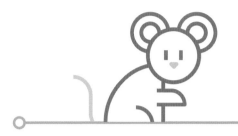

페스트
plague

어원과 역사, 그리고 Plague doctor

페스트.

　2017년 하반기에 마다가스카르에서 페스트가 집단 발생하는 바람에 오랜만에 다시 주목받게 되었다. 사실 마다가스카르의 페스트 발생은 새삼스러운 일은 아니다. 과거에는 아시아와 유럽을 휩쓸던 돌림병이었지만, 현재 세계보건기구(WHO)에 매년 보고되는 페스트 발생의 95% 이상이 마다가스카르를 비롯한 아프리카 지역이다. 영어로는 plague 혹은 pest라고 한다.

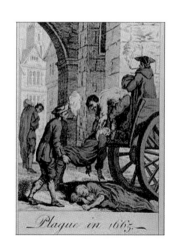

Plague는 라틴어 plangere 혹은 plaga에서 왔다.

- plangere는 영어로 strike down, 즉 쓰러뜨리거나 목숨을 앗아간다는 의미이고
- plaga는 blow, 즉 뭔가 거창하게 획하고 쓸고 지나감을 뜻한다.

어느 쪽이건 간에 뭔가 무섭고 거대한 것이 싹쓸이하고 지나간다는 의미 전달을 충분히 해 주고 있다. 가끔 plaque 와 혼동하는 이들이 종종 있는데, 80년대 초에 유명했던 치약 광고에서 예쁜 어린이가

"치과 선생님, 플라~~그가 뭐예요? 아, 뽀드득이요?"라는 유명한 멘트를 한 이래로 치석을 흔히들 **플라~~그**인 줄 아는 이들이 많은 탓이리라.

이는 치석이 되기 직전 단계인 치태를 의미하거나, 누군가의 이름을 새겨서 벽에 걸려는 목적으로 만든 물건, 예를 들어 상패 혹은 명패를 뜻한다. 발음도 plaque는 [plæk] 또는 [plɑːk]이고 plague는 [pleɪg]이다.

Pest는 이 질환에만 국한된 것이 아니고, 사람에게 매우 해로운 것들을 통칭하는 단어다. 세균의 개념이 없던 과거에 집단 돌림병이 발생하면 특별한 구분 없이 부르던 용어였을 것이다. 그래서 pesticide라는 용어는 글자 그대로 해석하면 페스트를 죽이는 제제가 돼야겠지만 실제로는 해충들을 죽이는 제제, 즉 살충제가 되는 것이다.

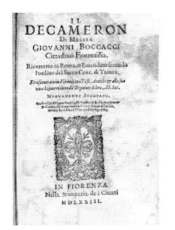

아주 고대부터 있었겠지만, 정식으로 기록된 역사 문헌만으로 보자면 6세기에 비잔틴 왕국에서 무려 4천만 명의 희생자를 냈던 사건을 시작으로 인류 역사에서 특기할 만큼 대규모로 폭발했던 적이 서너 차례 있었다. 14세기에 몽고가 유럽을 휩쓸면서 페스트도 퍼뜨리게 되어, 이탈리아를 시작으로 전 유럽을 휩쓴다. 이때 보카치오의 소설 '데카메론'이 나온다.

당시 유럽 인구의 1/3이 사망하였는데, 죽을 때쯤 되면 신체 여러 부위가 새까맣게 괴사되면서 사망하게 되어 'the Black Death (흑사병)'이라고 불리게 된다.

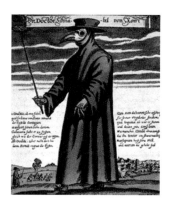

Plague 하면 자동으로 연상되는 이 기괴한 복장의 인물은 Plague Doctor라고 한다. 14세기에 처음 출현하여 18세기까지 존속하였는데, 내과 의사, 외과 의사 하는 식으로 별도의 흑사병 전담 의사였다. 특유의 복장을 보면 기괴해 보이지만, 찬찬히 따져보면 나름 과학적이긴 했다. 특히 새의 부리같은 마스크가 압권인데, 당시엔 흑사병이 공기 전염이라 생각했기 때문에(miasma를 믿던 시대), 가능한 환자로부터 최대한 자기를 방어하고, 얼굴도 최대한 떨어지기 위한 목적으로 긴 부리를 만들고, 부리 내부에는 박하나 각종 방향제, 장미 꽃잎 등으로 채웠다고 한다. 따라서 얼핏 보기엔 답답했을 것 같지만, 항상 향기로 호흡을 하니 그리 불쾌하진 않았을 듯하다. 들고 있는 지팡이는 역시 환자와 최대한 떨어져서 접촉하기 위한 용도였다. 역병이 가라앉고 나면 그 자신이 40일간 quarantine 조치를 받았다고 한다. 40일간으로 설정한 이유는 성경에 나오는 젊은 예수의 사막 고행에서 유래한 것이다.

흑사병은 본의 아니게 인류의 발달에 기여를 하기도 한다.
1665년 다시 유럽을 휩쓸면서 영국의 케임브리지 대학에 재직하던 아이작 뉴턴이 2년 동안 피난하게 되는데, 그 기간 동안 만유인력, 미적분 등의 위대한 업적을 달성한다.

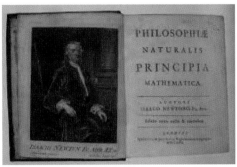 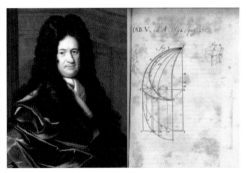

좌: 아이작 뉴튼   우: 라이프니츠

뉴턴이 2년간 자습을 안했다면? 음… 그래도 미적분은 발명되었을 것이다. 라이프니
츠에 의해.

참고: Plague Doctors

• https://www.ranker.com/list/facts-about-medieval-plague-doctors-and-their-methods/melissa-sartore

• https://www.ranker.com/list/how-the-black-death-changed-the-world/kellen-perry?ref=collections_btm&l=2580660&collectionId=2162

예르상과 키타사토의 경쟁

1850년대에는 중국 위난에서 대규모로 발생하게 되는데, 이는 홍콩까지 퍼진다. 이게 중요한 전환점이 되는데, 하필 그때 세계 미생물계의 투 톱인 Alexandre Yersin과 Kitasato Shinsaburo (*Shigella*를 발견한 Shiga Kiyoshi의 사부)가 근처에 있었던 것.

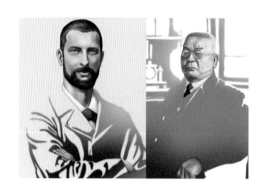

이 둘은 경쟁하듯이 따로따로 연구에 매진하여 최종적으로 1894년에 원인균을 발견해 낸다. 시기적으로는 Kitasato가 먼저 발견하여 보고하였으나, 그가 발현한 검체에는 사슬알균과 나중에 페스트균으로 밝혀지는 균이 섞여 있었고 이들을 잘 감별해서 구분하지는 못하였다. 반면에 Yersin은 제대로 페스트균만 딱 짚어서 보고한다. 결국 Yersin이 정식 발견자로 공인이 되고, 처음엔 파스퇴르에 대한 존경의 표시로 *Pasteurella pestis*로 명명하였으나 나중에 Yersin의 이름을 따서 *Yersinia pestis*로 개명되어 오늘날에 이른다(*Yersin*은 학자로서도 위대했지만, 평생을 베트남 국민들을 위해 열심히 봉사하며 보낸 분이기도 하다. 슈바이처 연상하시면 비슷하겠다).

그로부터 4년 후 Paul-Louis Simond가 진짜로 중요한 발견을 한다. 이 *Y. pestis*를 죽은 쥐의 조직에서 확인한 것. 거기에 더해서, 쥐 벼룩(flea)이 이 페스트의 전염에 핵심적인 원인으로 작용함까지 추정해 낸다. 20세기 접어들어 1900년에서 1910년동안에는 샌프란시스코에서 대규모 유행이 생긴다.

이는 도시 건설에 동원된 중국인 이민 노동자들에서 시작된 것으로 밝혀져서 서러운 인종차별을 많이 당했다고 한다. 사실 페스트의 첫 발상지는 중국이며, 이를 기점으로 전 세계로 퍼져나갔음이 최근 유전자 연구에서 밝혀진 바 있다. 그러나 20세기 전반기 동안 인도를 중심으로 페스트가 발생하며 1,000만 명 정도가 사망하였다.

60년대에는 월남전에서도 유행한다. 오늘날은 서두에서도 언급했듯이 아프리카, 특히 사하라 이남(에이즈도 그렇고, 왜 이렇게 사하라 이남엔 웬 감염 질환이 이리도 많은거야?)의 우간다, 콩고 민주공화국, 탄자니아, 그리고 마다가스카르에서 매년 전세계 페스트 증례의 90% 이상이 발생하고 있다. 물론 과거에 유럽을 휩쓸 정도의 규모는 아니지만.

자, 그럼 페스트 전염의 핵심 역할을 하는 벼룩(flea) 이야기를 해 보자.

벼룩 이야기

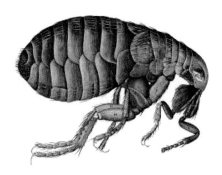

벼룩 중에서도 *Xenopsylla cheopis*를 말함이다(*X. braziliensis*도 있지만…).

자기 몸의 몇 배를 뛴다는 사실 등의 행동 양식은 워낙 잘 알려져 있으니 몇 가지만 간단히 정리하고, 진짜 중요한 사항인 페스트의 감염과정에 어떻게 관여하는지에 대해 논하기로 한다.

1. 지구 상에서 점프력 1위는 아니다. 2등이다.

- 1위는 froghopper(거품벌레)이다.
- 벼룩은 몸체 길이가 1.5~3.3 mm이고, 위로는 최대 18 cm, 넓이 뛰기로는 33 cm를 뛴다.

2. 무릎이나 허벅지 힘으로 뛰는 게 아니다.

- 벼룩의 모습을 보면 허벅지 굵기가 장난 아니다. 따라서 무릎과 허벅지의 힘으로 점프할 것 같지만, 사실은 발목 힘으로 점프한다. 거기에다 resilin을 에너지 원으로 사용하면서 순간 폭발시키며 점프한다.

3. 칼 루이스처럼 가위뛰기를 한다.

- 정말 가지가지 한다.
- 붕~! 하고 점프만 하는 게 아니라, 공중에서 칼 루이스처럼 가위뛰기까지 한다. 그래서 몸 길이에 비해 어마어마하게 이동하는 것이다.

4. 빗사이로 막가

- 설치류나 사람의 피부 위에서 털 사이사이를 잘 이동하기 위한 체형을 가지고 있다.

5. 벼룩의 간을 내어 먹을 수 있을까?

- 불가능하다. 벼룩은 간이 없다.

6. 물벼룩은 친척이 아니다.

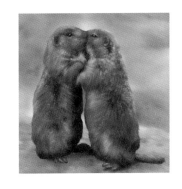

- 이름에 현혹되지 마시라. 물벼룩은 갑각류다.
- 코뿔소가 소가 아니듯이.

7. 벼룩시장은 왜 그런 이름일까?

- 벼룩처럼 잠깐 팔고 점프해서 철수하기 때문에…
  가 아니다(나도 그런 줄 알았었다).
- 아시다시피 중고 물품을 거래하는 곳이다.
- 중고 물품인데 하도 오래 돼서 벼룩이 들끓을 정도의 중고 물품들이 나온다는 일종
  의 조크다.

자, 이제 페스트와 관련된 이야기를 하자.

아시다시피 벼룩은 피를 빨며 살아가는 곤충이다. 주로 쥐(Rattus rattus 검은 쥐, R. norvegicus 갈색 쥐)를 비롯한 설치류(*Spermophilus* 땅다람쥐, *Tamias* 줄무늬다람쥐 chipmunk, *Cynomus* 뽀뽀대장 prairie dogs), 혹은 돼지, 새 등에서 서식하며 산다. 즉, 사람은 주식(?)이 아니다, 어쩌다가 쥐 근처에서 배회하는 경우를 제외하고는. 소위 말하는 incidental host 되시겠다.

벼룩의 소화기관은 피를 빠는 입에서 시작하여 식도, 그리고 위장으로 이어진다. 식도와 위장의 경계부위에 **proventriculus**라는 기관이 있는데, 일종의 밸브로 생각하면 된다. 피를 실컷 빨아서 위장이 빵빵해지면 다시 역류할 위험이 있으나 이 밸브가 틀어 막아주는 역할을 한다. 그런데……

*Yersinia pestis*균에 벼룩이 감염된다면?

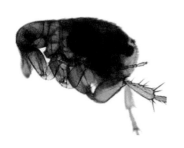

1. 피와 페스트 균이 어우러지면서

1) 혈전이 만들어짐과 동시에

2) 페스트 균은 biofilm을 내면서 떼거지로 뭉치들이 되어 섞인다. 그 결과, 식도에서 위장에 걸쳐 거대한 피떡이 만들어지면서 위장으로 들어가는 입구를 틀어막게 된다. 그 과정에서 밸브 역할을 하던 **proventriculus**는 무용지물로 전락한다. 이를 blocked flea라고 한다.

2. 이후부터 빠는 피는 식도에서 페스트균과 섞이면서 맴돌기만 할 뿐이지, 위장 안으로 들어가지 못한다. 그렇다면?

3. 토할 수밖에 없다. 그래서 페스트균이 잔뜩 섞인 피가 벼룩이 빨던 동물(쥐)에게 곧장 들어가게 된다. 그 결과 쥐들은 페스트에 걸리게 된다.

한편 벼룩은?

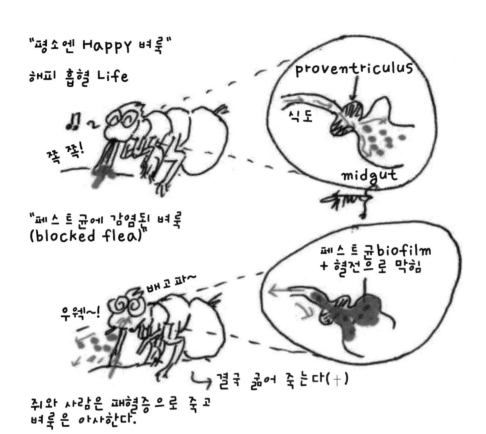

"평소엔 Happy 벼룩"

해피 흡혈 Life

짝 짝!

proventriculus

식도

midgut

"페스트균에 감염된 벼룩
(blocked flea)"

배고파~

우웩~!

페스트균 biofilm
+ 혈전으로 막힘

결국 굶어 죽는다(+)

쥐와 사람은 패혈증으로 죽고
벼룩은 아사한다.

4. 백날 피를 빨아 봐야 위장에 들어가지도 않고 죄다 토하니 항상 배가 고파서 어쩔
줄 몰라한다.

그래서 피를 애타게 갈구하며 보이는 대로 마구잡이로 달려들어 피를 빨아대는 헛
심을 쓴다.

5. 시간이 지나면 벼룩의 주 고객인 쥐들이 몰살 당한다. 그래서 벼룩은 다른 먹거리를
찾아 헤맨다.

그게 바로 사람이다.

6. 그래서 사람도 페스트에 걸린다(까뮈의 소설 '페스트' 초반부를 보면, 시민들 사이에 역병이 본격적으로 시작되기 며칠 전, 죽은 쥐들의 시체들이 시내 곳곳에 널브러져 있는 광경이 묘사되어 있다. '왜 쥐들이 먼저 몰살 당하고 사람이 그 다음으로 당하는 차례일까? 사람이 먼저, 쥐가 나중인 경우는 없을까?' 하고 한번쯤 의문을 품어 봤다면, 여기까지 설명한 벼룩의 비극적 과정으로 충분히 설명이 될 것이다).

7. 벼룩의 운명은 뻔하다. 결국 굶어 죽는다. 한편, 사람과 쥐는 페스트 패혈증으로 죽는다.

이제 페스트 균 자체를 얘기해 보기로 한다.

체온에 따라 차별화된 메뉴

Yersinia pestis 균은 Gram negative coccobacillus이고, 놀랍게도 *Enterobacteriaceae*에 속한다. Giemsa 염색을 하면 안전핀처럼 bipolar staining 모양을 보인다. Spore를 만들지 않으며(다행이다! 이런 균이 포자를 만든다면?), non-motile이다. 배지에 자라는 colony 모양이 흰자위 풀어놓은 것 같이 'fried-egg' 모양이라 한다.

참고: https://doh.sd.gov/lab/resources/bt/yersinia/colony.aspx

페스트 균이 혹독한 양상을 몰고 오는 이유는 20여 가지의 virulence factors를 내기 때문이다. 그런데, 좀 독특한 것이 **온도에 따라 내는 메뉴가 다르다.** 좀 더 자세히 말하자면, 벼룩의 체온(섭씨 20~28°)에서 생성되는 독성 인자들과 쥐나 사람의 체온(섭씨 36~37°)에서 생성되는 독성 인자들의 메뉴가 다르다는 것.

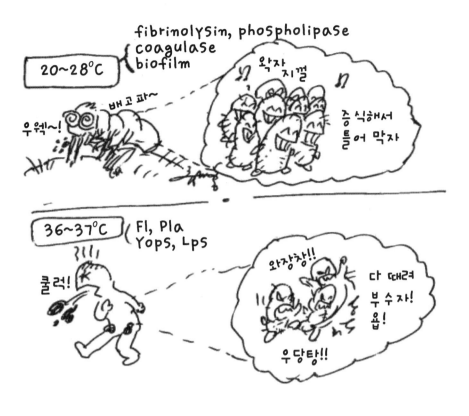

1. 벼룩의 체온에서 생성되는 것 → 주로 증식 및 소화기관 폐색 용이다.

* fibinolysin, phospholipase 같이 주로 벼룩 체내에서 증식을 위한 용도들이다.
* coagulase, polysaccharide (biofilm용) 같이 벼룩의 proventriculus를 폐색시키는 용도.

이렇게 잘 지내다가 벼룩이 흡혈 과정에서 우웩! 하고 토하면 페스트 균은 갑자기 평소보다 높은 온도(20°대에서 37°로)인 환경에 노출된다. 이를 감지하고 나면 새로운 메뉴의 독소들을 만들어내기 시작한다.

2. 쥐나 사람의 체온에서 생성되는 것 → 주로 침습, 즉, 달라붙고 파괴하는 용도 들이다

- 크게 다음 4가지를 낸다.
- F1 capsule → capsule을 만든다. 균에게 있어서 capsule의 용도는 뭐다? phagocytosis에 저항하는 것!
- Plasminogen activator (PLa) → 녹이면서 길을 내며 전진하는 용도, 즉 전신으로 퍼져 나가기 위한 용도.
- Yops → Yop A, B······ 등의 집단이며,
  - ▶ Directly destructive enzymatic activity, 즉 직접 파괴를 일삼거나
  - ▶ Disrupting intracellular function by type III secretion system, 즉 주사기로 host cell에 직접 주입해서 세균 자신을 해코지 못하도록 조종 한다. 진짜··· Salmonella도 그렇고 Shigella도 그렇고 주사기로 host를 마음대로 조종하는 놈들이 참 많다.
- LPS (lipopolysaccharides) → 잘 아시다시피 내독소(endotoxin)이다. 더 이상의 자세한 설명이 필요한가?

이리하여 항상 그렇듯이 antigen presenting cell을 택시 삼아 lymphatics를 타고 reticular endothelial system (RES)에 도착한다. 거기서, 특히 lymph node에서 분탕질을 치면 'hemorrhagic' suppurative lymphadenitis, 즉 소위 말하는 bubo를 일으킨다. 더 나아가 결국 혈류로 침투하여 전신에 퍼진다. 그것도 매우 빨리 전신에 퍼지면 Yops와 LPS가 진가를 발휘하여 패혈증이 본격 발현되고 허파로도 가서 정착하면 폐렴을 일으키고 피를 토하게 한다.

임상, 그리고 생물테러

임상적으로 크게 3가지 유형을 보인다.

1. Bubonic plague

- Bubo는 swelling of regional lymph nodes, 즉 가래톳을 의미한다. 이름 그대로 사타구니나 겨드랑이, 목 등에서 림프절이 염증으로 거대하게 붓는다. 이는 벼룩이 물은 자리에서 곧장 생긴다.

  느닷없이 갑자기 고열과 오한으로 시작되며 본격적으로 페스트가 시작됨을 알리는 불길한 증상이다.

  까뮈의 유명한 소설 '페스트'를 보면 첫 번째 희생자인 아파트 경비원 아저씨가 이런 식으로 시작해서 죽음에 이르는데, 진짜 실감나게 잘 묘사되어 있다. 까뮈가 환자를 직접 보았나?

2. Septicemic plague

- Bubo에서 더 악화하여 나타나기도 하지만
- Bubo 없이 느닷없이 진행되기도 한다. 그래서 배양에서 페스트균이 증명되기 전까지는 감도 못 잡을 수 있다.

  같은 이유로, bubo와 비교해서 사망 확률이 훨씬 높다. 제대로 치료가 안되면 손, 발, 코끝, 귓불 등의 혈관이 막혀서 까맣게 괴사가 일어나며 죽는다. 'Black death (흑사병)'이라 불리게 된 연유가 이것이다.

3. Pneumonic plague

- primary와 secondary로 구별된다. 그런데 좀 헷갈리는 분류이기도 하다.

  1) bubo에서 진행되어 혈류를 타고 허파까지 침투해서 생기는 것이 Secondary이다.
     bubo 시작하고 5~6일 내로 생기며, 3~4일 내로 사망한다.

  2) 폐렴형 페스트 환자에게 옮아서 생기는 것이 Primary이다(치명적이긴 마찬가지).

*Precaution

폐렴형은 respiratory droplet precaution을 해야 한다.

- 사람에서 사람으로 전염되니까 당연하다.
- 항생제 치료 시작하고 이틀이 충분히 지나면 해제 가능하다.

폐렴형이 아니라면 standard precaution.

*치료

항생제가 없던 과거에야 떼죽음을 하던 질환이지만, 현대는 치료제 옵션이 꽤 많다.

일단 Streptomycin이 있다. 1.0 g씩 하루 2번 근육주사로 7일간(10일?), 혹은 열 떨어지고 나서 적어도 3일간 준다.

Gentamicin도 효과적이다.

  5 mg/kg로 하루 한 번 혹은

  2 mg/kg로 loading 해서 기선 제압 후 1.7 mg/kg로 하루 세 번.

Ciprofloxacin 400 mg을 하루 2번 정맥 주사.

Doxycycline 200 mg을 12시간 간격으로 첫 날 주고, 이후 100 mg을 12시간 간격으로 준다.

Trimethoprim/sulfamethoxazole은 효과가 검증되지 않아서 선호하지 않는 게 좋다.

Macrolide 나 beta-lactams sms는 권장되지 않는다.

이렇게 보니, 치료가 별로 어렵지 않아 보이지? 중요한 핵심은 이거다. 발견하고 최대한 빨리 치료에 돌입해야 한다. 만약 발견하고 하루 이내로 치료를 시작하지 않으면 백약이 무효하다. bubonic plague은 절반이 죽고, septicemic plague은 거의 다 죽는다.

마지막으로,

*Bioterror 이야기를 하지 않을 수 없다.

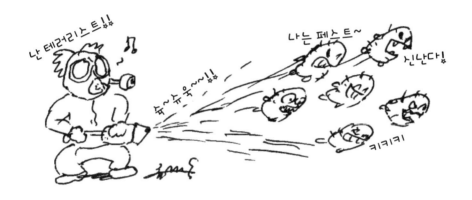

생물학적 무기를 사용하려는 입장에서는 탄저균, 천연두와 더불어 이 페스트만큼 매력적인 것도 없을 것이다. 앞서 얘기했듯이 옛날 몽고군이 맨 처음 시도하기도 했고, 2차 세계대전 때는 제국주의 일본군이 중국에게 몹쓸 짓을 하기도 했다(혹시 731 마루타 부대?).

미국 소련 냉전시기 때는 특히 소련에서 다약제 내성 페스트 aerosol이 개발되기도 했으나 다행히도 실전에 사용되진 않았다. 현재 WHO의 분류에 의하면 Tier1에 해당한다(이전에는 *category 1, 2, 3…* 하는 식으로 분류를 했으나, 이제는 *tier 1, 2, 3…* 식으로 구분짓는다. *category*는 어찌 보면 각각 대등한 입장이라는 의미에서의 분류를 의미하는 반면에 *tier*는 무언가 우열을 시사하는 기준으로서 계단식으로 층을 나눈 것이다. 사전을 찾아보면 흔히 나오는 예인 *"a wedding cake with three tiers =3단 웨*

딩케이크"라는 표현을 보면 쉽게 수긍되지 않는가? 생물 테러에 해당하는 병원체들의 위험도에는 각기 높낮이가 있기 때문에 *category*보다는 *tier*로 표기하는게 더 합당할 것이다).

추산하기를, 500만 명이 사는 도시 하나에 페스트균 aerosol 50 kg을 살포하면 15만 명의 폐렴 페스트가 생기고 3만6천 명이 사망할 것으로 예상된다고 한다.

어느 도시에서 느닷없이 피를 토하는 전격성 폐렴 환자들이 폭발적으로 발생하면 페스트에 의한 생물테러를 의심해 볼 필요가 있다.

페스트에 노출되면 Ciprofloxacin 500 mg을 하루 2번 경구로 7일간, 혹은 Doxycycline 100 mg을 하루 2번 경구로 7일간 복용한다. 물론, 이런 일이 생기면 안 되겠지만.

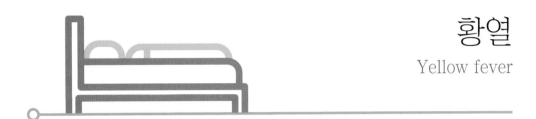

황열
Yellow fever

족보와 모기

황열은 문자 그대로 열이 나면서 온 몸이 노랗게 되는 병이다. 백신을 제대로 잘 사용해서 잘 조절되고 있는 대표적인 모범 사례이기도 하다. 아직까지 우리나라에서는 걸릴 일이 없어서 다행이긴 하지만 주로 사하라 이남 아프리카(또!)와 남미에 이르는 광활한 범위를 점령하면서 맹위를 떨쳤던 질환이다.

원래 아프리카에서 발원하였는데, 유럽 노예 상인들이 닥치는 대로 아프리카인들을 납치하고 인신매매하면서 미주 대륙으로도 유입된 것이다. 그리하여 1648년에 미 대륙에 대유행이 발생한 것을 시작으로 1773년에 필라델피아를 강타하면서 시민들의 무려 10%가 죽었고, 1878년에는 미시시피 계곡 대 유행(Mississippi Valley epidemic)으로 10만 명이나 앓았다고 한다.

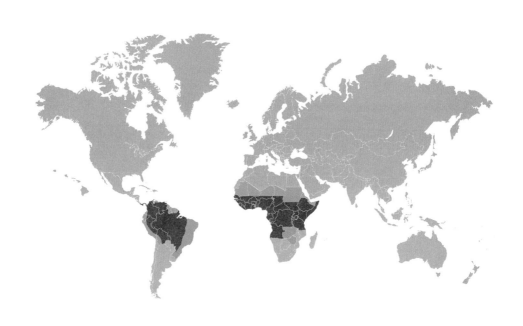

황열은 처음에 걸리면 대부분은 열과 몸살, 오심과 구토, 전신 무력감 증세로 약 4~5일간 짧게 앓고 그냥 지나간다. 하지만 15% 정도의 환자들에게서 곧장 재발하는데, 이때 다시 고열과 더불어 전신 장기 부전 증상을 제대로 앓게 된다. 특히 간 담도에 이상이 생겨서 황달이 오르게 되어 온 몸이 노랗게 된다. 일단 이렇게 두 번째 고열과 황달에 빠지면 절반이 사망할 정도로 무시무시한 질환이다.

황열은 황열 바이러스(Yellow fever virus)에 의해 생긴다. 황열 바이러스는 positive sense single stranded RNA virus로 enveloped virus 형태이다. *Flaviviridae*과 (family)에 소속되어 있는데, 이 *Flaviviridae*라는 명칭 자체가 라틴어로 *flavus* 즉 yellow, 노란색에서 왔다. 다시 말해, 향후 발견될 수많은 *Flaviviridae* 가족의 원조가 황열인 셈이다.

Flaviviridae는 다시 4가지 속(genus)으로 나뉘는데, *Flavivirus*, *Hepacivirus*, *Pegivirus*, *Pestivirus*가 있다. 뒤의 두 genus는 우리 임상가들이 굳이 알 필요는 없고, *Hepacivirus*에는 hepatitis C virus라는 대 스타가 있다. 그리고 *Flavivirus*인데, 구성원들을 보면 진짜 골치 아픈 놈들이 우글우글하다. 일단 황열, Dengue, Zika, 일본뇌염, West Nile virus, St. Louis encephalitis 등등…. 주로 치료약도 없는 열대 출혈열 계통과 뇌염들이 차지하고 있다.

이 바이러스들을 매개하는 것은 *Aedes* 모기들이다. 특히 *Aedes aegypti*가 주종이며 대한민국 군인 아저씨들의 주적이기도 한 아디다스 모기라고도 불리는 *A. albopictus*(흰줄숲모기)도 가담하고 있다.

지금이야 황열은 모기가 매개한다는 건 다 아는 사실이지만, 19세기말까지만 해도 무엇이 매개하는지 논란이 많았다. 비교적 우세했던 가설은 '접촉'에 의해서라는 것이었지만, 결국 Walter Reed 와 Finlay를 비롯한 과학자들의 노력과 거룩한 희생을 통해 모기가 매개함이 밝혀진다.

거룩한 희생이라고?

그렇다.

눈물없이 지나칠 수 없는 황열과의 비장하고도 처절한 투쟁사였기 때문이다.

거룩한 투쟁사, 그리고 Walter Reed

황열과의 투쟁사에는 여러 영웅들이 등장한다.

1. Carlos Finlay

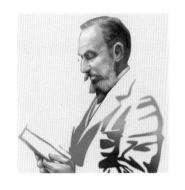

- 쿠바의 학자로, 1881년에 Aedes aegypti 모기가 황열의 매개체라는 가설을 공표한다. 이 가설이 결국 결정타가 된다.

2. George Miller Sternberg

- 미국 세균학의 아버지라 불릴 정도로 위대한 학자이며, 1875년에 직접 황열에 걸려서 곤욕을 치룬 경험을 바탕으로 황열에 대한 권위자가 되기도 한다. 가장 큰 업적은 아마도 Walter Reed라는 대스타를 발탁하여 제대로 써 먹었다는 데 있다. 1900년

에 황열을 제대로 파혜치는 Yellow Fever Commission을 발족하고 Walter Reed를 수장으로 앉힌다.

3. Now, Here comes the ONE - Walter Reed

그리고, 월터 리드다.

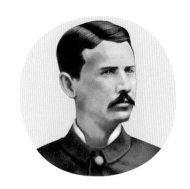

군의관이자 학자로서 사부인 Sternberg의 지도하에 Yellow Fever Commission을 이끈다. 특히 Carlos Finlay의 1881년 가설을 충실히 받아들여 연구와 검증에 매진한 결과 드디어 모기가 황열의 매개체임을 확진한다.

이게 당시에는 거의 경천동지할 수준의 결론이었으며, 후세 의학계에도 거대한 영향을 미친다. 곤충이 감염병을 매개할 수 있다는 새로운 개념을 정립한 것이기 때문이다. 이를 바탕으로 진드기 매개 감염병이나 다른 모기가 매개하는 질환 등등이 속속 밝혀지게 되는 도화선이 된다. 그러나 불행하게도 월터 리드는 대박을 터트린 지 불과 2년만에 51세라는 아까운 나이로 사망한다. 충수염이 터져서 복막염이 합병되어 패혈증으로 죽은 것이다. 당시엔 항생제가 없었으니, 속수무책이었을 것이다.

월터 리드는 인격적으로도 훌륭한 학자였던 것 같다. 황열과 모기의 관계 정립을 자기의 업적이라고 해도 아무도 뭐랄 사람이 없었을 텐데도 불구하고, 이에 대해 논할 때면 반드시 1881년에 가설을 세웠던 Carlos Finlay의 업적이라고 매번 강조하곤 했다. 연구 업적 이외에도 미국 원주민의 복지를 위해서도 많은 일을 했다고 한다.

많은 존경을 받던 차에 요절을 해서 안타까워했던 것일까?

그의 사후 Walter Reed 기념 병원이 설립되었으며, 점차 규모가 커져서 오늘날에는 해군 병원과 합쳐져 Walter Reed National Military Medical Center가 된다. 우리 나라로 따지면 국군 수도통합병원 내지는 지구 병원에 해당할 텐데, 주로 정치적 거물들과 고관대작들이 진료를 받는다(그런데, 그러기엔 병원이 너무 크네……). 케네디 대통령이 부검을 받은 곳도 여기. 말라리아 강의에서도 언급했지만, mefloquine이 만들어진 곳도 바로 이곳이다.

4. William Crawford Gorgas

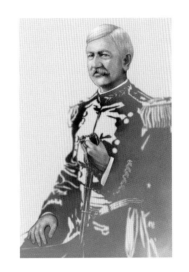

이 분은 월터 리드가 확립한 모기 매개설을 바탕으로 하여 실제 황열 퇴치에 성과를 올린다. 초급 장교 시절에 황열에 걸려서 사경을 헤맨 적도 있었기 때문에 더욱 열심히 임무에 임했을 것이다. 특히 말라리아와 황열이 만연하던 파나마 운하 건설 과정에서 성공적인 모기 방역을 완수함으로써 황열 발생을 제대로 줄였다(물론 말라리아도 퇴치했다).

이로 인해 1904년에 시작한 파나마 운하 공사가 10년만에 성공적으로 건설될 수 있었다. (아시다시피 운하 공사 준비 시점의 파나마는 콜롬비아의 1개 주에 지나지 않았다. 그러나 콜롬비아가 공사와 관련된 각종 비용을 세게 부르는 바람에, 미국은 당시 콜롬비아 정부에 반란을 일으키고 있던 파나마 주를 배후에서 도와줌으로써 1903년에 신생 독립국가 파나마를 탄생시킨다. 그리고 운하 공사를 시작한다). 그리고 미국은 1999년에 파나마로 소유권이 완전히 이전될 때까지 많은 수익을 올린다.

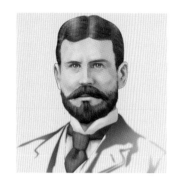

* 안타까운 희생자 Jesse Lazear

아마도 월터 리드가 정말로 안타까워했을 동료 학자일 것이다. 모기 매개에 대한 실험을 하다가 자신을 실험 대상으로 삼아 일부러 모기에게 물리고, 결국 황열이 발생하여 생을 마감한다.

* 고귀한 희생자 Clara Maass

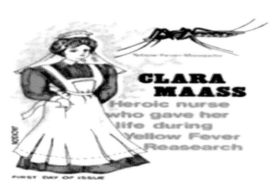

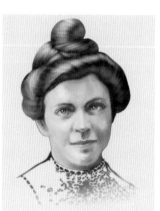

20대 초반의 이 간호사는 당시 월터 리드 연구진이 하던 황열 실험에 자원한다. 처음 모기에 물리고 황열이 발생했으나 말끔히 나았다. 그러나 대체 왜 그랬는지 모르겠지만, 한 번 더 실험 대상이 되길 자청한다. 이미 한 번 앓았으니 평생 면역이 있을 것이라고 안심했던 것인지도. 허나, 안타깝게도 두 번째 황열은 이겨내지 못하고 결국 사망하고 만다. 이로 인해 월터 리드 팀의 황열 실험은 중단된다.

황열과의 투쟁사를 봐도 알 수 있지만, 감염질환의 역사를 보면 원인 병원체 파악을 위해 자신을 기꺼이 희생한 이들의 사례가 적지 않다. 예를 들어 Rickettsia의 발견 과정에서 그 균에 감염되어 숨진 Ricketts와 von Prowazek이 대표적인 사례이다. 특히 기생충학을 전공하시는 선생님들 중에 자진해서 자기 자신을 기생충의 숙주로 삼아 연구를 하신 분들이 꽤 많다. 정말 이 분들의 용기에 진심으로 경의를 표하는 바이다. 예를 들어 단국대 서민 교수만 해도 자신의 눈 속에 기생충을 하나 키우고 있다. 물론 짐승에게만 해가 되고 사람에게는 해가 되지 않는 기생충이니 걱정하실 필요는 없다고 한다. 음…… 나는 그렇게 못한다. 일단 나는 임상가이므로 최대한 건강한 신체를 유지해서 환자 하나라도 더 봐야 하는 건.. 핑계이고, 겁나서 못하겠다.

자, 다음은 백신을 다뤄보기로 한다.

백신 개발사, 그리고 Max Theiler

아시다시피 황열은 특효약이 없다. 그래서 해결책은 매개충인 모기를 확실히 박멸하는 수밖에 없고, 또 다른 해결책이 바로 백신(vaccine)이다.

백신 개발은 미국 Rockefeller 연구소에서 무려 3차례나 시도되어 결국 마지막에 성공한다. 프랑스 파스퇴르 연구소에서도 백신 개발에 성공하였으나 너무나 독성이 강하여 결국 실용화에 실패하였다.

1. Noguchi

록펠러 연구소에서 처음 나온 백신은 Hideyo Noguchi가 1912년에 만들어 내었다. 그러나 이는 바이러스의 개념도 없던 시절이었고, 실제로는 Leptospira를 겨냥한 백신이었다. Noguchi는 죽는 날까지도 황열의 원인을 *Leptospira*라고 굳게 믿었다. 그도 연구 과정에서 황열로 사망한다. Noguchi는 살아 생전에는 수없이 많은 업적으로 주목을 받았으나 그의 사후 재검증 과정에서 거의 모든 업적들이 오류투성이임이 밝혀진다. 소아마비나 광견병, 등등의 원인 병원체라고 밝혔던 것들은 결국 다 틀린 것이었다. 그의 업적 중에 가장 확실한 것은 독사의 맹독에 관한 연구들과 신경 매독 환자의 뇌에서 매독균을 증명해낸 것 정도일 것이다. 일본 당국은 이와 같은 그의 행보를 높이 삼아 2004년부터 나쓰메 소세키를 밀어내고 1천 엔짜리 지폐의 인물로도 새겨진다.

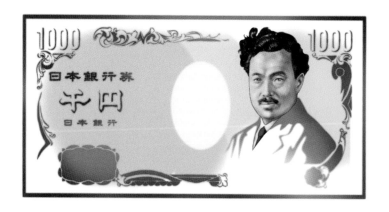

물론 오늘날 오류투성이인 그의 실적들과 방탕했던 사생활, 그리고 다소 편집광적이었던 인격과 거짓말로 점철된 경력들 때문에 많은 논란이 되고 있지만 말이다.

그의 업적들이 1900년대 초의 과학 수준때문에 어쩔 수 없이 발생한 오류들인지 아니면 fraud를 범한 것인지는 여전히 결론이 나지 않고 있다. 하지만, 그 어떤 학문 활동을 하더라도 동료 과학자들의 공정하고도 엄격한 비판(peer review), 그리고 검증이 없이는 아집과 오류, 심하면 속임수까지도 저지를 수 있다는 반면교사의 범례로 삼아야 할 필요가 있다.

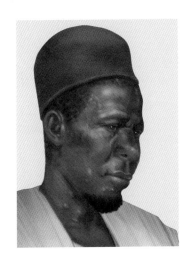

2. Asibi

아시비는 황열에 걸렸다가 살아남은 아프리카 인으로, 바로 그의 검체에서 1920년에 황열 바이러스가 최초로 분리되는데 성공한다. 그의 검체를 기반으로 록펠러 연구소에서 두 번째 백신이 만들어진다. 그러나 제작 과정에 드는 노력이 너무나 커서, 역시 실용화되는 데는 장애 사항이 많았다. 하지만 이는 세 번째 백신 개발 시도 성공의 초석이 된다.

3. Max Theiler & 17D vaccine

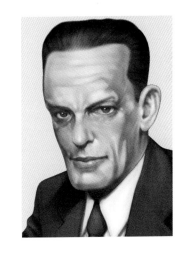

그리고 드디어 남아공에서 록펠러 연구소로 날아온 학자인 Max Theiler가 등장한다.

그는 이 Asibi 백신을 기본으로 하여 업그레이드를 시킨다. 이 attenuated virus 백신에 mutation을 유도함으로써 1931년에 나온 백신이 17D 백신이다. 1939년에 브라질에서 무려 100만 명을 대상으로 임상 시험을 하였고, 완벽하게 성공적인 효과를 얻는다. 그리하여 오늘날까지도 이 17D 백신이 쓰이고 있다. Theiler는 이 공로로 1951년에 노벨상을 수상한다.

황열 백신은 투여 받고 나면 심하게 앓는다고 하지만 매우매우 안전한 백신이다. 물론 계란 알레르기 뇌염 같은 부작용이 보고되었지만, 그 빈도는 매우 희귀하다. 원인은 불확실하지만 아마도 유전적인 원인(2-5 oligoadenylate synthase 돌연변이)으로 인한 YEL-AVD (yellow fever like disease associated with vaccine)도 드물게 발생한다. 약독화 생백신이기 때문에 면역 저하환자나 6개월 미만 내지 환갑을 넘은 이들은 금기이다. 황열 위험지역 방문하기 10일 전에 접종을 하며, booster로 또 맞을 필요까지는 없다.

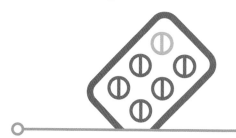

라임병
Lyme disease

라임은 항구다

Lyme은 미국 동부 Connecticut 주의 남단에 있는데, 인구가 1만 명을 채 넘지 못하는 자그마하고 한적한 곳이다. Lyme이란 지명은 영국 남해안에 있는 조그만 항구 Lyme Regis에서 유래했는데, 아마도 이 항구에서 살던 이들이 바다를 건너 현재의 Lyme으로 처음 이주해 왔기 때문에 그렇게 명명된 것으로 추정된다. 이곳은 원래 여름 휴양지이자 예술가들이 모여 사는 곳으로 유명했으나, 1976년을 기점으로 해서 Lyme 병으로 더욱 유명세를 타게 되었다. 당시 Lyme 지역의 소아들에서 juvenile rheumatoid arthritis로 추정되는 질환이 집단 발생하였는데, 결국은 진드기(tick) 매개에 의한 나선균 감염병으로 규명되었으며, 이때부터 발생지역인 Lyme을 질환명으로 사용하게 된 것이다.

Lyme 병은 진드기에 의해 *Borrelia burgdorferi* 가 감염되어 피부, 관절, 중추신경계, 혹은 심장 등의 여러 장기에 급만성 질환을 일으키는 병이다. 질환의 경과는 진드기 교상

이후에 생기는 발열과 국소 피부 발진을 보이는 급성기에서 그치지 않고, 이후 전신으로 퍼지거나, 수개월 후에는 만성 질환으로 발전하는 등의 뒤끝이 매우 심한 특징을 보여서 임상의들에게 고민을 안겨준다.

보렐리아균과 진드기

Borrelia burgdorferi 균으로 매독균처럼 꼬불꼬불한 모양의 나선균(spirocheta)이다. 총 13가지의 Borrelia 종들이 있는데, 이들을 Borrelia burgdorferi sensu lato라 통칭하며, 편의상 간단히 줄여서 B. burgdorferi라 부른다. 사람에게 질환을 일으키는 건 B. burgdorferi sensu stricto, Borrelia garinii 그리고 Borrelia afzelii이다. B. burgdorferi는 주로 미국에서 발견되는 반면, 아시아에서는 세균 모두 발견되며, 대부분 B. garinii 또는 B. afzelii가 주종을 이룬다.

매개하는 곤충으로는 참진드기인 Ixodes ricinus 복합체에 속하는 14가지 종이 있다. 지역마다 주요 참진드기종이 다른데, 미국은 I. scapularis와 I. pacificus이며, 유럽은 I. ricinus, 아시아는 주로 I. persulcatus이다. 조류, 파충류, 포유류(설치류 종류와 개, 사슴, 사람)에 달라붙어 흡혈을 하는데, 생활사 면에서 유충(larva), 약충(nymph), 성충(adult)의 세 단계를 거치면서 성장해야 하기 때문이다. 주요 흡혈 부위는 털이 있고 은밀하며 접히는 부위, 즉 겨드랑이, 사타구니, 등, 두피 등이다. 각 생활사 성장 단계 모두에서 Borrelia를 가지고 있으나 이 중에서도 nymph가 사람에게 질환을 옮기는 가장 흔한 매개체이다.

질환명이 시사하는 바와 같이 주로 미국에서 발생하는 것으로 오해하기 쉽지만, 전 세계에 널리 만연하는 질환이다(실제로, 미 Lyme에서 발생하기 이전에 이미 유럽에서도 자주 발생했었다). 지금도 미국에서는 매년 3만 명씩 발생하곤 한다. 우리나라에서는 1993년 국내 서식 진드기에서 Borrelia 균을 분리함으로써 Lyme 병 발생의 예외 지역은 아닐 것으로 추정되었으며, 2010년 12월 30일 법정 감염병으로 지정되기 전까지는 제주도, 강원도, 경상남도 등에서 양성이 총 6건 정도로 극히 드물게 보고되었다. 그러나 법정 감염병 지정으로 인한 각성과 진단 기법의 발달 때문인지는 몰라도 이후 국립보건연구원에 의뢰하는 건수가 매년 200건 이상으로 늘어났으며, 항체 양성 건수도 증가 추세를 보이면서 2013년만 해도 11건에서 양성이 나왔다. 2014년 9월 현재에도 6건이 보고되고 있다.

오대산에 갔다 온 어느 남성

(이하는 실제 겪은 증례임) 2012년 10월말에 44세 남성이 외래로 방문하였다.

"2012년 5월 오대산에 산행 갔다 왔는데, 이틀 정도 지나서 우연히 옷을 갈아 입다가 우측 겨드랑이에 빨간 뾰루지가 보이더라구요. 그런데, 거기에 진드기 한 마리가 달라 붙어 있었어요."

"진드기라는 건 어떻게 금방 알아차리셨어요?"

"제가 어릴 때 시골에서 살았는데, 소를 치고 살았거든요. 그래서 웬만한 진드기는 다 알아봅니다."

"아, 네. 그럼 그 진드기는 어떻게 하셨어요?"

"간신히 떼어내서 죽여버렸죠. 그리고 그 빨간 피부 반점 모양이 딱 화살 과녁 모양이었거든요. 그런데 이게 말이죠, 한 달 남짓 걸쳐서 서서히 커지더라구요. 결국은 제 몸 전체를 덮어버릴 만큼 어마어마한 크기까지 갔습니다. 그러다가 그냥 사라졌습니다."

"그 당시 열나는 등의 증상은 없었어요?"

"없었어요. 그런데, 7월쯤 되어서 등 근육이나 어깨, 턱관절, 무릎 등으로 통증이 시작되어서 돌아다니는 것입니다. 지금은 좀 덜하지만, 그래도 여러 관절들이 마치 담 걸린 것처럼 불편합니다. 그런데, 최근 우연히 인터넷에서 라임에 대한 기사를 읽어보고 걱정되어서 왔어요."

이 환자분은 질병관리본부에 의뢰한 Lyme 검사에서 양성이 나와 확진되었다.

1기- 국소 감염

진드기 교상 부위로 Borrelia 균이 침입하고 3~32일 정도의 잠복기 동안 증식을 하고 나면 이동성 홍반(erythema migrans)이 나타나면서 증상이 시작된다. 이때 환자는 발열, 무기력감 등의 증상을 동반한다. 이동성 홍반은 붉은 반점이나 구진 모양으로 나타났다가 과녁 모양으로 변하면서 서서히 크기가 커진다(그런데, 모든 홍반이 다 과녁 모양으로 나타나는 건 아니다. 실제로는 그냥 전체적으로 벌건 홍반 양상으로 보이는 경우가 더 많다). 가렵거나 눌러서 통증이 있거나 하는 증상은 대개 없다. 이 피부 양상은 모든 환자에게서 나타나는 건 아니고, 20% 정도에서는 이런 피부 병변이 나타나지 않을 수도 있다.

2기 - 파종성 감염

1기에서 치료를 받지 않은 경우, 초기 양상인 이동성 홍반이 발생하고 나서 수일 내지 수주 후 전신으로 퍼지는 파종성 단계로 넘어간다. 여러 개의 바퀴 모양의 피부병변을 보이며, 발열, 오한, 피로감, 근육통, 관절통 등의 전신증상이 나타난다. 이러한 전신증상은 보통 수주 이내에 사라지지만, 적절한 치료를 받지 않은 반수 이상의 환자는 장기 후유증으로 갈 수 있다. 이는 주로 심장염이나 심근염, 방실차단, 심부전, 뇌수막염, 뇌염, 뇌신경염, 척수염, 이동성 근육통 등의 양상으로 나타난다.

3기 - 지속 감염.

초기와 2기에서 적절한 치료를 받지 않은 경우, 결국 수개월 혹은 수년 후에 만성 질환의 형태로 다시 나타나게 된다. 이 단계에서는 감염내과의 영역을 넘어 류마티스 내과(관절), 신경과(중추신경 질환), 그리고 피부과(선단 피부염) 영역까지 확대된다. 이는 원인균이 체내에 지속적으로 잔존하다가 재발하는 것인지 아니면 균과는 관계없는 염증 반응에 의한 것인지는 확실하게 밝혀진 바는 없다.

치료 받지 않은 환자의 과반수가 관절염을 앓으며 20%는 만성화 과정으로 들어간다.

HLA-DR2 또는 DR4를 갖고 있으면 만성 관절염의 위험이 더 높다. 만성 신경계 증후군은 적절한 초기 치료를 받지 못한 환자들의 약 10%에서 나타난다. 단기 기억력이나 집중력이 떨어지고 수면 장애 등을 겪는다.

림프구성 뇌막염, 7번 안면신경 마비, 그리고 신경근 통증을 동반하는 경우, Bannwarth 증후군으로 진단되며, 약 5%에서 영구적인 뇌신경 장애가 남는다. 이밖에 신경염 등으로 인한 말초 감각 이상이나 척수염 등이 나타날 수 있다.

피부 병변으로 만성 위축성 선단 피부염(acrodermatitis chronicum atrophicans)이 있는데, 초기 단계에서 이동성 홍반이 생겼던 자리에 재발하며, 여러 해에 걸쳐서 경화되거나 위축되는 양상으로 나타난다.

진단, 치료, 예방

확진은 감염조직에서 원인균을 분리하는 것이겠지만 실제로 가능한 경우는 매우 드물다. 원인균에 대한 항체를 검출하는 ELISA법과 Western blot 법을 시행하지만, 이동성 홍반을 보이는 급성기에는 양성을 보이는 경우가 25~40% 정도밖에 되지 않기 때문에 별로 유용하지는 못하다. 감염되고 3~6 주가 지나면 편모 항원에 대한 IgM 항체 양성률이 최고치에 이르며 6개월 정도 지나면 다시 기저 수준으로 떨어진다. IgM보다 수 주일 늦게 IgG 항체가 형성되기 시작하며 2년 이상 점진적으로 수치가 올라간다. 이밖에 병변 부위에서 얻은 검체를 대상으로 중합효소연쇄반응(PCR)을 시행할 수 있다.

발병 초기에 보이는 피부 병변이 국소적인 양상으로 그치고 더 이상 확대되지 않는다면 라임병보다는 단순한 곤충 교상일 가능성이 높다. 또한 하루 이틀 사이에 지나치게 빨리 병변이 커진다면 진드기 침에 대한 알레르기나 봉와직염을 더 고려해 봐야 할 것이다. 피부 병변에 물집이 잡히거나 손발바닥에도 병변이 있다면 라임 가능성은 희박해지며 다형성 홍반을 의심해 보는 것이 좋다.

관절염의 양상으로 온 환자의 경우 반응성 관절염 등의 다른 원인도 염두에 두는 것이 좋으며 이는 Borrelia 균에 대한 IgG 항체 양성 여부로 감별을 한다. 신경학적 증상으로 안면 신경 마비 양상을 보일 경우 포진바이러스 감염증을 반드시 감별 대상에 넣어야 한다. 이밖에 만성 피로 증후군과 섬유근육통 등도 중요한 감별 대상이다.

진드기가 Borrelia 균을 품고 있다가 사람을 흡혈하면서 감염시키려면 약충(nymph)의 경우는 36~48시간, 성충의 경우는 48시간 이상 걸린다. 그러므로 야산에 갔다 오고 이틀 이내로 진드기를 잡아낸다면 실제로 라임병에 걸릴 확률은 매우 낮다(1~3% 정도). 따라서, 야외 활동 후 진드기를 발견한지 이틀을 넘지 않은 내원 환자라면 너무 겁먹지 않으셔도 된다고 격려해 주는 게 좋다.

1) 급성기(이동성 홍반 양상)

성인과 8세 이상의 소아에서는 doxycycline 100 mg 하루 두 번씩 10~21일간, amoxicillin 500 mg 하루 세 번씩 2~3주간, 혹은 cefuroxime axetil 500 mg 하루 두 번씩 2~3주간 투여한다. 임산부나 수유부, 8세 미만의 소아는 amoxicillin이나 cefuroxime axetil을 주며 doxycycline은 금기다. 경구 항생제 투여 첫 날에 약 15%의 환자에서 오히려 열이 더 오르고 전신 통증을 보이는 Jarisch-Herxheimer 반응이 나타날 수 있다. 이는 첫 항생제 투여에 의해 원인균이 파괴되면서 나오는 독소에 의한 일시적인 반응으로, 하루 이틀 내에 가라 앉는다. 증상이 심하면 진통소염제를 단기간 투여할 수 있다.

2) 파종성 감염기

신경학적 증상을 보이되 안면 신경 마비만으로 나타날 경우에는 급성기와 동일하게 치료를 하되, 기간을 4주까지 연장한다. 반면에, 수막염 등의 중증 신경학적 양상일 경우에는 주사제로 치료해야 하는데, ceftriaxone 2.0 g/day로 4주간 투여한다.

심장 합병증 중에서도 방실 차단이 2도 이상이거나 PR 간격이 0.30초 이상인 경우에는 입원하여 순환기 내과의 집중적인 전문 치료를 받아야 한다. 항생제는 주사제도 투여하며, 3세대 cephalosporin이나 penicillin G를 주로 선택한다. 치료 기간은 통상 4주이나, 기본적으로 방실 차단이 완전히 해결될 때까지로 정한다. 1° 방실차단이나 PR 간격이

0.30초 미만인 경우에는 급성기 치료제와 동일하게 경구로 3주간 투여한다.

3) 지속 감염기

관절염이 주요 치료 대상이 되는데, 신경학적 합병증 없이 관절염만 있는 경우는 경구 항생제로 4주간 투여한다. 신경학적 합병증이 동반되어 있다면 3세대 cephalosporin 주사제로 4주간 투여한다. 상기 치료에도 불구하고 관절염이 재발하면 다시 경구 항생제 혹은 주사제를 4주간 준다. 관절염 조절을 위해 진통소염제를 병행한다. 선단피부염의 경우 경구 항생제를 3주간 투여한다.

혈청 검사에서 양성인데 임상적으로 무증상인 경우, 항생제 투여를 해야 하는지에 대해 논란이 많다. 항생제를 투여할 경우는 경구로 4주간 투여하지만, 과연 얼마나 환자에게 이로울지 회의적인 시각도 많다.

예방법은 다른 게 없다. 원천적으로 진드기에게 물리지 말아야 한다. 이를 위해 진드기가 서식하는 곳을 피해야 할 것이며, 부득이하게 가야 할 경우에는 곤충 기피제를 피부에 바르고 상하의는 피부가 노출 안 되는 긴 것으로 착용하도록 한다. 기피제는 DEET (N, N-diethylmetatoluamide) 성분인 경우 효과가 2~3시간 정도 간다. 이는 권장량 이상이 피부에 직접 닿지 않도록 주의해야 한다. 또한 permethrin 성분은 피부에 직접 닿지 않아야 하기 때문에, 사용하기 전날 의복에 뿌려 놓았다가 다음날까지 완전히 말린 다음에 착용토록 한다. 위험 지역을 갔다 온 뒤 2시간 내에 따뜻한 물로 목욕을 해야 하며(진드기는 사람 피부에 완전히 고착하는데 2시간 이상이 걸리기 때문이다), 착용했던 의복들을 샅샅이 뒤져서 진드기가 달라 붙어 있는지 여부를 확인하고 살충제를 뿌려 놓는 것이 좋다.

진드기가 발견되었다고 해서 매번 예방적으로 항생제를 줄 필요까지는 없다. 그러나 이미 흡혈을 충분히 해서 탱탱 불어 있는 진드기를 발견했다면 doxycycline 200 mg을 한 차례 투여하도록 한다.

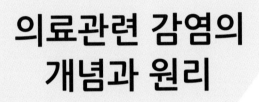

의료관련 감염의
개념과 원리

의료관련 감염관리:
내성과 싸우고, 이의 전파를 저지하며, 소독/멸균을 숙지한다.

의료관련 감염관리의 핵심은 내성균의 증식과 전파를 저지하는 데 있다. 저지는 크게 두 방향으로 나뉘는데, 하나는 수직 전파를 막는 것이고, 나머지 하나는 수평 전파를 막는 것이다. 수직전파는 내성이 대대손손 대물림을 하는 것이며, 이를 방지하기 위해서는 항생제의 적절한 조절이 필수이며 이를 행하는 것이 antibiotic stewardship이다.

수평전파는 내성균이 자기의 내성을 같은 세대 균들에게 복사해 주는 것이며, plasmid나 transposon 같은 mobile gene을 매개로 이루어진다. 최근 hot issue인 CPE가 대표적인 예이다. 이동할 수 있는 수단으로써 내성이 전파되기 때문에 매우 빠르고, 막아내기도 쉽지 않다. 그래서 이 수평 전파를 최대한 막아내는 것이 내성균의 감염관리에 있어서 사실상의 핵심이다.

이에 대한 개념을 잡기 위해서는 내성이란 무엇인가에 대하여 원론적으로 숙지하고, 내성은 어떤 식으로 전염되는지에 대해서 파악함으로써 전파를 저지하는 데 있어서 기반을 닦도록 한다. 아울러, 의료관련 감염관리 업무의 기본 중 하나인 소독과 멸균에 대해서도 자세히 다루어 보도록 하겠다.

내성의 개념

내성(Resistance)이란 무엇인가

*내성(resistance) vs. 내성(tolerance)

내성이란 항생제의 작용에 저항하는 resistance를 번역한 용어이다. 한자로 따져보면 耐性, 견딜 내(耐) 자를 쓴다. 그런데, 조금 더 생각해 보면 이는 정확한 번역은 아니라는 걸 알 수 있다.

견딜 내(耐) 자를 쓰는 내성의 뜻을 곧이곧대로 풀이하면 반항하는 것이 아니라 참아 낸다는 의미가 된다. 이를 다시 영어 단어로 직역해 보면 tolerance(똘레랑스?)가 된다. Resistance는 엄밀히 따지면 '내성'이라기보다 '저항성'이라고 번역하는 것이 맞다. 그러나 '내성'이라는 용어가 공식적으로 사용되는 현실이므로, 일단은 '저항성'보다는 '내성'이라는 용어를 쓰기로 하겠다.

말이 나온 김에 tolerance와 resistance의 차이점을 짚고 넘어가겠다. 굳이 이러는 이유는 resistance에 대한 개념을 보다 공고히 하기 위함이다.

항생제에 대한 tolerance란, 미생물이 항생제 폭격을 맞아도 죽지 않는 능력을 일컫는다. 왜 죽지 않냐 하면, 항생제가 아무리 공격을 해도 미생물이 응해주지 않기 때문이다. 항생제가 미생물에 작용하려면 그 미생물이 적어도 대사를 한다던가 분열, 증식을 한다던가 하는 식으로 어떤 활동을 하고 있어야 한다. 그런데 항생제가 쏟아지는 전시 상황일 때, 미생물들 중 일부가 잠정적이나마 하던 일을 모두 멈추고 '너는 떠들어라, 나는 논다' 하고 가만히 있으면서 무반응을 하는 것이다. 그 결과, 부지런한 자기 동족들이 죽어 나가는 와중에 무저항주의로 일관하던 집단들은 살아남는다. 그 후 항생제가 썰물처럼 다 물러나고 나면 비로소 슬그머니 다시 자라나기 시작하면서 훗날을 기약하는 것이다. 이렇게 항생제에게 죽지 않는 능력이라면, tolerance가 resistance와 도대체 뭐가 다르냐는 의문이 들 것이다.

Tolerance가 resistance와 다른 점은, 그 미생물이 항생제를 다시 만났을 때, 무저항 주의를 유지하지 않고 평소 하던 대로 무언가 행동을 한다면 꼼짝없이 죽는다는 데 있다. 즉, 원래는 항생제와 일대일로 만나면 죽게 되어있다는 것이다. 그리고 또 한 가지 결정적인 차이점이 있는데, 항생제에게 죽임을 당하지 않는 능력은 후대에 유전되지 않는다는 것이다!

Tolerance는 미생물이 일시적으로 표현 형질을 조정해서 위기를 넘긴 것에 지나지 않는 반면에, resistance는 적어도 유전자 수준에서 항생제에 대항할 수 있는 표현형을 생산해낸 결과이기 때문이다.

여기서 자연스럽게 resistance의 핵심 개념을 알 수 있다.

Resistance는 대대손손으로 유전이 된다!

그리고 또 한 가지 명심해야 할 것이 있다.

Resistance는 후손뿐 아니라 동시대 동지들에게도 전달이 된다.

대대손손으로 유전되는 것을 수직 전이(vertical gene transfer), 동지들에게 전달해 주는 것을 수평 전이(lateral gene transfer; LGT)라고 한다. 특히 LGT는 다제 내성이 걷잡을 수 없이 원내에서 좌악 퍼지는 데 있어서 핵심적인 기전이며, 따라서 의료관련 감염관리에 있어서 최고의 타도대상 제1호이다.

*어떤 식으로 저항을 하는가?

항생제에 저항하는 방법으로는 크게 세 가지가 있다.

- 원천 봉쇄
- 정착 방해
- 적극 대응

원천 봉쇄부터 살펴 보자면, 한마디로 미생물이 출입문을 닫아 걸거나, 펌프로 퍼 내는 저항법이다. 아예 문을 걸어버리는 것이기 때문에 항생제의 종류를 막론하고 그 어느 것도 들어오지 못하는 쇄국 정책이 된다. 따라서 뒤에 다룰 다제 내성의 대표적인 기전들 중 하나다. 아울러 Fluoroquinolone이나 tetracycline, carbapenem 계통 등의 항생제에 특화된 펌프를 갖춰 놓고 있다가, 이 항생제들이 침투하면 적극적으로 퍼내는 저항 수단도 발휘한다.

정착 방해란 항생제가 미생물 내부로 침투하는 데 성공하더라도 항생제가 작용하는 target을 변형시켜 놓음으로써 정착 후 작동을 하지 못하게 저지하는 식의 저항을 말한다. 대표적인 것이 methicillin 내성 포도알균(MRSA)의 내성 기전이다. 페니실린을 비롯한 beta-lactam 항생제들은 균 안에 들어와서 페니실린 결합 단백질(penicillin binding protein; PBP)과 붙어서 작동을 시작한다. 그러나 이 PBP가 변형되어 항생제와 결합을 잘 안하게 되면, 아무 일도 일어나지 않는다. MRSA의 경우는 평소에 beta-lactam과 결합하는 PBP2를 변형 시켜서, 잘 결합하지 않는 PBP2a 같은 걸로 대체하고 있음으로써 내성을 발현한다.

적극 대응이란 항생제를 직접 깨 버리는 물질(효소)로 맞서 싸우는 기전을 말한다. 대표적인 예가 aminoglycoside modifying enzyme과 beta-lactamase인데, 특히 후자의 경우는 의료관련 감염관리에 있어서 가장 중요한 대상이다.

*태초에 내성이 있었다.

내성에 대해 강의를 할 때마다 항상 이런 돌발 퀴즈를 내곤 한다.

1) 내성은 태초부터 있었다.
2) 항생제가 공격해 올 때마다 이에 대항하여 세균들이 내성을 개발하여 내곤 했다.

당신의 선택은?

수강자들 대부분은 2)로 답하곤 한다. 하지만 정답은 1)이다.
태초에 내성이 있었다.

인류가 지구에 출현하기 훨씬 전부터 미생물은 이미 지구에 터를 잡고 살아왔다. 미생물마다 각자의 영역을 차지하면서 다른 미생물들의 침해를 서로 견제해 왔음은 너무도 당연하다. 어떻게 견제했을까? 상대방을 무력화시키거나 몰살시키는 그 무엇인가를 만들어서 사용했을 것이다. 그 '무엇인가'들 중의 하나가 바로 항생제이다.

페니실린이 처음 나오던 경위를 상기해 보자. 우리 인류는 항생제를 '발명'한 것이 아니다. 항생제를 '발견'한 것이다. 그렇다면 자연에서 수도 없이 많은 항생물질에 노출된 미생물 군들은 이대로 당할 리가 없지 않은가? 그래서 이에 대항하는 수단을 강구해 내었다. 그것이 바로 '내성'이다.

자연에 널려있는 항생물질들은 현재 우리가 사용하고 있는 항생제들보다 훨씬 더 많은 종류들이 숨어 있을 것이다. 그러나 그만큼 많은 내성들 또한 자연 속에서 엄청나게 많이 암약하고 있음은 너무나 자명하다. 앞으로 어떤 새로운 항생제가 개발되더라도, 이들 '모두'에 대해 내성은 이미 태고적부터 준비되어 있다는 사실을 명심해야 한다. 내성은 미생물들이 오랜 시련 끝에 자체 개발했다기보다는, 그들 주위로 돌아다니는 유전자 쪼가리들, 즉 mobile gene (plasmid, transposon 등)이 미생물 내부로 들어와서 만들어주는 경우가 많았다. 날 때부터 내성인 미생물도 있지만, 평소에 아무런 내성을 지니고 있지 않았던 미생물에게

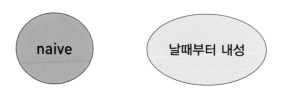

내성을 지닌 mobile gene이 들어오게 되면서 모든 것이 시작된다.

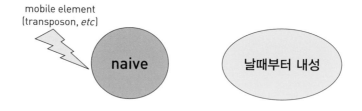

이렇게 해서 그 미생물은 내성을 지니게 된다. 그리고 다른 미생물군에서 발사된 항생물질의 시련이 닥치면, 날 때부터 내성인 미생물과, mobile gene에게 내성을 얻어서 체질개선을 한 미생물들은 덕분에 꿋꿋하게 견뎌내서 살아남게 되지만, 그렇지 않은 미생물들은 모두 도태된다. 결국 내성을 가진 무리들만 남게 되는데, 이것이 바로 selection이며 적자 생존의 전형적인 사례가 된다.

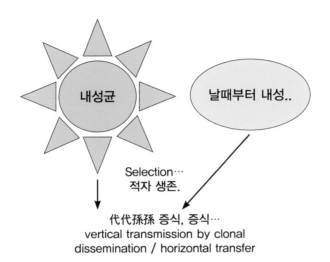

Selection…
적자 생존.

代代孫孫 증식, 증식…
vertical transmission by clonal
dissemination / horizontal transfer

살아남은 무리들은 이후로 증식하면서 세력을 넓힌다. 이러한 과정은 태초부터 자연에서 수도 없이 일어난 일이지만, 현 시대의 병원 환경에서도 얼마든지 동일한 기전으로 일어날 수 있는 일이기도 하다. 결국 내성이라는 것은 그때그때 on-demand로 만들어진 것이 아니라 selection된 적자생존의 결과라는 것이다.

여기서 우리는 의료관련 감염관리에 있어서 한 가지 중요한 주제를 자각할 수 있다. 내성의 발현이라는 것이 항생제의 사용으로 인한 selection의 결과라는 원리에서, 항생제를 남용하면 할수록 내성은 늘어날 수밖에 없다는 사실이다. 이를 뒤집어서 생각해 보면, 항생제 사용에 있어서 조절을 적절히 한다는 것은 쓸데없는 selection 현상을 최소화함으로써, 결과적으로 내성 출현의 확률을 유의하게 줄일 수 있음을 알 수 있다.

Think Big & One-health-내성의 발상지

*내성은 원내에서만 따질 문제일까?

병원 같이 항생제가 가해지는 환경에서는 내성을 가진 균주들이 선택되어 살아남고 세력을 구축하게 된다. 그리하여 이런 설정에 있는 의료진과 환자, 그리고 환경 자체 사이에 내성은 주거니 받거니 하며 전파될 수 있으며, 시선을 조금만 바깥으로 돌리면 외부 유입과 더불어 내원객들과도 주거니 받거니가 가능할 것이다. 그렇게 내성은 원내에서뿐 아니라 원외 지역 사회로도 퍼져나갈 수 있다.

그런데 과연 이것뿐일까? 내성에 대한 우리의 시야를 좀 더 멀리 넓히는 게 어떨까? 좀 더 크게 보자. Think big!

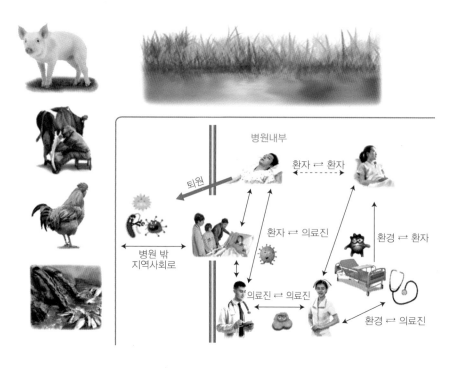

앞에서 언급했듯이, 항생 물질과 내성은 태고적부터 자연에 존재해 왔다. 그러므로 병원 밖의 세계에는 미생물뿐 아니라, 항생 물질과 내성들이 다양하게 널려 있다. 문제는 자연스럽게 존재하는 것들뿐만이 아니라 우리 인간들 또한 이 내성의 창궐에 기여한다는 사실이다. 오늘날 세상은 다양한 약제들이 소비되고 있다. 각자 약제를 소비하면 그 약제들은 소멸되는 것이 아니라 각자의 체내에서 대사된 후 외부로 배설된다. 이렇게 배설된 것들은 일단은 하수로 나가지만, 궁극적으로는 하천이며 강물 등의 주위 환경으로 나가게 된다. 실제로 세계 주요 도시의 강에서 조사한 바에 의하면 독일의 의료기관 주위 하천에서는 조영제가 가장 많았고, 미국이나 캐나다는 항 우울제, 호주는 항생제가 가장 많았다고 한다. 이 밖에 세계 각국의 도심 거주지역 병원이나 하수 처리장에서 fluoroquinolones나 tetracycline 내성 유전자들이 다수 검출되었다는 보고들도 속출하고 있다.

이러한 이치로 각종 부산물들이 우리가 의식하지 못하는 사각지대에서 쌓이고 있으며, 이들 중 상당 비중을 항생제가 차지하고 있다. 그리고 당연히 내성들도 따라서 공존하고 있다. 다시 말해서, 이러한 내성들이 우리들에게 얼마든지 되돌아 올 수 있는 것이다.

또 한 가지 중요한 요소가 있는데, 다름아닌 가축 사료이다. 중국을 예로 들자면, 년간 21만 톤의 항생제를 생산하는데, 이 중에서 무려 절반이 축산업에 소비된다고 한다. 따라서 각종 내성이 발흥할 소지가 매우 높은데, 실제로 최근 양자강에서 채취한 검체들을 조사한 결과 다양한 tetracycline과 sulfonamide 내성 유전자들을 검출했다는 보고가 대표적인 사례이다. 이보다 더 극단적인 사례도 발생했는데, 다제내성균의 최종 수단이라 할 수 있는 플라즈미드 매개성 colistin 내성이 가축에서 발견되기도 하였다. Colistin은 그동안 중국에서 가축 사료로 애용되고 있었기 때문이었다. 결국, 오늘날 내성의 대처문제는 원내에만 국한되지 않고 보다 넓은 범주라는 개념에 기반을 두고 접근해야 한다.

항생제를 가축 사료에 넣게 된 연유

결핵 환자분을 처음 만나보면 대부분 피골이 상접해 있다. 그런데, 결핵약을 처방하기 시작해서 두어달 쯤 되면 증상이 좋아짐과 동시에 살이 많이 쪄서 온다. 내 입장에서야 "이젠 보기 좋으시네요"라고 덕담을 하지만, 환자 입장, 특히 젊은 아가씨의 경우 상당히 속상해 하며 "왜 살이 찌지요?"하고 물어본다. 그러면 나는 이렇게 설명해 주곤 했다. "그동안 균이 뺏아 먹던걸 되찾기 때문에 자연스럽게 찌는 겁니다. 무리하게 다이어트 할 생각일랑 꿈도 꾸지 마세요." 지금도 이 설명에 대해 한치의 의심도 갖고 있지 않다.

같은 이치로, 가축 사료에 항생제를 넣어서 덩치를 키우게 하는 이유도 잡균들을 미리 속아 내어서 도중에 영양을 가로챔 당하는 일 없이 무럭무럭 자라게 함에 있는 줄 알았다. 그런데 그게 아니었다. **항생제 자체가 성장 촉진 인자였다!**

도대체 언제부터 항생제를 성장 촉진제로 쓰기 시작했는지 찾아보니, 정확히 1950년부터다. 그리고 미국에서 처음 시작했다. 그러나, 이의 기원은 훨씬 전인 1914년으로 더 거슬러 올라가야 한다. 다름아닌 제1차 세계대전으로 인해 전세계적으로 식량 부족에 시달리던 해, 그나마 식량 부족분은 아직 전쟁에 휘말리지 않은 미국에서 충당하고 있었다. 그러다 보니 미국도 내수 부족에 시달리고, 특히 고기 가격은 걷잡을 수 없이 치솟았다. 결국, 너무나 비싼 고기 가격에 미국 국민들이 전국적인 고기 보이콧 운동을 벌이게 된다. 1917년에 정점을 이뤄서 정육점이 테러를 당하는 일들이 자주 일어나기도 한다. 이로 인해 정부는 축산업계의 생산량을 늘리기 위한 대책과 연구를 본격적으로 강구하게 된다. 다시 말해서, 한정된 공간에서 가축의 생산량을 늘리는 방안, 즉, 몸집을 두 배, 세 배로 불리는 방도를 모색하게 되었다.

그리하여, 결국 해결책을 찾아 내었다. 동물이 동물을 먹는 법이었다. 대표적인 게 fish meal과 cod liver oil이었다. 전자는 일본에서, 후자는 노르웨이에서 수입하게 된다. 그런데… 비쌌다. 설상가상으로 유럽을 나찌가 지배하게 되고, 일본은 진주만 폭격을 감행한다. 그래서 이래저래 이 방법도 막힌다.

수도 없이 시행착오를 하던 미 당국과 축산계의 전환점은 엉뚱한 데서 온다. 1948년 제약회사 Merck에서 vitamin B12를 분리하여 의학계에 많은 공헌을 한다. 그런데 그로부터 2년 뒤, 1950년에 American Cynamid 소속 Lederle 연구소에서 다음과 같은 연구를 한다. 발효를 하는 세균들이 가득 찬 사료를 먹은 닭들이 안 그런 닭들보다 알도 더 많이 낳고 잔병치레도 하지 않는 이유를 집중 조사했다. 그런데 그 사료에 있는 세균들을 조사하다가 어느 균이 vitamin B12 유사한 물질을 내는 걸 발견한다. 그래서 다음 단계로 세균유래 B12 넣은 군과 다른 B12 넣은 군으로 나눠서 닭들의 영양개선 효과를 비교한다. 이 지점이 중요한데 실험 과정에서 실수를 하게 된다. 세균 유래 B12를 넣되 그 세균을 완전히 제거하지 못하면서 B12 플러스 알파가 들어가게 된 것이다. 그 알파가 바로 aureomycin (chlortetracycline)이었던 것이다.

그 세균의 이름은 *Streptomyces aureofaciens*. 이 균이 aureomycin을 만들면서 부산물로 vitamin B12도 만들었던 것. 연구진은 닭을 살찌운 것이 vitamin B12가 아니라 aureomycin 임을 밝혀 낸다. **Serendipity!!!**

그리고 축산계에 혁명이 시작된다.

"만세, 만쉐이~~!" 모두가 환호성을 지르며 너도나도 사료에 항생제를 넣기 시작했고, 엄청난 성과를 거두게 된다. 그리고 이 방침은 정착된다. 누구나 다 아시다시피, 다제 내성 기원의 커다란 한 축을 이룩하게 된다. 사실 이것만 아니었으면 Lederle 연구소 당사자들은 분명히 노벨상을 탔을 것이다. 여기서 더 놀라운 사실은, 너도 나도 사료에 항생제를 넣던 초기에 이미 내성 위험에 대해 경고하는 이들이 있었다는 것. 특히 1963년 New England Journal of Medicine에서 정식으로 경고한 논문이 유명하다. 그 당시에 이미 어두운 미래를 예측했었다니 놀라울 뿐이다.

왜 항생제를 먹은 가축들이 살이 찌는지, 그 기전은 확실하게 규명되어 있진 않다. 아마도 가축의 gut flora 변동으로 인하여 살이 찌는 경향으로 변화된 탓이 아닐까 추정하고 있지만 확립된 설명은 아니다. 단지 경험적 실험에서 인과관계가 증명되었을 뿐.

최근 중국에서 드디어 colistin 내성까지 나오게 된 이상, 사료에 항생제 넣는 방식은 점차 설 자리가 없어질 것이다. 그렇다면, 또 다시 고기 부족 시대가 올지도……

역사는 되풀이된다.

CPE가 CRE보다 더 대우(?)받는 이유

*Lateral gene transfer (LGT)

균이 항생제 내성으로 무장하는 것은 자체 유전자 내에 마련되어 있는 것도 있지만, 더 중요한 과정은 다른 동지들로부터 내성을 제공받는 것이다. 그리고 사실 자체적으로 내성 유전자를 갖고 있는 경우도, 먼 태고적으로 거슬러 올라가 보면 이 또한 외부로부터 제공 받아 자신의 유전자 속으로 동화되었던 것이다. 이렇게 같은 세대로부터 내성 유전자를 제공 받는 것을 lateral gene transfer (LGT)라고 한다. LGT는 기동성 있는 탈 것, 예컨대 plasmid나 transposon에 의해 매개된다.

자연에서 다른 배타적인 미생물이 자기들에게 뿜어내는 항생 물질에 대항하기 위해 마련된 대처방안이기도 하지만, 오늘날 인간이 뿜어내는 항생제에 대처하느라 더 증폭되기도 한다. 특히 항생제 사용량에 비례하여 인간이 배출하는 하수가 내성 증폭의 장소가 된다. 하수에는 항생제뿐 아니라 각종 미생물들, plasmid 패거리들, transposon, integrin 떼들이 내성 유전자들을 품고 우글우글 모여 있다. 이러한 환경에서 이들 유전자들이 교류되기도 하고, recombination이 일어나기도 하면서 내성의 다양성은 확립되어 간다. 이것이 언젠가는 우리에게 되돌아오는 것이다.

*항생제 사용이 균의 LGT와 내성 증가에 미치는 영향

사실 균 입장에서 LGT가 꼭 달가운 것은 아니다. 그냥 평화롭게 살고 싶은데 온갖 plasmid 나 transposon이 들락날락 한다. 그래서 균은 이런 면에서 크게 두 부류로 나뉜다. 외부 유전자를 잘 받아들이는 개화파와 그걸 싫어하는 쇄국파.

특히 쇄국파는 clustered regularly interspaces short palindromic repeat, 즉 CRISPR라는 유전자 가위를 짤칵짤칵 하면서, 외부에서 들어온 이방인 유전자들을 잘라내고 쫓아낸다. 이렇게 개화파와 쇄국파의 활동이 어느 선까지 평형을 이루면서 균들은 살아가는 것이다.

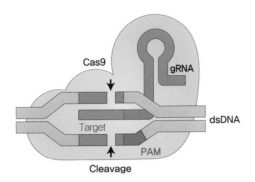

그런데, 그런 상황에서 항생제 폭격이 시작된다면? 상대적으로 쇄국파들의 개체가 줄어들 것이며, CRISPR 활동도 위축된다. 그 결과 LGT가 상대적으로 더 늘어나고, 그렇게 한 개체들이 선택되어 생존한다. 결국 개화파들이 득세하고, 좌악 퍼지게 된다.

*다제내성

항생제 압력이 높은 환경이라면 지금까지 기술한 과정들이 합쳐져서 결국 내성균들이 살아남는다.

특히 다제 내성균일수록 훨씬 유리할 것이다.

다제 내성이란 적어도 3가지 종류 이상의 항생제에 저항하는 것을 일컫는다. 대표적인 예로 carbapenem resistant−*Enterobacteriaceae* (CRE), carbapenem resistant *Pseudomonas aeruginosa* (CPA), carbapenem resistant *Acinetobacter baumannii* (CRAB; 혹은 multidrug−resistant *A. baumannii*, MRAB) 등이 있다. 특히 CRE의 경우는 현재 의료관련 감염관리에 있어서 가장 핫 이슈이다. 그런데 CRE의 범주 내에 CPE (carbapenemase producing *Enterobactericeae*)가 있으며, 감염관리에 있어서 우선 순위로 대우(?)받고 있다.

왜일까?

*CPE가 CRE보다 대우받는 이유

CPE는 carbapenemase를 부수는 효소를 낸다. Carbapenemase는 Ambler의 beta-lactamase 분류 상에서 class A, B, D에 해당한다.

Class A에는 KPC가 있으며, Class B는 metallo-beta-lactamase (MBL)로서 IMP, VIM (Verona integron-encoded MBL), 그리고 최근 인도에서 비롯되어 영연방을 거쳐 전세계를 강타했던 NDM-1이 있다. 대한민국에서 보고된 SIM (Seoul IM)도 있다. Class D에는 OXA-에 해당하는 효소들로 특히 Acinetobacter에 자주 출현한다.

Class C는 AmpC beta-lactamase로, plasmid 등이 개입하지 않은 자체 생산 효소라서 해당되지 않는다. 즉, carbapenemase는 plasmid, transposon 등의 mobile element가 매개하는 기전을 기반으로 하고 있다. 이것이 의미하는 것은?

움직이는 매개체들이 작동하는 것이므로, 전파가 훨씬 빠르고, 단속하기가 매우 까다롭다는 뜻이다.

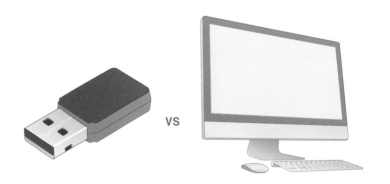

비유를 하자면, 내성을 담은 중요한 file을 CRE는 자기의 desktop PC에 보관해 놓고 있는 반면에, CPE는 USB에 담아서 자기 동지들에게 복사하여 준다고 할 수 있다. *무거워서 움직이기 힘든 desktop PC가 내성 전파에 쉽겠는가, 아니면 USB만 쏙쏙 빼다가 복제해서 전염시키는 게 내성 전파에 더 능률적이겠는가?* 정답은 너무나 뻔하다.

그러므로 CPE는 CRE보다 더 대접 받는 것이다.

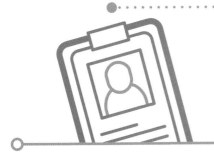

의료관련 감염의
전파 경로

격리, Precaution, 비말-, 공기-, 접촉-전파

*'Pre'caution이란?

접촉 주의니 비말 주의니 하는 용어에서 '주의'는 'precaution'을 번역한 용어다. Precaution은 사전적 의미로 '주의'라는 뜻이지만, 이 단어에서 pre-를 떼어내도 역시 '주의'로 번역된다. 우리 말로 똑같이 '주의'로 번역되는 caution과 precaution의 차이는 무엇일까?

　결정적인 차이를 간략히 말하자면, precaution은 caution보다 훨씬 동적인 의미를 가지고 있다. 영영 사전으로 precaution을 검색해 보면 다음과 같이 나온다(네이버 영영사전) - 'an ACTION that intended to prevent something dangerous or unpleasant from happening.' 즉, 어떤 위해 대상을 그냥 바라보면서 마음 속으로 '주의'만 하는 데 그치는 것이 아니고, 피해가 생기기 전에 '선제 조치'를 취한다는 뜻이다. 그러므로 전염성이 있는 질환이 여러 사람을 덮치기 전에 미리 행하는 적절한 조치들 모두를 통틀어 precaution이라고 하는 것이다, caution이 아니고.

*지침 개발사 – 시행착오의 역사

오늘날 precaution은 다양한 종류로 공인된 지침들이 정립되어 있고, 향후로도 더 개선될 것이다.

그런데, precaution 지침들이 나오기 시작한 역사는 의외로 길지 않다. 미국 CDC에서 맨 처음 precaution 지침이 나온 것은 1970년도부터였다. 첫 지침들은 총 일곱 가지로 나왔는데, strict, respiratory, enteric, wound & skin, discharge, 그리고 blood precaution이었다. 나열된 지침 명칭들을 봐도 알 수 있듯이 처음 나온 것들이라 분류 면에서 어딘지 모르게 중구난방이고 완전히 체계적으로 정리되지 못한 느낌을 줄 것이다. 그래서 당연히 보다 합리적으로 분류하려는 노력을 경주하던 끝에 1983년에는 category 별 지침과 질환별 대처 지침으로 다시 개정되어 나온다. Category specific precaution으로는 strict, contact, respiratory, acid fast bacilli, enteric, discharge & secrection, 그리고 blood & body fluids로 대별되었다. 그러나 여전히 보완해야 할 여지를 보이고 있었다. 그리고 1985년에 문제의 universal precaution이 나온다.

이는 당시에 새로이 대두되던 HIV/AIDS에 대한 경계심(솔직히 말해서는 공포심)의 발로와 반영이었다. 기존의 혈액/체액 precaution을 '모든' 감염질환에 강박적일 정도로 모조리 적용한 것이었다. 그래서 손 위생, 가운, 장갑, 마스크 등을 경증의 감염질환이건 중증의 질환이건 상관없이 무조건 다 적용하게 하고, 주삿바늘 등의 관리, 혹은 안전 주사바늘 사용의 의무화 등등이 추가되었다. 물론 지나치더라도 철저하게 하면 방어는 확실히 된다는 장점이 있었겠지만, 문제는 비용이었다. 이를 모든 병원에 적용하기엔 한계가 있었고, 그만큼 실용성 면에서 많은 한계가 있었기에 대다수의 의료기관들이 이 지침을 힘겨워 했던 것도 사실이다. 그나마 이 지침에서의 성과 하나는, 장갑을 벗고 난 이후에도 즉시 손을 씻어야 한다는 원칙을 처음 천명했다는 것이다.

지금도 장갑을 끼고 진료 행위를 하고 나면 손 씻을 필요가 없다고 오해하시는 분들이 꽤 있는데, 그건 위험천만한 생각이다. Universal precaution과 거의 동시대인 1987년엔 body substance isolation 지침이 나온다. 이 지침도 universal precaution 못지 않게 매우 강박적인데, 요약하자면 **'모든 젖어 있는 것은 절대 접촉하지 말아야 한다'**는 것을 원칙으로 하고 있다.

이런 시행착오들을 뒤로 하고 이후 지침들은 점차 체계적으로 정리되어가기 시작하는데, 마침내 1996년에 standard precaution과 transmission-based precautions로 분류하면서 지침 안의 분수령을 이룬다.

*표준 주의(standard precaution)

Standard precaution은 기존 universal precaution의 항목들 중에서 '이 정도는 기본적으로 하셔야죠'라는 기본 틀로 이루어져 있다. 제1 원칙은 모든 혈액, 체액, 분비물 및 배설물(땀은 제외), 균열된 피부와 점막은 전염성 있는 병원체를 안고 있다는 데에서 출발한다. 구성 요소들은 우선 손 위생을 필두로 하여 장갑, 가운, 마스크, 고글 혹은 안면 보호구를 기본으로 하고, 호흡기 위생 및 기침 예절, 주사 등의 작업에서의 안전 추구, 그리고 척수 천자 등의 시술에서 마스크를 착용해야 하는 등의 원칙들이 추가되어 있다.

그리고 이 standard precaution만으로 감염 전파를 완전히 차단하지 못할 경우, transmission-based precautions로 보완을 한다.

Transmission-based precautions는 크게 3가지가 있다.

*접촉주의

먼저 contact precaution이 있다. Contact으로 전염되는 경로는 직접적인 것과 간접적인 것으로 나눈다. 직접적인 접촉 전파는 감염원에서 매개체를 거치지 않고 직접 전염되는 기전이다. 감염된 혈액이나 체액이 직접 점막으로 튄다거나, 옴의 전염 등이 대표적인 예이다. 간접적인 접촉 전파는 매개체에 의해서 전염되는 기전이며 대표적인 것이 의료진의 손에 의한 전파이다.

뒤에 다룰 비말 혹은 공기 주의와 비교해서 접촉 주의는 standard precaution과 구별이 쉽지는 않다. 사실 좀 유사하긴 하다. 이는 접촉 주의에 해당하는 질환인지부터 파악한 후(미국 **CDC 격리지침 (appendix A)**)나 국내 질병관리본부 지침을 찾아보면 리스트가 다 나와 있다), 접촉 행위를 세분화 하고 '손 위생, 가운, 장갑의 착용여부'라는 틀을 적용함으로써 standard precaution과 구분하고 보완해야 한다.

참고로 접촉 주의를 해야 하는 경우들은 다음과 같다.

- Abscess Draining, major
- Bronchiolitis
- C. difficile
- congenital rubella
- conjunctivitis, acute viral
- diphtheria, cutaneous
- furunculosis, staphylococcal, infants & young children
- Rotavirus
- Hepatitis A, diapered or incontinent patients
- Herpes simplex, mucocutaneous, disseminated or primary, severe
- Herpes simplex, neonatal
- Herpes zoster, disseminated
- Human metapneumovirus
- Monkeypox
- parainfluenza, respiratry in infants and young children
- pediculosis (lice)
- B. cepacia in patients with CF, including respiratory tract colonization
- Poliomyelitis
- Pressure ulcer, infected, major

- RSV, infants, young children and immunocompromised adults.

- Staphyococcal scalded skin syndroms

- Scabies

- Salmonellosis - if diapered or incontinent patients

- Skin, wound, or burn, major

- Vaccinia

- 그리고 다제내성균(MDRO)

내용을 살펴보면 '이런 질환도 접촉 주의를 해야 해?'하고 의아함을 자아내는 것들이 꽤 있을 것이다. 예를 들어 포도알균에 의한 뾰루지라든가 깊게 패인 욕창 같은 질환들 말이다. 언뜻 보기에 쉽사리 전염이 될 것 같지 않은 질환이라 하더라도, 여기 저기 신나게 돌아다녀서 통제가 어렵고 전염의 위험 소지가 다분한 어린이들, 혹은 병변이 너무 크고 분비물이 많아서 묻거나 튀기 십상인 경우들은 모두 접촉 주의에 해당된다는 사실을 유념해야 한다.

진료 행위에서의 접촉 종류는 다음과 같다.

- **Sterile contact:** 이름 그대로 한치의 병원체도 있으면 안되는 그런 시술이다. 당연히 이 경우는 standard precaution이나 contact precaution 구분 없이 동일한 방침을 적용해서 시술 전후 손 위생 실시, 가운, 장갑 착용은 모두 다 해야 한다.

- **Contaminated contact:** 이는 분비물, 배설물과 접촉을 하거나 이에 의해 오염된 점막이나 균열된 피부와 접촉할 수 있는 경우에 해당한다. Standard precaution에서는 접촉 전후 손 위생과 장갑 착용을 시행하지만 가운 입는 것은 의무가 아니다. 그러나 Contact precaution에 해당하는 질환이라면 모두 다 해야 한다.

- **Blood or body fluid contact:** 위와 동일한 원칙이다.

- **Invasive device contact:** 체내의 무균 부위에 찔러넣는 기구들을 접촉하는 경우이다. Standard precaution은 전후 손 위생을 하되, 가운과 장갑 착용은 의무가 아닌 반면, contact precaution 에 해당한다면 모두 다 해야 한다.

- **Environment-only contact:** 환자와 밀접 접촉 범위에 있는 환경을 접촉하는 경우로, standard precaution은 만진 직후 손 위생만 해도 되는 반면에 contact precaution 해당 질환이라면 접촉 직전의 손 위생만 면제되고 나머지는 다 이행해야 한다.

*비말 주의

비말 주의의 핵심은 비말의 크기와 유효 위험거리이다. 비말 주의는 직경 5 ㎛ 이상의 침방울이 해당사항이다. 5 ㎛ 미만짜리 침방울이라면 공기 주의에 해당한다. 직경 5 ㎛ 이상인 경우는 통상적으로 3 ft 이내가 한계다. 물론 이는 절대적인 것은 아니며 천연두나 SARS의 경우는 6 ft 정도로 추정하기도 한다. 그래서 밀접 접촉의 기준을 평균 3 ft로 간주하기는 하되, 미지의 신종 질환이나 병독성이 강한 병원체의 경우에는 6~10 ft 정도까지는 의식하는 것이 좋다. 호흡기를 통해 전염되는 것이므로 독방에 격리해야 하며, 여의치 않은 경우엔 cohort로라도 해결해야 한다(대량 집단 발생 시, 실제로는 후자의 경우가 더 빈번할 것이다). 물론 서로 3 ft씩 간격을 두어야 하며 커튼은 필수일 것이다. 환자와 의료진은 마스크를 써야 한다.

*공기 주의

공기 주의는 5 ㎛ 미만의 침방울이라 가벼워서 체공 시간이 더 길고 3 ft라는 한계선 없이 더 멀리 전파될 수 있다. 공식적으로는 결핵, 홍역, 수두, 전신에 퍼진 대상포진이 해당되는 질환이다.

격리 방법은 비말 주의와 유사하나, 격리하는 방의 설정에서 공기의 환기와 음압 설정을 해야 한다는 점에서 더 철저하다. 의료진이 착용할 마스크도 일반 외과용 마스크가 아닌 N95 마스크 (정확히 말하자면 이런 경우엔 mask가 아니라 respirator라는 명칭을 사용해야 한다)를 착용한다. N95 respirator란 어느 특정 회사의 상품이 아니고 에어로졸을 95% 걸러낼 수 있다는 뜻이다. 우리나라 산업안전공단 기준으로 따진다면 방진 1급 마스크가 N95 기준과 동일하다. 분진이 많이 발생하는 공사장에 가 보면 밸브가 달린 마스크를 쓰고 일하시는 분들을 흔히 볼 수 있는데, 그것이 바로 산업안전공단 방진 1급 마스크=N95 respirator이다.

비말 전파와 공기 전파는 무우 자르듯이 딱 경계가 나눠지는 개념이 아니다. 비말 전파라 하더라도 5 ㎛ 미만의 침방울로 이루어진 에어로졸이 만들어질 수 있는 상황이 된다면 공기 전파로 전염 기전이 바뀔 수 있다.

이에 대해서는 다음에 이어지는 '에어로졸'에 대한 강의에서 다뤄보기로 하자.

에어로졸(aerosol)이란 무엇인가?

격리니, 공기전염이니, 비말 전파니 하고 따질 때 항상 거론되는 용어가 에어로졸(aerosol)이다.

Aerosol, 흔히 에어로졸이라고 표기하지만, 본토 발음은 에러써얼(미국) 혹은 에어러쏘얼(영국)에 가깝다. 국내 용어로 번역하면 연무질(煙霧質), 즉 연기와 안개로 이루어진 일단의 혼합물질로 정하고 있다. Aerosol을 이해하기 위한 가장 기본적인 명제는 다음과 같다.

Aerosol은 Colloid다.

그래서 일단 colloid에 대한 이해가 기본적으로 필요하다.

*Colloid

교질(膠質)이라고 번역된다. 이 용어만으로도 어느 정도 개념이 설명되기는 한다. 교(膠)란 아교같이 끈끈한 성질, 혹은 적어도 2개 이상의 이질적인 물질들이 섞여서 초래된 혼란스러운 상황 등을 표현하는 용어다. 다시 말해서, 어느 물질이 다른 물질에 혼재되어 있기는 하되, 녹아들지는 않고 팽팽하게 공존하는 양상의 혼합 물질을 말한다.

조금 더 자세히 말하자면 액체, 기체, 고체 중 어느 한 가지 성질을 가진 물질이 다른 물질을 만나서 섞이되, 본연의 성질을 잃지 않고 유지하면서 공존하는 것이다. 만약 녹아 버리면 상대방 물질이 갖고 있는 성질로 통일되어 버리는 것이기에 더 이상 colloid가 아니며, 이때는 녹을 溶자, 액체 液자, 용액(溶液; solution)이라 한다.

*Aerosol

에어로졸은 액체 혹은 고체가 기체에 뛰어들어서 만남으로써 조성된 것이다. 여기서 혼동하면 안 되는 것이 있는데, 기체가 액체에 뛰어들어 만들어진 것은 에어로졸이 아니다. 그런 경우는 '거품'이라고 한다. 예를 들어 우리가 매일 아침 세수할 때를 떠올려 보면 쉽게 알 수 있다. 세숫물을 양 손바닥에 담아 얼굴에 철퍽하고 뿌리면서 무엇을 하는가? 대부분은 숨을 내쉬면서 '어푸푸'할 것이다. 다시 말해서 액체 물질을 향해 기체를 쏘는 행위이다. 그 결과 무엇이 생긴다?

거품이 생긴다.

에어로졸은 그 반대로 공기를 향해 액체나 고체가 가해지고 난 산물이다. 대표적인 게 무엇이겠는가?

기침이나 재채기다.

이 상황에서 튀어나온 갖가지 크기의 침방울(비말)들이 공기 속에 동동 떠 있으면서 보이지 않는 뭉게구름 혹은 안개 같은 걸 조성한 것이 바로 에어로졸이다.

그럼 비말은 어떻게 만들어질까?

*비말이 만들어지는 경위

비말은 호흡기계에서 생기는데, 전반적으로 보면 구강, 성대(후두), 그리고 폐기관지에서 발원한다. 먼저, 구강에서는 기침하는 순간 우리가 흔히 말하는 큼직한 침방울들이 튀어나온다. 최소 20 ㎛가 넘어가는 크기이며 전반적으로 100 ㎛ 넘는 것들이 주종을 이룬다.

성대 혹은 후두는 기침이나 재채기에 있어서 가장 주된 역할을 한다. 따라서 비말 생성에서도 주도적인 셈이고, 구강에서 생성되는 비말보다는 직경이 작은데 보통 1 ㎛ 넘는 정도의 크기를 가진 것들이다.

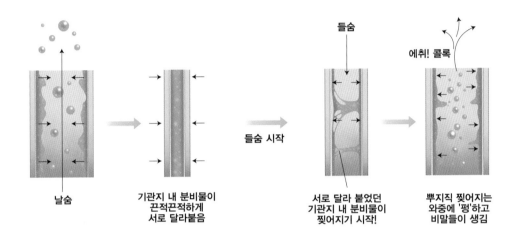

들숨

에취! 콜록

날숨

들숨 시작

기관지 내 분비물이
끈적끈적하게
서로 달라붙음

서로 달라 붙었던
기관지 내 분비물이
찢어지기 시작!

뿌지직 찢어지는
와중에 '펑'하고
비말들이 생김

그리고 폐기관지에서 생성되는 비말은 해부학적인 크기 면에서 구강이나 후두보다 훨씬 작고 좁으므로, 거기서 생성되는 비말은 당연히 크기가 작아서 직경 1 ㎛ 이하짜리들이 주를 이룬다. 염증으로 형성된 점액성의 액체들이 기관지를 차지하고 있는 상황에서, 이 액체들에는 자연스럽게 응축되려는 힘과 기관지로부터 찢어져 나가려는 힘들이 팽팽히 작용하며 맞서고 있다(shearing stress). 여기에 갑자기 초당 200 m에 달하는 폭풍이 '휭'하고 지나간다면(쉽게 말해서, 기침이나 재채기를 하게 되면), 이 끈적이 액체들을 기관지벽으로부터 찢어 발기는 힘이 최고조에 달한다. 조금 더 자세히 살펴보자면, 첫 기침을 하고 나서 말단 기관지가 일시적으로 짜부러들었다가 곧장 숨을 들이마시면서 다시 열리는 순간 '톡!'하고 액체 끈끈이 필름들이 찢어짐과 동시에 일제히 응축하게 된다. 그 결과 1 ㎛ 이하짜리의 자잘한 비말들이 순간적으로 뭉게뭉게 생김과 동시에 기침 혹은 재채기에 의한 추진력을 받고 외부로 '에취!' 혹은 '콜록!'하면서 한꺼번에 튀어 나가는 것이다.

*추락하는 것은 날개가… 침방울들의 운명

보통 기침이나 재채기 한 번에 3천 내지 4천 개의 침방울들이 튀어나온다고 한다(그걸 일일이 센 연구자분들, 참 존경스럽다). 이는 대략 5분 정도 수다를 떨면 나오는 규모이다. 이렇게 한 번 튀어나온 침방울들은 덩치가 커서(대략 직경 50~100 ㎛ 이상) 무거운 것들은 곧바로 떨어지며, 이보다 작은 것들은 공기에 노출되는 즉시 물기가 말라버리면서 크기가 줄어든다. 그래도 만유인력은 어디에서나 작용하므로 시간이 지나면 결국 떨어지게 되어있으나, 기침이나 재채기라는 매우 센 힘을 받은 비말들 하나하나는 그럭저럭 중력에 저항하면서 최대한 개긴다. 결국은 추락하게 되겠지만…. 그렇게 해서 대략 직경 10 ㎛ 이하의 비말들은 제법 잘 버티며 공기 중에 둥둥 떠 있게 되며, 특히 5 ㎛ 미만으로 매우 작고 가벼운 비말들은 좀 더 오래 공중에 떠 있다.

침방울들은 대략 초당 100~200 m의 속도로 튀어나오지만 이동할 수 있는 거리는 평균 3 ft를 넘지 못한다(6~10 ft까지 가는 경우도 있지만). 따라서 이 위험 반경 3 ft 밖에만 있다면 일단은 전염될 위험은 희박해진다. 밀접 접촉(close contact)이라는 용어를 정의하는 경계 거리가 바로 3 ft인 근거다. 그러나 기침이나 재채기로 한껏 힘을 받은 5 ㎛ 미만의 가벼운 비말들은 에어로졸로서의 체공 시간이 상대적으로 길기 때문에, 어디선가 바람까지 불어온다면 더 오래 떠 있을 수 있을 뿐 아니라, 3 ft라는 경계선을 수월하게 통과해서 더 먼 거리로 이동할 수 있다. 이것이 바로 공기 전파(air-borne)의 원리다.

여기서 오해하지 말아야 할 것이 있는데, 공기 전파의 주범인 에어로졸은 5㎛ 미만짜리 비말들만의 모임이라고 생각하기 쉽다. 그러나, 에어로졸은 다양한 크기, 즉 5 ㎛ 미만이건 그 이상이건, 심지어는 100 ㎛짜리 침방울들도 다 같이 모여서 공기 중에 섞여 있는 뭉게구름을 형성하는 것이다. 이들 중에 증발되어 덩치가 줄거나 오래 떠 있는 것들이 공기 전파에 관여하게 된다.

그리고 또 한 가지 확실히 개념을 잡아야 할 것이 있다. 비말 전파와 공기 전파는 상호 배타적이고 절대적인 개념이 아니며, **비말 전파를 하는 병원체는 어떤 변수가 작용함으로써 언제라도 공기 전파로 전환될 수 있다**는 것이다. 그 '어떤 변수'라 함은 에어로졸을 인위적으로 만들 수 있는 상황을 일컫는다. 대표적인 것이 기관지 삽관이나 가래 흡인하기 등등, 병원에서 흔히 행하는 시술들이다. 즉, 비말 전파를 하는 감염질환이라 하더라도 병원 내에서 인위적으로 에어로졸을 생성해 낼 수 있는 상황이라면 얼마든지 공기 전파로 둔갑할 수 있는 것이다. 따라서 기본적으로 비말 전파를 한다는 메르스(MERS-CoV)나 독감 등에 걸린 환자에게 기관지 삽관 등의 시술을 하는 경우 그 때부터는 공기 전파로 바뀔 수 있는 것이다. 심지어는 접촉으로 전파되는 질환도 공기 전파로 바뀔 수 있다. 예를 들어 MRSA의 경우에도 에어로졸을 만들 수 있는 시술을 받은 직후나 혹은 기침 등을 매개로 해서 의료진의 콧속까지 달라붙을 수 있다. 그리고 에어로졸이 생성되는 것은 꼭 이런 진료 시술에만 국한된 것은 아니다.

*에어로졸은 지금 이 순간에도 일상에서 흔히 만들어지고 있다

우리는 알게 모르게 일상에서 에어로졸을 수시로 만들어내고 있다. 대표적인 예로 샤워를 하거나 수도를 트는 경우 보이지 않게 에어로졸이 자욱하게 생긴다. 여기에 더해서 우리가 하는 행동 하나하나가 에어로졸을 흩뿌리게 된다. 우리가 몸을 움직일 때마다 그 주위의 공기에서는 소용돌이가 일어난다. 소위 말하는 vortexing이다.

문을 휘익 하고 여는 순간, 열린 문과 공간을 중심으로 공기가 소용돌이 치며, 심지어는 걸어갈 때도 다리 사이로 공기가 휘몰아 친다. 거기에다 우리가 행동하면서 생기는 열의 흐름은 우리 몸을 중심으로 위로 모락모락 피어오른다. 추운 겨울에 목도리를 하는 이유는 우리 몸의 보온에 있는 근거가 바로 이것이다. 이러한 모든 상황들이 우리가 기침이나 재채기를 해서 생기는 비말 내지 에어로졸들에게 여기저기 이동할 수 있는 추진력을 제공하는 것이다.

*왕후장상, 공기전파와 비말전파의 씨가 따로 있느냐?

여기까지 이해했으면 자연스럽게 한 가지 의문이 들게 될 것이다. 기침이나 재채기를 하면 에어로졸이 생기고, 그 구성 성분들 중에 5 ㎛미만짜리들도 수두룩한데, 왜 결핵, 홍역, 수두는 공기 전파인 반면에, 독감을 비롯한 호흡기계 바이러스 질환들은 통상적으로 비말 전파로 분류될까?

공기 전파의 단계까지 성공하려면 비말의 덩치뿐 아니라 필요한 요건이 더 있기 때문이다. 바로 비말 내에 있는 병원체가 목표에 도달할 때까지 가혹한 환경에서 살아남을 수 있는 능력, viability이다.

"에취!"하고 추진력을 받아 공기 중에 동동 떠 있는 동안 아무 일도 일어나지 않고 무난하게 이동할 거라고 생각하면 오산이다. 비말에 안주하여 체공하고 있기엔 주변 환경이 너무나 적대적이기 때문이다. 일단 앞에서 언급했듯이 비말이 말라버리면서, 앉아 있을 평수가 점차 줄어들고, 급기야는 천둥벌거숭이로 대기에 나앉게 된다. 습도도 생존에 영향을 미치며, 산소 또한 매우 적대적이다. 거기에다 천연 소독제라 할 수 있는 자외선도 놀고 있지 않다. 이런 여러가지 위해 요인들이 작용하는 와중에 살아남는 병원체가 공기 전파를 완수할 수 있는 것이다.

독감을 예로 들어보면, 기침 한 번에 나오는 비말들 중 약 40% 정도가 5 ㎛ 이상이며 20% 정도가 1~5 ㎛, 나머지 40% 정도가 1 ㎛ 정도 크기다. 말하자면 비말의 절반 정도가 크기 면에서 공기 전파의 소지를 가지고 있다는 이야기이다. 하지만 이 무리들은 앞서 언급한 가혹한 환경에서 거의 살아남지 못한다. 그래서 광활하게 트인 공간에서 공기 전파의 기전으로 감염되기엔 무리이며, 비교적 넓지 않고 개방되지 않은 공간에서나 전파가 가능한 것이다(예를 들어, 좁은 교실, 만원 지하철이나 버스 등 대중 교통수단 내부). 반면에 결핵의 경우는 작디 작은 종말 기관지에서 기원하기 때문에, 기침 한 번에 나오는 비말들 거의 다가 5 ㎛ 미만의 크기다(0.65~4.7 ㎛). 게다가 구조적으로 웬만한 소독제에는 다 견디는 철옹성의 세포벽을 가지고 있기 때문에, 가혹한 환경에 던져져도 끈질기게 살아남는다. 그래서 백이면 백, 모두 공기 전파를 성공시키는 것이다.

결국, 적어도 감염 전파의 종류 면에서 왕후장상의 씨는 따로 있다는 다소 불편한 결론을 내릴 수밖에 없다.

손 위생

*모든 감염 관리 행위는 Handwashing으로 통한다

'의료관련 감염'이라는 용어는 근래 들어 원내 methicillin-resistant Staphylococcus aureus (MRSA) 감염에 대해 소송하는 사례가 나타나고 있는 등의 예에서 알 수 있듯이 의료인 외의 일반 대중에게도 이제 더 이상 낯선 개념이 아니다. 의료관련 감염에 대해 더 깊이 들어가 보면, 결국은 항생제 내성 세균의 발생과 이에 대한 예방 혹은 조치의 문제로 귀결이 된다. 서두에 언급한 MRSA 이외에도 vancomycin 내성 Enterococci (VRE), ESBL 생성 그람 음성균, 다약제 내성균 등이 주요 해결 과제로 떠오르고 있다. 미 질병관리본부나 여러 감염 관련 학회 등에서 이들 내성균의 감염관리에 대한 국제 통용 지침들을 내놓고 있고, 이들 지침안들을 기반으로 각 병원에서는 감염관리실을 중심으로 활동하고 있다. 각 지침안들마다 수십, 수백 쪽에 이르는 방대한 양을 담고 있지만, 내용들을 자세히 살펴 보면 결국은 가장 확실한 해결 방법 한 가지를 공통적으로 강력 제시하고 있다. 다름 아닌 손 씻기(handwashing) 혹은 손 위생(hand hygiene)이다.

*전염원으로서 Hand의 위력

감염질환이 전염되는 경로는 크게 다섯 가지로 나뉜다. 접촉, 비말(침방울), 공기, vector, vehicle. 이들 다섯 가지의 경로는 다 달라 보이지만, 궁극적으로 환자 혹은 의료인에게 도

달하려면 반드시 '접촉'을 해야 한다는 공통점을 가지고 있다. 이 '접촉' 이라는 것이 이루어지기 위해 필요한 매개체는 거의 대부분이 손이다. 손에 의해 전염이 된다는 사실은 대다수에게는 실감이 나지 않을 것이다. 눈에 보이지 않으니까.

전염원으로서 손이 어떤 위력을 가지고 있는지를 실감시키기 위해서 대표적인 연구 결과를 하나 소개해 보겠다.

Infection Control & Hospital Epidemiology 1991년(12권 654~662쪽)에 실린 유명한 논문인데, 연구자들은 연구 대상 의료진들로 하여금 더도 말고 딱 15초 동안 사타구니를 손으로 만지게 하였다(사타구니는 신체 부위 중에서 대표적으로 그람 음성균이 서식을 많이 하는 곳이다). 이후 일반 비누(항균 비누가 아니고)로 손을 씻은 후 도뇨관을 만지게 하였고, 이 도뇨관을 조각조각으로 잘라서 배양을 시행하였더니… 놀랍게도 의료진들이 접촉했던 환자들의 세균들이 그대로 배양되어 나왔다. 단지 15초간 만졌음에도 불구하고 말이다. 이 실험 결과에서 우리는 두 가지 교훈을 얻을 수 있는데, 하나는 손에 의한 전염이 우리가 추정하고 있는 것보다 훨씬 더 위력적이라는 사실이고, 나머지 하나는 손을 씻되 항균 작용이 없는 일반 비누와 물로 씻는 것은 아무런 효력이 없다는 사실이다. 이 두 가지 교훈에서 우리는 손 위생의 중요성과 어떻게 해야 효율적으로 수행하고 있는지를 알수 있다.

*Semmelweis의 불행한 생애

이와 같이 손 위생의 중요성을 역설하는 연구 근거들이 많음에도 불구하고 아직도 적지 않은 이들이 손 위생의 효과를 과소 평가하는 경향이 있다. 손 위생에 대한 부정적인 인식은 1840년대 오스트리아의 어느 산부인과 병원에서 근무하던 의사인 Semmelweis가 처음으로 제안을 했을 때에도 마찬가지였다. 물론 지금은 그러지 않지만, 당시에는 피를 잔뜩 묻힌 손은 마치 피를 뒤집어 쓴 전쟁 영웅 수준으로 일종의 영예(crimson glory)를 과시한다는 상징을 의미하기도 했다. 게다가 그는 오스트리아 인이 아닌 헝가리인이었기에 당시 그 병원의 의료진들은 산모들의 패혈증과 사망이 다름아닌 자기 자신들 탓이라고 어느 이방인이 주장하는 것을 곱게 봐 줄 수는 없었던 것이다(그 시대 오스트리아와

형가리는 한 나라였다). 게다가 당시에는 세균에 의해 감염병이 생긴다는 개념도 아직 없었다. 불행하게도 Semmelweis는 시대를 너무 앞서 나간 것이었다. 이 손 위생의 개념은 공교롭게도 온갖 구박과 수모를 받던 Semmelweis가 세상을 하직하던 바로 그날에 외과의사 리스터가 수술 전 소독의 중요성을 성공적으로 보여줘서 증명할 때까지 계속 홀대를 받아 온 것이다.

19세기 당시에야 어쩔 수 없었다지만, 적어도 현대를 사는 우리 의료인들은 지나치게 앞서감으로써 불행했던 Semmelweis에게 애도를 표하는 의미에서라도 손 위생의 중요성에 대해 진지하게 임해야 하지 않을까 한다. 그러나 손 위생이라는 행위가 일견 단순해 보이긴 해도 실제로 이행하는 경우가 별로 높지 않다는 것이 문제이다. 이는 국내뿐만 아니라 선진 외국도 마찬가지 이어서, 이행률이 보통 30~40% 정도, 강력히 추진해도 60~70% 정도에 그치는 것이 현실이다.

이행률이 불량한 이유는 무엇일까?

한마디로 귀찮기 때문이다.

귀찮음의 이유로는 여러 가지를 들 수 있지만, 무엇보다도 손 위생을 하는 데에 수 분이나 되는 충분한 시간을 투자해서 물과 항균 비누로 씻어야 한다는 원칙이 가장 큰 제약 사유이다.

*꼭 물과 비누로 씻어야 하나?

눈코 뜰새 없이 바쁜데 몇 분씩, 그것도 하루에 수차례 손을 씻으라면 성실히 준수할 사람은 거의 없을 것이다. 이 문제의 해결은 결국 시간 단축에 있으며, 항균 비누 못지 않은 살균력을 지닌 대안품이 있다면 가능하다. 이 대안이 바로 알코올 제제(waterless alcohol)이다. 알코올은 속효성이고 빨리 마르기 때문에 잠깐 짝짝 바르는 것으로 충분하다. 게다가 최근에 출시되는 제품들은 로션이나 보습제 유형으로 만들어져서 나오기 때문에 피부 관리에도 유리한 점이 많다. 그러므로 반드시 물과 항균 비누를 고집할 필요는 없으며, 알코올 로션 제제로 대체하는 것이 추세이다. 단, 눈에 띌 정도로 혈액이나 체액 등의 오염 물질이 손에 묻은 경우는 예외로, 이때는 반드시 물과 비누로 씻어야 한다.

*손 위생 준수하기는 귀찮은데…

속효성 알코올로 시간 절약 문제는 해결되지만, 그럼에도 불구하고 습관이 안되거나 귀찮아서 이행하지 않는 경우도 많다. 이는 손 위생을 즐겨할 수 있도록 동기부여를 심어주는 것이 필요한데, 개인에게 동기가 부여되는 정도는 천차만별이라 쉬운 일은 아니며, 감염 관리와 행동과학의 차원에서 해결 과제라고 할 수 있다. 손 위생을 함으로써 당근이 주어진다는 것에 초점을 맞춰야 할 것이다.

*손 위생의 지침

손 위생의 원칙과 지침은 미 질병관리 본부 감염관리 지침안이 있는 웹사이트에 가면 pdf 파일로 쉽게 구할 수 있다. 주소는 아래와 같다.

https://www.cdc.gov/infectioncontrol/guidelines/hand−hygiene/index.html

가장 중요한 원칙은 무조건 환자와의 접촉을 전후해서, 약간 과장하자면 거의 강박적으로 손을 씻어야 한다는 사실이다. 이 원칙만 잘 지킨다면 손 위생을 제대로 수행할 수 있으며 나아가서 원내 의료관련 감염의 관리와 예방에 큰 기여가 될 것이다.

*장갑을 벗은 후에도 손을 씻어야 하는 이유

이런 의문이 드는 이들이 생각보다 많을 것이다.

"장갑을 착용하고 시술이나 진료를 하면 확실한 방어막을 친 것이니까 궁극적으로 오염을 방지할 수 있는데, 왜 벗고 나서도 손을 씻어야 하지? 귀찮게…."

실제로 이런 생각들을 많이 하므로, 장갑 사용 후 손 위생 수행률이 현저하게 떨어지는 경우가 많다. 그 이유는, 결론부터 말하자면

'장갑 너무 믿지 마시게나. 장갑을 착용함에도 불구하고 손은 오염되기 때문이다.'

장갑 착용 전후의 손 오염 상태에 대한 여러 연구들을 보면, 착용 전과 벗은 이후의 손 배양 양성률이 유의하게 차이가 나지 않았다고 한다(물론 착용 전에 배양을 먼저 하고, 손을 씻고 나서 장갑을 착용; 장갑 벗고 나서 손 배양 하고난 후 손 씻기 실시 – 혼동할까 봐).

"그럴 거면 왜 장갑을 끼는 거야?"라고 항변하는 게 당연할 것이다.

그런데, 사실 오염률은 차이가 없다 해도 실제로는 손 오염량은 장갑 표면의 오염량보다 훨씬 적다(대략 2내지 4 log 정도 적다). 그러나 이렇게만 해서는 장갑을 착용할 당위성을 설득하기엔 좀 모자란다. 그래서, 일단 장갑 착용하는 이유에 대하여 원초적으로 접근해 보자.

"왜 장갑을 착용하는가?"

장갑을 비롯한 개인보호장구를 쓰는 이유는 둘 중 하나다.

첫째, 환자를 보호하거나

둘째, 그대를 보호하거나.

환자가 연약해서(이식이나 다른 면역저하자) 우리가 가해자가 될 경우가 전자에 해당한다. 이런 경우는 개인보호장구 착용에 대한 더 이상의 이의를 제기할 이유가 없을 것이다.

우리가 피해자가 될 경우, 즉 환자가 병원체를 배출하는 경우가 후자에 해당한다. 이 후자의 경우에 한정해서 CDC 지침을 참조하여 장갑을 착용하는 이유를 열거하면 다음과 같다.

첫째, 피나 분비물 등에 손이 직접 닿을 상황.

둘째, 환자를 직접 만질 상황. 그것도 VRE, MRSA, 혹은 다제 내성균을 가진 상황

셋째, 눈에 뻔히 보이는 오염물을 만지게 될 상황

이 세 가지 모두 맨 손으로 만지면 오염될 것이 뻔한 상황이다. 그러므로 당연히 일단 장갑으로 막고 봐야지.

그런데 말입니다.

"과연 장갑은 손 오염을 막는 완벽한 방패일까요?"

정답은 이렇다. 부분적으로는 No이다.

대략 방어율은 70% 중반쯤이라고 알고 있는 게 속 편하다.

그럼 20~30% 정도의 오염은 어떻게 일어난다?

첫째, 장갑을 벗는 과정에서 일어나거나

둘째, 장갑 자체에 문제가 생겨서 오염물이 새어 들어오거나.

새어 들어 오는 경우는 생각보다 적지 않다.

그리고 라텍스보다는 비닐 장갑인 경우가 훨씬 더 잦다.

그러므로 장갑 사용하고 벗은 다음에도 손을 씻어야 한다.

다시 정리하자면,

첫째, 장갑을 벗을 때 아무리 철저히 해도 손에 오염될 가능성을 배제 못하기 때문이다.

다시 말해 '혹시 알아?'의 차원.

둘째, 확인 사살의 의미도 있다. 장갑을 사용했기 때문에 오염을 차단하긴 했지만, 거기에다 손까지 씻으면 보다 확실하지 않은가?

이 둘이 합쳐져서 보다 확실하게 오염을 원천 봉쇄한다는 의미.

결론은 이렇다.

장갑은 천하무적의 방패라는 편견을 버려라.

일단 장갑으로 70% 정도를 막아낸 뒤, 막아내지 못하고 손에 묻은 30%는 손 위생으로 떨궈내서 오염 방지 100%를 달성한다.

소독과 멸균을 이해하기 위한 기본 지식들

용어 정의

소독(disinfection)과 멸균(sterilization)은 모두 병원체를 제거하는 행위이다. 이 둘을 구분 짓는 핵심은 포자(endospore)이다. 병원체를 제거하되, 포자는 남긴다면 소독이고, 포자까지 완전히 다 멸절시킨다면 멸균이다. 따라서, 소독과 멸균을 어떤 경우에 적절하게 적용해야 하는지를 숙지하고 있어야 한다.

Back to the basics - 소독 멸균 개념을 이해하기 위한 초석들

소독과 멸균을 이해하기 위한 주춧돌들은 대부분이 기본적인 화학 지식이다. 따라서, 고등학교 화학 수준 정도의 지식은 충분히 있다고 생각하시는 분은 이 글을 읽지 않고 넘어가셔도 무방하다.

1. 원자번호 그리고 전자

무엇을 위한 기초지식인가? – 소독과 멸균 작용은 분자 수준에서 일어난다. 전자를 뺏어서 산화를 시키기도 하고, 산을 내기도 하며, 응고를 시키기도 한다. 따라서 가장 기초적인 지식으로서 필요하다.

먼저 원자부터 따져보자.

원자(atom)는 핵 안에 (+) charge를 띠고 있는 양성자(proton)와 중성자(neutron)를 품고 있으며, 외각에 동수의 (−) charge를 띤 전자가 돌고 있다(정확히는 어떤 고정된 궤도를 도는 건 아니다. 사실은 '거기쯤 있을 것이다'라는 확률적 의미로서 마치 구름처럼 조성된 곳 어딘가에 있다. 여기서 더 나아가 설명하자면 당연히 orbital 이론까지 따지게 되는데, 이 강의는 화학 강의는 아니므로 이쯤에서 정착하기로 하겠다). 그리고 양성자와 같은 개수의 전자라는 것은 그 원자가 이온화되지 않은 상태라는 전제하에서의 이야기다.

양성자의 개수를 atomic number (원자번호)라고 한다. 우리는 이걸 기억해야 한다. 양성자의 수와 중성자의 수를 합친 것을 mass number (질량수)라고 한다.

예를 들어 탄소(carbon; C)는 atomic number가 6이며, mass number 는 6+6 = 12이다.

맞나?

틀렸다.

양성자와 중성자 수는 같은 개수만 있는 게 아니다.

양성자 수와 중성자 수가 다른 원소를 동위원소(isotope)라고 한다. 탄소는 우리가 흔히 다루는 mass number가 12인 ^{12}C도 있지만 중성자 수가 2개 더 많은 ^{14}C도 있는 것이다.

2. 주기율표 구구단 외우기

무엇을 위한 기초지식인가? – 각 원소 별로 고유의 원자번호를 숙지하고 있어야, 해당 원자가 어떤 작용을 할지 예측할 수 있다.

그래서 주기율표를 다는 아니더라도 임상적으로 중요한 원소들은 암기하고 있는 것이 좋다. 물론 암기하기 싫으면 하지 않아도 무방하지만.

요즘은 고교생들에게 어떻게 주기율표를 가르치는지 모르겠지만 우리 때는 이해고 뭐고 일단 외워야 했다. 원리도 모르고 외우는게 과연 바람직한가 하는 회의감도 있었겠지만, 일단 외우고 나니 나름 장점도 많았다고 생각한다.

암기 비법은 별것 아니다. 원소들을 한글로 무식하게 읽으면서 구구단 외우듯이 입에 짝짝 달라붙게 하면 된다. 각각 열 번씩만 노래하면 진짜로 외워진다(정말이다).

1 & 18족(group)의 1주기(period)는 각각 H 그리고 He이므로 거저 먹고……
2주기(period)부터 다음과 같이 열 번만 노래한다.

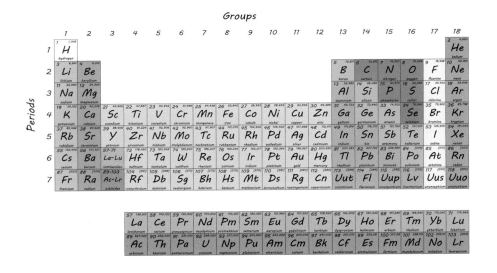

1족: 리 나 크 르브 크스 후르 (Li Na K Rb Cs Fr)
2족: 베 마 카 슬 바라 (Be Mg Ca Sr Ba Ra)
여기서 10족을 훌쩍 넘어간다(몰라도 된다).

13족: 비 알 가 인 틀 (B Al Ga In Tl)

14족 (다리 4개): 쓰시 게슨 피브 (C Si Ge Sn Pb)

15족 (다리 5개): 엔 피 아스 스브 비 (N P As Sb Bi)

16족 (8 빼기 6: 전자 2개 더): 오 에스 세 테포 (O S Se Te Po)

17족 (전자 1개): 에프 씨엘 비알 아이 아트 (F Cl Br I At)

18족 (전자 0개로 가만히): 네 아르 크르 쎄 른 (Ne Ar Kr Xe Rn)

각 원소당 atomic number가 8개씩 주기로 증가하는 건 상식.

1족: (s1) alkali metals

2족: (s2) alkaline earth metals

15~18: 비금속.

- *15. pnictogens (질소족)*
- *16. chalcogens (산소족) 캘커젼*
- *17. halogens*
- *18. noble gases 불활성 기체.*

한마디로 구구단 외우듯이 외우면 된다. 그리고 구구단보다 훨씬 양이 적다.

어릴 적 서당식 교육이 얼마나 무서운가 하면, 오십이 넘은 내가 지금도 암송이 가능하다는 사실을 보면 알 수 있다. 주입식 교육의 폐해들은 열거하자면 한이 없지만 솔직히 난 주입식 교육이 반드시 나쁘다고는 생각하지 않는다.

3. 이온, 산화와 환원

무엇을 위한 기초지식인가? – 이제부터 각 원자(원소)가 소독과 멸균 작용에서 어떤 식으로 움직이는지를 파악해야 하기 때문이다.

이온(ion)이란 어느 원소의 양성자 수와 전자 수가 일치하지 않는 경우를 말한다.

이런 현상이 일어나는 이유는 원자의 최외각 전자껍질(valence shell)은 오로지 여덟 개 자리를 꽉 채워야만 에너지 level상 안정화되기 때문이다(소위 Octet rule 되시겠다). 그래서 남는 전자를 버리거나, 모자라는 전자를 뺏아와서 어떻게 해서든 여덟 개 자리를 채운다. 원자가 최 외각 전자 하나를 빼앗기면 '전자수 < 양성자수'가 된다. 따라서 net charge는 (+) charge가 되며, 이를 cation이라 한다.

주기율표에서 1족에 해당하는 원자들이 대표적인 예이다. Na이나 K은 최외각 전자가 하나뿐이므로, 7개의 전자를 뺏어 오기 보다는 차라리 1개 전자를 내주는 것이 훨씬 자연스럽기 때문이다. 반면에 최 외각 전자 하나를 빼앗아 오면 '전자수 > 양성자수'가 된다. 따라서 net charge는 (−) charge가 되며, 이를 anion이라 한다. 대표적인 예가 바로 다음에 설명할 17족 halogen이다. 여기까지 숙지했으면 산화와 환원의 개념은 그리 어렵지 않을 것이다. 산화란 전자를 빼앗는 작용을 말한다. 그래서 어느 원소의 전자를 빼앗는 물질을 산화제(oxidant)라고 한다.

환원은 그 반대 작용을 말한다. 산화와 환원은 소독제, 멸균제에 있어서 중요한 기전들 중 하나이며, 각 제제별로 자세한 내용은 뒤에 이어질 소독 멸균제의 분류와 작용기전에서 다시 다루기로 하겠다.

4. 할로겐(Halogen) 사실상 가장 중요하다

무엇을 위한 기초지식인가? – 소독제들의 상당수가 halogen, 특히 chlorine (Cl)을 함유하고 있다. 이것이 소독제들 중에 차지하는 비중이 크기 때문에, 이 원소들의 본질에 대하여 숙지할 가치는 충분하다. 또한 산화 작용에 의한 소독, 멸균의 기전을 이해하기 위함이기도 하다.

Halogen은 halo를 gen하는 물질이란 뜻이다. Hal은 바닷물 혹은 염분을 뜻하며 gen은 만들어낸다는 뜻이다. 즉, 염분을 만들어내는 물질이라는 의미를 가지고 있다.

소독의 범주에선 F (fluorine; 불소), Cl (chlorine; 염소), 그리고 I (Iodine; 옥소 혹은 요

오드)만 신경쓰면 된다. 불소와 염소는 기체 성분이며, 옥소는 고체이다(옥소 직전의 브롬—bromine 은 액체인데 여기서는 다루지 않는다).

Fluorine은 라틴어로 fluere, 영어로 flow를 뜻한다. Chlorine은 희랍어로 greenish—yellow 색을 의미한다. 염소 가스가 노로코롬한 색깔인데서 연유한 명칭이며, Iodine은 희랍어로 violet, 즉 보라색 혹은 제비꽃 색깔을 뜻한다.

주기율표에서 group 17 (17족)으로 분류된다. 이것이 의미하는 것이 매우 중요하다. 17족이라는 것은 외각 전자 8개의 자리 중에 7개가 채워지고 딱 하나 남아 있다는 이야기이다. 따라서 다른 원소에서 전자를 딱 하나만 뺏어 와 하나 남은 빈 자리를 채우면 Octet rule에 따른 완전체가 될 수 있다.

이를 위하여 halogen은 두 가지 길 중에 하나를 선택한다.

• 근친 결혼, 즉 자기들끼리 짝을 지어서 완전체를 성취한다.

그래서 Cl_2, I_2, Br_2, F_2 하는 식으로 존재하는 것이다.

• 약탈, 즉 다른 원소에게서 전자를 뺏어 온다. 그리고 그 힘은 매우매우 강력하다. 즉, 남을 산화시키는 힘이 상당히 세다는 뜻이다.

가장 만만한 상대는 외각 전자가 하나만 있는 1족 소속인 Na, K 같은 금속들이다. 그래서 이들을 만나면 곧장 전자를 약탈해서 NaCl이나 KI 같은 salt를 만드는 것이다. 여기까지는 원자 수준에서의 점잖은 표현이고, 실제 우리 육안으로는 어떻게 보일까?

이 halogen이 닿는 곳이 치지직 하면서 부식되는 모양으로 나타난다.

한마디로 매우매우 위험한 물질이다.

예를 들어 염소 가스를 들이키는 불행한 상황을 맞는다면 입 천장부터 시작해서 기도 및 식도, 하부 호흡기 점막이 모조리 다 순식간에 부식되고 파괴된다. 다시 말해서 이게 바로 독가스다.

인류 전쟁사에서 가장 먼저 쓰인 화학무기가 바로 제1차 세계대전에서 프랑스와 독일이 사용한 염소가스다.

뒤에 락스에서 다루겠지만 HOCl (hypochlorous acid)이나 ClO⁻ (hypochlorite)의 형태가 바로 살균 작용을 하는 것이며, 전자가 후자보다 더 강하다.

Chlorine이 음이온이 되면 chloride (Cl⁻)이며, 이는 inactive하다. 모자란 전자 하나를 뺏어 와서 Octet 규칙에 걸맞는 완전체가 됐으니 불만이 있을 리가 없기 때문이다. 매우 강력한 산화 물질로서 미생물의 세포 단백질, 핵산, 지질(세포막, 세포벽)을 무차별 파괴함과 동시에 세포의 생명줄인 oxidative phosphorylation을 붕괴시킴으로써 살균 작용을 수행한다.

Iodine은 앞서 언급했듯이 고체이며 알콜에 잘 녹는다. 이를 tincture라고 한다.

I2 혹은 HOI (hypoiodous acid)가 살균력을 가진다.

미생물의 세포 표면과 세포 내 침투를 통해 아미노산(특히 lysine, histidine, cystein, argiine 같이 amine, −NH₂ 를 지닌 아미노산을 좋아한다)을 파괴하여 단백질을 엉망으로 헝클어 놓으며, 핵산과 지질, 지방산 등과도 반응해서 파괴한다.

Tincture나 povidone−iodine 형태로서 소독에 쓰인다. 이론적으로 halogen의 속성상 spore도 죽일 능력이 있다. 그러나 소독제로서 쓰이는 농도로는 불가능하며, spore를 죽일 정도의 농도라면 당연히 인체에 해롭고 염소에 비해서도 산화력이 세지 않기 때문에(산화력은 F₂>Cl₂>Br₂>I₂의 순이다) 효율 면에서 실용성이 부족하다.

불소는 소독과 멸균 범주에서는 그리 비중이 크지 않다. 다만 수돗물에 풀면 치아 에나멜의 hydroxy apatite 성분과의 작용과 더불어 세균 억제 작용을 함으로써 충치 예방에 기여한다고 하는데 아직 논란의 여지는 있다.

5. 산소와 Radical

무엇을 위한 기초지식인가? – 산화 작용에 의한 소독 멸균의 기전을 이해하기 위함이다.

산소는 어딘지 모르게 우리에게 상큼함을 선사해주는 착한 기체라고 대부분 생각할 것이다. 그러나 이렇게 통상적인 인식과는 달리, 산소는 본질적으로 지구상 생물들에게 그다지 우호적인 원소는 아니다.

산소는 지구 상에 태초부터 존재하지는 않았다. 따라서 산소가 지구상에 나타나기 시작한 이후, 혐기성으로 대사하던 생명체들은 거의 다 멸종했으며, 산소를 훌륭하게 처리할 수 있었던 생명체들이 살아남게 된다. 그들이 바로 호기성 세균들이었으며, 일부가 다른 세포 안으로 입주하여 mitochondria나 chloroplast가 되어 사이 좋게 공생을 시작하였다. Mitochondria는 산소가 들어오면 집주인 세포 대신 이를 처리하여 물로 바꿈과 동시에 ATP까지 대량으로 만들어낸다. 이것이 바로 호흡(respiration)이자 oxidative phosphorylation 인 것이다. 그런데, 산소를 환원시키는 것은 단박에 되는 것이 아니고, 전자를 한 번에 하나씩 받으면서 여러 단계를 밟아야 한다.

그러다 보니, 전자들이 짝을 이루지 못하고 외롭게 되는 순간들이 여러 차례 초래된다. 전자가 짝을 이루지 못하니 에너지 수준에서 매우 불안정해지고, 그 결과 해당 분자들은 매우 난폭해져서, 어떻게 해서든지 짝짓기를 하려고 극단적으로(radically) 날뛰게 된다. 이것들을 바로 이름 그대로 radical이라 부른다. 이러한 정의를 넓게 적용시켜보면 앞서 설명한 halogen도 radical로 간주할 수 있다. 결국 난폭한 짓을 하는 기전이 똑같기 때문이다.

다시 산소의 환원 과정(호흡)을 되짚어보면 제1 단계에서 superoxide anion이, 제2 단계에서 peroxide가, 제3 단계에서 hydroxyl radical이 생성된다. 이들 셋 모두가 매우매우 사납다. 즉, 아무나 그들 근처에 오면 사납게 전자를 빼앗는다. 그 대상이 미생물이라면 바로 소독과 멸균 과정이 일어나는 것이다.

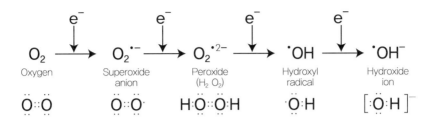

이 과정 중, peroxide에서 hydroxyl radical이 형성되는 대목이 소독 및 멸균에 있어서 가장 핵심이다.

6. 포자(역시 중요하다)

무엇을 위한 기초지식인가? – 포자(spore), 정확히 말해서 내포자(endospore)는 소독과 멸균을 구분 짓는 결정적인 요소이다. 포자를 죽일 수 있어야만 멸균이기 때문이다. 세균의 포자, ENDOSPORE는 오로지 그람 양성균 일부(Bacillus와 Clostridium)만 만들 수 있고 그람 음성균은 못한다.

spore면 spore지, 왜 앞에 ENDO가 붙어서 Endospore가 되었을까?
- 세균이 자체 내에서 자체 재료를 가지고 조촐하게 만들어냈기 때문이다.

Endospore와 spore는 다른가?
- 다르다.
- spore는 남녀상열지사에 의해 만들어지는 자손들이다.

Aspergillus의 포자(분생홀씨), malaria 일으키는 원충인 Plasmodium 암수(gametocytes)가 모기 체내에서 얼레리꼴레리 하여 만든 놈이 sporozoite이며, 이는 인체 내로 침투할 때의 형태이기도 하다. 그러나
- endospore는 남녀상열지사와는 전혀 무관하다.

그냥 험한 환경에 처했을 때 두꺼운 외투를 몇 겹씩 입고 잔뜩 웅크리면서 재기의 그날을 기다리는 놈일 뿐이다.

내용물은 세균의 DNA, 나중에 부활할 때 쓸 약간의 단백질들과 ribosomes, 그리고 문제의 Dipicolonic acid (DPA)가 있다.

탈수, 그리고 보디가드

- DPA는 일단 calcium과 결합하는데, 이런 형태가 세포의 물을 쪽쪽 빨아들여서 결국 탈수하는 역할을 한다.

자, 물이 없어지니 뭐가 유리하다?

- 열을 가해도 끓을 소지가 원천 봉쇄된다. 그래서 열을 견딘다.
- 또한 열이 가해져서 DNA가 위태로워지면(denaturation), 그 가닥 사이사이로 이 한 몸 기꺼이 던져서 보디가드처럼 버틴다. 그래서 또한 열을 견딘다.

세 겹, 네 겹의 방어벽

- 심할 정도로 방어벽을 엄청 치고 있다. 일단 내막(inner membrane)이 싸고, 견고하기 이를데 없는 peptidoglycan으로 된 막이 두 개 더 있는데, spore wall과 cortex이다. 이 두 개의 막은 나중에 부활(germination)할 때 cortex가 먼저 쪼개지면서 spore wall이 cell wall로 변환되어 다시 완벽한 세균 몸체 부활의 초석이 된다. 이 방어벽 3개도 모자라서 맨 바깥은 엄청 두꺼운 코트를 칭칭 껴 입는다.

이 정도까지 했으니 웬만한 공격에도 끄떡 없을 수밖에. 이런 식으로 수백 년도 견딜 수 있다, 진짜로.

부활(germination)

* 2016년에 세계 최고의 권위를 자랑하는 SF 소설 대상인 휴고/네뷸러 상을 중국 작가 류츠신의 '삼체'가 받았다. 이는 휴고 상이 생긴 이래 사상 처음으로 아시아에서 받은 상이라 전세계 SF 팬들을 경악시켰다.

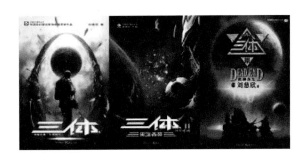

이 '삼체'에 나오는 외계인들이 독특한 생존 양식을 보이는데 살기 힘들게 가혹한 상황이 다가오면, 이 외계인들은 스스로 탈수를 해 버린 후 마른 오징어처럼 납작 엎드려서 10년이고 100년이고 개기며 훗날을 도모한다. 그러다가 상황이 나아지면 다시 수분을 얻어서 형상 기억 합금처럼 기가 막히게 부활해서 살아간다.

* endospore의 부활도 이와 똑같다.

일단 물을 얻어서 불어남과 동시에 그동안 감싸고 있던 외투들을 다 터뜨려서 벗어 던진다. 그런 과정을 거쳐서 결국은 endospore를 만들기 전과 동일한 세균으로 부활한다.

Endospore의 생활사를 보면, 참으로 미생물의 세계는 오묘하다는 생각이 든다. 분명히 세균인데 마치 막에 싸인 바이러스처럼 변신을 하는 묘기라니.

자, 그럼 지금까지 논한 기본 지식들을 기반으로 본론에 들어가 보기로 하자.

소독 멸균의 분류와 기전 총론

1. 소독

소독제는 크게 산화제(oxidizing agents)와 비 산화제(non-oxidizing agents)로 대별할 수 있다. 산화제는 주로 파괴하는 양상인 반면, 비 산화제는 엉기고 눌어붙게 하는 양상이라 보면 된다.

1) oxidizing agents

- 이 부류에 해당하는 것으로는 염소(chlorine) 제제(예: sodium hypochlorite; 락스)나 옥소(iodide) 같은 halogen 제제, peroxide 제제(예: hydrogen peroxide), 알칼리 제제 (예: sodium hydroxide; 양잿물)이 있다.

미생물에게 작용하는 기전들은 다음과 같다.

(1) DNA, RNA에의 작용

- Hydrogen peroxide가 전자를 하나 뺏어오면 매우 호전적인 hydroxyl radical이 형성된다.
  특히 체내 iron이 개입을 하면 이런 상황은 더욱 촉진된다. 이를 Fenton reaction이라 한다.

$$Fe^{2+} + H_2O_2 \rightarrow Fe^{3+} + \underline{HO\bullet} + OH^-$$
$$Fe^{3+} + H_2O_2 \rightarrow Fe^{2+} + \underline{HOO\bullet} + H^+$$

이 radical이 DNA나 RNA strand를 직접 끊어버리거나, purine이나 pyrimidine, 그리고 ribose 혹은 deoxyribose와 phosphate 연결부위 backbone을 공격한다.
예를 들어 thymine이 hydroxyl radical의 공격을 받으면 thymine glycol이 된다.

Thymine   oxidation   Thymine glycol

이는 쉽게 말해 고장난 thymine이다. 따라서 mutation은 물론이고, replication, transcription, translation 등 nucleic acids 본연의 임무를 제대로 해낼 수가 없게 된다. 또한 DNA에서 sugar (deoxyribose)를 공격하여 deoxyribonolactone을 만들면서 base가 떨어져 나가게 한다.

(2) Protein 혹은 amino acids 에의 작용

- Peptide bond에 작용해서 전자를 뺏어버리면 그 bond는 끊어진다. 그 결과 구조물이 변형되며, 이에 따라 정상적인 작용을 할 수가 없다. 특히 효소가 고장나 버리면 치명적이다. 또한 단백질 혹은 아미노산 자체가 붕괴된다.

(3) Lipid 에의 작용

- 지질을 분해해서 더 작고 자잘한 지방산으로 쪼개 버린다. 특히 전자 하나라도 더 빼앗기 위해 이중 결합 부위를 더 공격하게 된다. 즉, 불포화 지방산이 선호되는 표적이다. 그 결과 세포가 손상을 입게 되며, 지질의 peroxidation으로 또 다른 radicals가 생성되어 상황은 더 악화된다. 세포벽, 세포막의 유연성이 소실되어 경직되다 보면 결국 세포는 붕괴되고 내용물이 터져 나오게 된다.

2) non-oxidizing agents 혹은 coagulating agents

- 이 부류에 해당하는 것으로는 alcohol, biguanides (chlorhexidine), quaternary ammonium compounds, phenol, aldehyde (glutaraldehyde), ethylene oxide 등이 있다. 비 산화제의 기전은 미생물과 반응해서 온갖 성분들을 응고시키는 것으로 요약될 수 있다(coagulation 혹은 cross-linking).

(1) DNA, RNA 에의 작용

- Ethylene oxide 같은 alkylating agents에서 특히 두드러진다. 이들은 DNA 혹은 RNA 분자에 작용하여 base 구조들을 서로 붙여버린다(cross-linkng). 이뿐 아니라, 인접한 nucleotide bases와도 cross-linking을 해서 얽히고 설키는 난장판이 된다. 그래서, DNA가 증식하고자 할 때의 첫 단계인 DNA 가닥끼리 서로 분리되는 단계부터 제대로 안되며, 궁극적으로 증식, transcription 등이 다 차단된다. 이에 더해서, DNA 구조가 잘못된 것이 인지되면 자동으로 작동되는 repair mechanism에 의해 그 DNA strand가 파괴된다. 즉, 본의 아니게 피해를 입게 되는 셈이다. 이 기전은 자외선 (ultraviolet-B)의 기전과도 동일하다.

(2) Protein 혹은 amino acids 에의 작용

- 특히 aldehyde 가 주로 보이는 기전이다. 세포 표면에 도달하면 아미노산이건 단백질이건 닥치는 대로 cross-linking을 해 버린다. 특히 amine group (-NH2)을 가지고 있는 lysine, asparagine, glutamine, arginine을 선호한다. 그 결과 단백질 구조가 파괴되고, 그 와중에 핵산과 지질 구조들까지 같이 휩쓸린다.

2. 멸균

대표적인 멸균법으로는 압력밥솥의 원리와 동일한 autoclave가 있으며, 고온이 아닌 조건에서도 행할 수 있는 증기와 플라즈마 형태의 과산화수소, 그리고 가스가 있다. 아울러, 소독제이되 사용 농도와 노출 시간을 조절하여 멸균 능력까지 발휘할 수 있는 화학적 멸균제(chemical sterilant)도 있다. 이들 각각의 기전에 대해서는 이어질 각론에서 따로 설명하기로 하겠다.

Spaulding의 시대를 앞선 혜안

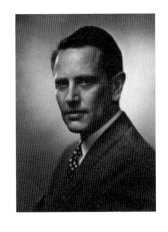

의료관련 감염관리 분야에 발을 담그게 되면 반드시 숙지해야 하는 주제들 중 하나가 소독과 멸균이다. 그리고 소독과 멸균을 다루게 되면 자연스럽게, 어떤 대상에 어떤 소독 혹은 멸균을 해야 하느냐를 판단해야 한다. 그런데 어떤 근거에 기반을 두고 결정해야 하는 거지? 하는 고민은 누구나 하게 된다. 그리고 고맙게도… 무려 70여 년 전에 미국 필라델피아 주에 있는 템플대학교에 근무하던 어느 의대 교수님께서 미리 이런 걱정거리를 모두 해결해 주셨다.

때는 1939년, 그러니까 20세기 들어, 감염질환은 세균이 일으킨다는 당대의 혁명적인 이론인 germ theory가 이름 그대로 숙성될 대로 숙성된 바로 그 시대였다. 세균 질환에 통쾌한 반격을 가하기 시작한 penicillin이 본격 상품화되려면 아직 몇 년을 좀 더 기다려야 했던 바로 그 시기에, 치료뿐 아니라 예방의 일환으로서 소독 혹은 멸균을 어떻게 해야 하는지, 그 기준을 어떻게 잡아야 하는지 고민이 깊어지고 있었을 것이다. 바로 그 고민의 해결방안에 돌파구를 열 기준을 날카롭게 제시한 이가 Earle H Spaulding이었다. 그가 내세운 기준은 어쩌면 매우 간단한 체제였다.

의료기관에서 사용하는 기구나 물품들이 인간의 신체 어느 수준까지 파고드느냐, 이

것이었다. 여기서 그의 혜안이 발휘되는데, 세균이 절대로 없어야 할 곳과 있을 수도 있거나 혹은 있어도 되는 부위를 기준으로 삼았다. 다시 말해서 피부와 점막을 각각의 국경선으로 삼는다. 이렇게 구분 지워준 영역에 따라 감염 합병증의 위험 확률이 각기 다를 것이라는 데 기반을 두고 기구/물품을 분류하고 각각에 필요한 소독법을 정해 주자는 것이었다. 이런 아이디어를 1939년에 처음 제기한 이래로, 오랜 기간 동안의 철저한 검증 과정을 거쳤고, 결국 1957년에 결론을 내리게 되었으니, 이것이 바로 Spaulding's classification 되시겠다(어떤 논문에서는 1968년에 최종안이 나왔다고 하는데, 아마 1957년 안이 초벌이고 1968년이 개정판이 아니었나 추정한다. 확인은 못했지만.).

1. 일단 온전한 피부에 닿는 기구는 **non-critical item**이다. 소위 말하는 fomite들이 좋은 예.
2. 절개된 피부나 점막에 닿는 기구는 **semi-critical item**이다. 예를 들어 내시경. 마취 기구.
3. 절대로, 절대로 단 한 마리의 병원체도 있어선 안되는 곳에 닿는 기구는 **critical item**이다. 대표적인 것이 수술기구.

따라서 3은 무조건 멸균(sterilization)해야 하고
2는 high-level disinfection,
1은 low-level disinfection을 해야 한다.

지금 와서 보면 너무나 당연하고도 당연한 분류이자 조치이지만, 변변한 항생제나 소독제가 충분하지 않았던 당시를 생각해 보라. 컬럼부스의 달걀처럼, 현 시대에선 쉬워보이지만, 아무 기반없이 무에서 유로의 아이디어를 내는 게 아무나 하는 일인가?

그런 면에서 Spaulding의 분류법을 접할 때마다 경외심이 들 수밖에 없다. 선배 제현들의 번뜩이는 지혜들이 쌓여 오늘날에 이른 지식들(얼핏 보면 쉬운 상식으로 보이는)을 대할 때마다 겸손한 마음으로 자신을 다잡아 보곤 한다.

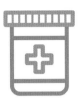

산화작용을 기반으로 한
소독제(Oxidants)

락스

*락스

Sodium hypochlorite (NaClO)이다.

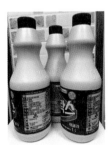

화학식으로 나오니 머리가 아프지만 정리할 건 정리해 보자.

Cl로 된 화학물질들은 어떤 건 chloride, 어떤 건 chlorite… 헷갈린다.

- 일단, Cl은 chlorine이고, 실제로 존재하는 Cl⁻이 흔히 말하는 Chloride다.
- Chlor**ite**는 chloride에 산소가 2개 달라 붙은 거다. O=Cl−O⁻
- 산소가 3개 달라 붙으면 Chlorite → Chlor**ate**가 된다.

그럼 산소 4개(chloride가 감당할 수 있는 최대치)가 달라붙으면?
- 너무 많이 받아 먹었으므로 **per**Chlorate가 된다.

거꾸로 봐서, 산소를 **너무 적게** 받아 먹었으면? (즉, 산소를 **겨우 1개만** 받아 먹었으면)
- 너무 적게 받아 먹었으므로 **hypo**Chlorite가 된다.

따라서 명칭이 sodium **hypo**chlorite라면, '아… chlorine이 산소를 겨우 1개만 갖고 있구나' 하면서 구조식을 쉽게 유추할 수 있다.

* 잘 알려져 있다시피, 훌륭한 표백제이고, 훌륭한 oxidizer (**oxidant**)이다. 그래서 금속 제품을 부식시킬 수 있는데… 40% 넘어가는 농도일 때에 한해서다(500 ppm 이상).
- oxidant란? 상대방을 oxidation시키는 것이다.
- oxidation이란? 상대방에게 oxygen을 주는 것(이건 좀 고전적인 의미); 혹은 상대방으로부터 electron을 뺏아오는 것이다(**OIL RIG로 외운다: Oxidation Is Loss, while Reduction Is Gain**).

* 점막에 대한 자극성 때문에 주의하고, 쓰고 나서는 잘 씻어내야 한다.
* 훌륭한 소독제다. 그런데 **반드시 물과 섞어서 써야** 한다.

어줍잖게 다른 소독제와 섞으면 효과가 두 배겠지? 했다간 밀폐된 공간에 산소가 가득 차서 폭발하거나, 염소 가스가 가득 차서 질식할 수도 있다. 다시 말하지만 **과산화수소**

나 산성 소독제와 섞으면 큰일난다!

물과 섞으면 다음과 같은 과정을 거친다.

$$NaClO + H_2O \rightarrow HOCl + NaOH$$

HOCl, 즉 hypochlorous acid가 형성되고, 이놈은 지가 알아서

$$HOCl \rightleftharpoons H^+ + ClO^-$$

산과 chlorite로 분해되면서 평형을 이룬다.

이렇게 hypochlorous acid와 hypochlorite가 세균의 세포벽과 바이러스의 capsid를 공격해서 박살내 버림으로써(protein denaturation, inhibition of key enzymatic reactions within cells) 소독 작용을 완수하는 것이다. 단, biofilm에는 그리 위력을 발휘하지 못한다. 참고로, 락스 sporicidal 5,000 ppm을 달성하려면 일단 흔히들 사용하는 4% 락스를 근거로 보면, **물 1 L당 5 cc, 즉 락스 5 cc/L가 200 ppm이다.**

(락스 뚜껑 1개가 10 cc다. 이제 물 1 L에다가

반의 반 뚜껑은 100 ppm → 과일, 야채용. 약 5분간.

반 뚜껑은 200 ppm → 식기. 역시 약 5분간.

한 뚜껑은 400 ppm → 청소용.)

← 소독 끝나면 반드시 여러 차례 헹구는 걸 잊으면 안됨!!!

　Chlorine(염소)가 얼마나 무서운 **halogen**인데…

그러므로 5,000 ppm을 달성하려면

5 : 200 = x : 5000

x = 125 cc.

125 cc/L = 1/8

더 간단하게 계산하자면

4%니까 40,000 ppm

고로 5,000 ppm 달성하려면

5,000/40,000 = 0.125 = 1/8

따라서 락스 4% 원액 1 cc에 물 8 cc를 섞으면 5,000 ppm을 달성한다!

(즉, 물 1 L에 락스 뚜껑으로 4% 원액을 열두 개 더하기 반 개를 섞으면 된다)

자, 이제 *Clostridium difficile*과 norovirus를 무찌르러 가자!

사족 − 5%짜리는 1:10

10%짜리는 1:20

*Norovirus의 소독

아시다시피 병상에서 즉각 손 위생을 할 수 있는 수단으로 alcohol이나 chlorohexidine을 사용한다. 그런데 이들은 세균 포자(endospore) 형태인 Clostridium difficile 이나, NON-ENVELOPED virus인 norovirus에는 무용지물이다. 그래서 이 경우에는 비누와 물로 정식 손 씻기를 해야 한다는 건 이미 상식이다(소독이라기보다는 물리화학적으로 무지막지하게 떨궈 내는 셈이다).

이쯤에서 자연스럽게 나오는 질문!

norovirus는 envelope가 없으니 벌거벗었을 테고, 오히려 보호막이 없으니 각종 물질에 취약하지 않나요?

답은 다음과 같다.

일단 envelope가 없으니 벌거벗었다는 건 착각이다.

envelope는 바이러스가 호스트로부터 뺏은 외투이지(날강도다... 대표적인 게 독감바이러스, HIV...),

최소한의 가리개는 아니다. 즉, 세포 외부에서 완전히 벌거벗고 다니는 멍청한 바이러스는 없다. 최소한 '뭔가'는 입고 있다. 이름하여 **capsomere** 되시겠다.

- capsomere는 protein이다. 이들이 모여서 capsid가 되고, 이 **capsid**는 바이러스가 최소한 자기 몸(핵산)을 가리게 된다.
- capsomere가 모여서 핵산을 싸는 방법으로 가장 쉬운 것은 그냥 둘둘 마는 방식이다.

그런 양식으로 만들어지는 구조가 helix(나선) 구조 되시겠다.

그 유명한 담배 모자이크 바이러스나 요즘 스타인 에볼라 바이러스가 이런 구조다.

- 그리고 조금 고급스러운 방법이 icosahedral 구조, 즉 정이십면체 구조이다.
  열두 개의 오각형을 축으로 하고, 이십 개의 육각형을 면으로 해서 이루어진다. 그냥 축구공을 생각하시면 된다. → 사실 이게 정답이다.

norovirus는 바로 이 구조를 하면서 최소한의 존엄성(?)을 지키고 있다.

이어지는 의문 또 하나는 – 그럼 뭘로 소독을 해야 하죠?

답은 다음과 같다.

capsomere가 protein이라고 했다. 다시 말해 envelope에 있는 lipid 성분은 눈을 씻고 봐도 없기 때문에 세포막, 즉 lipid membran을 노린 소독제는 무용지물이다. 그래서 protein을 집중 공략하는 소독제를 써야 한다.

대표적인 것이 chlorine과 hydrogen peroxide이다. 소위 말하는 표백제 sodium hypochlorite 1,000 ppm 정도, 혹은 chlorine dioxide, accelerated hydrogen peroxide 5,000 ppm을 사용한다.

(예) 5% 락스라면 원액은 50,000 ppm이다.

1,000 ppm짜리를 만든다고 하면

→ 1,000 ppm 락스 / 50,000 ppm 락스 = 1/50

즉, 물 50 mL 당 5% 락스 원액 1 mL

락스 뚜껑 용량이 10 mL라면,

물 1 L에 락스 뚜껑으로 두 컵(20 mL)을 넣으면 1,000 ppm을 달성한다.

• 그런데, 사실 norovirus는 실험실 배양이 불가능하므로 이 방안들은 배양이 가능한 사촌인 야옹이의 norovirus (feline calcivirus)를 대상으로 실험하여 얻은 결과이다.

QAC (quaternary ammonium compound)는 기본적으로 norovirus를 잡자는 물질이라 하긴 어려우나 고용량(2,470 ppm)으로 가하면 norovirus를 inactivation시킬 수 있다.

결론: norovirus 발생 병실은 염소 표백제나 과산화수소로 소독하는 게 좋겠지?

출처: Sattar SA. Microbicides and the environmental control of nosocomial viral infections. J Hosp Infect 2004; 56(Suppl 2): S64-69.

사족 하나 더

- **AEW – 물과 소금을 전기분해해서 얻는 소독제.**

  요즘 food industry에서 주로 쓰이는 AEW (Acidic electrolyzed water)가 원내 감염관리에 있어서 특히 spore 제거용으로서의 가능성이 새로운 issue로 떠오르고 있습니다.

  AEW란… 한마디로, **물에다 소금을 넣고 전기 분해해서 얻는 락스라고 할 수 있습니다.**

전기 분해(electrolysis)란 무엇인가?

용액에다가 전기를 가하면 양이온은 (−)극으로 가서 전자를 받아 환원되고, 음이온은 (+)극으로 가서 전자를 내놓고 산화된다. 이를 이용해서 원하는 chemical을 얻는 수단이다. 여기서는 물에다가(순수한 물은 제대로 전기분해가 안된다. 이온 화학물을 넣어야지) NaCl을 넣어서 시행해 본다.

그러면 이런 일이 일어난다.

$$(-)극 \text{ (cathode): 환원}$$
$$2H_2O \text{ (l)} + 2e \rightarrow H_2 \text{ (g)} + 2OH^- \text{ (aq)}$$

$$(+)극 \text{ (anode): 산화}$$
$$2Cl^- \text{ (aq)} \rightarrow Cl_2 \text{ (g)} + 2\bar{e}$$

$$2Cl^- \text{ (aq)} + 2H_2O \text{ (l)} \rightarrow Cl_2 \text{ (g)} + H_2 \text{ (g)} + 2OH^+ \text{ (aq)}$$

양이온인 Na+이 뒤늦게 합류하면 다음과 같이 된다(양이온의 특성상 항상 한 박자씩 늦는다).

$$2NaCl \text{ (aq)} + 2H_2O \text{ (l)} \rightarrow Cl_2 \text{ (g)} + H_2 \text{ (g)} + 2NaOH \text{ (aq)}$$

여기서 pH가 중성으로 조성되면 반가운 놈이 나온다.

$$HOCl + NaOH$$

HOCl, 즉 hypochlorous acid 락스를 사용할 때 나오던 익숙한 놈이다. 이는 중성 pH에
선 다음과 같이 평형을 이루고 있다.

$$HOCl \rightleftarrows H^+ + OCl^-$$

그러나 pH 를 5.5~6.0 사이의 산성으로 조성하면?

$$HOCl \leftarrow H^+ + OCl^-$$

HOCl이 훨씬 더 주도권을 갖게 된다. 실제로 90% 정도?

이 HOCl이 기존 락스보다 더 강한 소독 능력을 발휘한다.

특히 ***Clostridium difficile***의 포자*(spore, endospore)*를 살상하는 능력을 보여준다. 작용
기전에 대해서는 명확히 알려지지는 않았다. 일선 현장에서 많이 쓰이는 Medilox의 예를
들면, pH 4.5~7.0 범위라서 성분 중에서 HOCl이 단연 주류를 이루고(60~80 ppm) 이의
oxidation reduction potential (ORP)가 +800~1,000 mV로 매우 높다(통상적으로 +650 mV
를 넘어가면 웬만한 균들은 30초 내로 다 죽는다).

ORP가 높으면 그만큼 상대 원소로부터 전자를 강탈해 오는 능력이 강력하며(산화시
키는 능력), 이에 따라 상대는 붕괴가 된다. 아울러, 상대 미생물 세포 내로 들어가는 전
류에 영향을 줘서, 미생물 대사 특히 궁극적으로 ATP 생성에 지장을 초래하게 된다. 미생

물의 외각 성벽 자체도 붕괴시켜서 HOCl이 손쉽게 들어와 glucose 대사를 망가뜨리는 것도 큰 몫을 할 것이며, DNA, RNA도 망가뜨린다.

단점은 일단 싸게 만들기는 하지만, 하루를 못 버틴다. HOCl 자체가 하루 지나면 분해되어 물로 바뀐다. 그래서 만드는 즉시 하루 내로 다 써야 한다는 점.

Povidone-iodine - 은밀하고 위대한

우리가 흔히 Povidone이라고 부르는 것의 정식 명칭은 povidone-iodine이다. 보다 더 정식 명칭은 polyVINYL Pyrrolidone Iodine 되시겠다. 한마디로 polyvinylpyrrolidone, 즉 povidone이라는 화학물에 iodine이 달라 붙어 있는 것이다. 다시 말해서 povidone이 iodine의 탈 것 내지 reservoir인 것이다.

povidone의 조상은 pyrrole과 vinyl이다. 흔하디 흔한 furan에 암모니아를 가하면 pyrrole이 되며

이 pyrrole이 reduction 되면 pyrrolidine이 된다.

이 pyrrolidine에 산소(O_2)가 달라 붙으면 pyrrolidOne이 된다.

pyrrolidine, pyrrolidone은 음… 일종의 레고 블록이라고 생각하면 된다. 웬만한 화학물을 조성하는 기본 단위로서의 벽돌이라고나 할까?

그렇다면 vinyl은? 일단 이렇게 기본 단위를 이룬다.

이것들이 여럿 떼거지로 모인 것이 polyvinyl이다. 그리고 이렇게 모이려면 2중 결합이 단일결합으로 다 바뀌어야 한다(당연한 얘기지만…).

vinylpyrrolidone → polyvinylpyrrolidone

그리하여 polyvinylpyrrolidone, 즉 povidone이 완성된다. 한마디로 pyrrolidone 벽돌들을 모아 모아서, polyvinyl 끈을 사용하여 씨줄 날줄로 촘촘하게 묶은 튼실한 바구니를 하나 만든 것이라 생각하면 된다.

그렇다면 povidone-iodine은? → 이 바구니에 iodine을 얹은 것이다.

Povidone iodine

이러한 구조로써 iodine을 천~천~히 나오게 하는 것이다. 여기서 자연스럽게 드는 의문 하나.

'도대체 왜 iodine 을 천천히 나오게 하지?'

이에 대한 대답은 조금만 생각하면 충분히 추론할 수 있다. 천천히 나오지 않고 빨리, 많이 나오면 인체에 해롭기 때문이겠지. 그렇다면 iodine이란 과연 무엇인지 되짚어 보자.

아시다시피 원자번호 53인 halogen이다. 그리고 halogen 중에서도 원자 질량이 126.9045 로 굉장히 무거운 놈이다. 이것이 세포에 도달하면 lipid(세포막의 주성분)를 iodination 시키고 여러 세포 성분들을 산화시킨다. 즉, 손상을 상당히 줄 소지가 많다. 따라서 이걸 한 꺼번에 쏟아 놓는 상황이 되면 살균은 잘 되더라도 인체에도 좋을 리가 없는 것이다. 실제로 povidone-iodine이 개발되기 전에는 iodine tincture를 쓰기도 했다. tincture란 어떤 성분(iodine이나 opium)을 alcohol과 물에 섞어서 쓰는 용액이다. 그러므로 이 화학물을 가하면, 구성 성분이 액면 그대로 가해지게 되며, 이에 따른 독성도 고스란히 발생하는 것. 반면에 povidone-iodine 성상으로 가하면 iodine이 찔끔찔끔 나오게 돼서, 독성과 부작용을 최소화할 수 있는 것이다.

Povidone-iodine 소독 지침에 보면 바르고 나서 충분한 시간을 두고 마르도록 기다리라고 하는 이유도 여기에 있다. 마르는 시간 동안 iodine이 나와서 세균의 세포벽에 침투하고, 거기 성분을 산화시키며 점령하기 때문이다. 통상 2분 동안 기다리라고 하는데, 솔직히 실전에서는 매우 지루한 시간이다. 최근 들어 30초 정도만 기다려도 살균 효과가 2분 대기 시간의 경우 못지 않다는 연구보고들이 속출하고 있으니, 정 바쁘시면 30초 정도만 기다리시는 것도 괜찮지 싶다.

수술 부위나 상처 소독 시 주의할 점은 절대로 과산화수소(hydrogen peroxide)와 같이 쓰면 곤란하다는 것이다. 의외로 같이 쓰시는 분들 꽤 있다. povidone-iodine 바르고 hydrogen peroxide 바르면 깨~~끗하게 닦이거든. 그래서 소독이 잘 된 듯한 외모에 현혹되는 것이다.

그리고, 불편한 진실이 하나 있다. 이 둘이 섞이면 서로 상쇄되어서 제로로 돌아간다. 게다가… hydrogen peroxide는 새로 자라는 세포들(새 살 돋는 거)을 죽여버려서 상처 아무는 데 방해가 된다. 그러므로 상처 소독 시에는 povidone-iodine만 바르고 자연스럽게 마르도록 기다리시는 게 정답 되시겠다.

강하거나 약하거나… Hydrogen peroxide

이제 과산화수소 (hydrogen peroxide; H_2O_2)를 다루자.

소독/멸균 영역에서 H_2O_2가 차지하는 위상은 제법 넓다. 즉, 포자(spore)를 죽일 수 있느냐 없느냐의 관점인데 결론은 둘 다 해당된다. 단, 어떤 농도로 얼마 동안 가하느냐에 따라 달라진다는 말씀.

낮은 농도로 주면 spore를 잘 죽이지 못하며(low-level disinfectant), 보다 높은 농도로 충분한 시간을 주면 잘 죽이기 때문에 high-level disinfectant 혹은 chemical sterilant로서의 구실을 한다. H_2O_2 는 다음과 같은 구조이다.

아시다시피 물은 이런 구조이다.

즉, 과산화수소는 peroxide, 즉 O−O 모양이다. 원래 산소 두개가 모이면 이중결합(O=O)을 하고 있어야 할 텐데, 이 놈은 그렇지 못하다.

이게 아니고

이렇게 말이다. 뭔가 차이가 보이는가?

dioxygen의 경우처럼 최외곽 전자를 각자 2개씩 내서 굳게 잡아야 하는데, 쪼잔하게 전자를 각자 하나씩만 내서 공유결합을 단일결합으로 한다. 그래서 남게 되는 전자 1개에 잉여 전자 1개씩 해서 결국 negative charge (2−)를 띤다. 이중결합은 매우 견고해서 잘 안 끊어지지만 단일결합은 일단 딱 봐도 매우 느슨해 보인다. 그래서, 언제라도 저절로 끊어질 수 있을 정도로 매우매우 불안정하다.

그리하여 이렇게 둘로 끊어지게 되며…

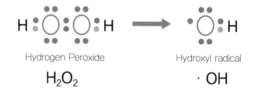

Hydrogen Peroxide
H_2O_2

Hydroxyl radical
$\cdot OH$

Hydroxyl radical (OH)이 된다. 이 OH는 미생물 세포 안으로 스며들어 세포내 대사나 여러 작업 과정들에 일일이 오지랖을 떨면서 oxidant로서 딴지를 건다. 그 결과, DNA, protein 혹은 lipid 대사 등에 지장을 초래해서 사망에 이르게 하는 것이다.

앞서 언급했다시피, H_2O_2는 가해지는 농도와 시간에 따라 능력이 달라진다. 보통 10~30% 이상의 농도로 가하면 확실하게 spore를 죽일 수 있다. 실제로는 7.5%로 6시간 가하면 chemical sterilant 내지는 high−level disinfectant 기능이고, peracetic acid와 같이 써도 spore를 죽이는 데에 환상의 콤비 되시겠다. 2% 미만이면 살균은 하되, spore를 썩 잘 죽이지는 못해서, low−level disinfectant로 분류된다. 실제로는 0.5~1.4% 정도이다.

Surfactant와 혼합해서 만들어진 게 improved hydrogen peroxide, 혹은 accelerated hydrogen peroxide이다. 이런 조합 하에 2% 용액으로 사용하면 5분이라는 짧은 시간 동안 high−level disinfectant 기능으로서 세균 포자(endospore)와 non−enveloped virus 제거도 가능하다. 이는 내시경 소독에 적용할 수 있다.

수술 후 창상 소독에 써도 되는지에 대해서는 논란이 많다. 아시다시피 새로 자라나는 피부 세포들을 억제해서 아무는 데에 지장을 줄 수 있고 povidone-iodine과 함께 쓰면 서로 상쇄되어 무로 돌아가기 때문이다. 아무래도 이 용도로는 웬만하면 쓰지 않는게 상책이지 싶다.

Sterilization 방법인 **vapourized hydrogen peroxide** 혹은 hydrogen peroxide gas plasma에 대해서는 나중에 별도로 다루겠다.

과유불급 - Peracetic acid(스코테린)

Warming-up: 내시경 소독하는 스코테린의 주인공은 peracetic acid이다. 이름 그대로 acetic acid에 산소가 하나 더 붙은 구조. 따라서 매우매우 정서불안일 수밖에 없는 강력한 소독제가 되는 건 필연이다.

이제 peracetic acid를 살펴보자.

PERacetic acid, 일명 과초산, 過-초산이다. 이름만 봐도 '무언가가 과다한' 화학물질이라고 충분히 추정할 수 있다. 그리고 perACETIC acid라는 명칭에서 알 수 있듯이 Acetic acid에서 왔음 또한 짐작할 수 있다. acetic acid는 이렇게 생겼다.

그리고 PERacetic acid는 이렇게 생겼다.

$$H_3C-C(=O)-O-O-H$$

자, 무엇이 '과잉'인지 뻔히 보인다. 바로 Oxygen이다.

일전에 락스(sodium hypochlorite)에서도 언급했듯이 oxygen이 적으면 hypo- 지나치면 per-이다.

사실 peracetic acid의 정식 명칭은 PER-OXY-acetic acid이다.

이 oxygen 과잉인 PERacetic acid의 구조가 시사하는 것은?

▶▶▶ 딱 봐도 일촉즉발이다. 이런 구조를 가지고 용액 상태에서 안정적으로 느긋하게 있을 수 있겠는가?

그래서

1. 미생물 표면에 도달하여 전자를 마구 빼앗고 (산화) 파괴한다. 그 와중에 hydroxyl radical도 생성해서 살균 작용에 동참한다.

2. Sulhydryl (-SH)과 sulfur (S-S) bonds를 파괴하는 데에 장점을 발휘한다. 그래서 단백질을 부숨으로써 유기 물질을 제거하는 데에도 위력을 발휘한다. → 다시 말해서 biofilm을 무참히 유린한다.

3. 낮은 온도에서도 세균 포자(spore)를 박살낸다. → 매우 중요한 능력이다!

4. 핵산을 파괴한다. 즉, 바이러스에도 강하다는 의미다. 이상의 기전을 보면 과산화수소와도 원리면에서 동일하다. 그래서 과산화수소와 함께 섞어 쓰면 위력이 배가된다.

그리고 다시 말하지만 이 화학물질은 산이자 산화제다. 이게 무엇을 뜻하는가? – 금속을 부식시킬 수 있다는 뜻이다. 그러나 적절한 다른 화학물질들과 잘 조화시키면 금속 물질에도 차질없이 쓸 수 있다.

그래서 나왔습니다.

이름하여 스코테린(Scotelin 혹은 scoterin).

성분은 peracetic acid에 hydrogen peroxide(이건 빠지는 데가 없다), isopropanol(잘 마르라고?), 그리고 부식 방지제까지 가담하여 완전체가 된다. 아시다시피 내시경이나 실리콘 류 등의 소독에 사용한다.

비산화 작용(응고 작용; coagulation)을 기반으로 한 소독제

알코올(alcohol)

$$H-C-C-O-H$$

Ethanol, 즉 alcohol은 60~80% 농도로서 antiseptic으로 사용된다. 80% 이상은 안되냐고 의문을 가질 수도 있지만, 그렇게 너무 높은 농도가 되면 미생물 세포벽 표면의 응고(coagulation)가 지나치게 많이 되어 바리케이드처럼 됨으로써, 정작 미생물 세포 안으로 들어가지 못하여 소독 본연의 역할을 못하게 된다. 수분을 증발시키는 성질때문에 원액 그대로 쓰면 피부에 문제가 많이 생긴다. 그래서 손 보습 및 보호를 위해 gel 형태로 주로 생산되어 공급된다. Gel 형태의 또 다른 의도는 증발 시간을 늦춤으로써 미생물과 알코올의 접촉 시간을 조금이나마 연장시켜서 살균 작용을 더 높이는 데에도 있다. 살균 작용과 항결핵 작용도 있다(70% 농도에서).

기본적인 작용 기전은 단백질을 denaturation시키고(정상적인 기능을 발휘하기에 최적화 된 입체 구조를 다리미질 하듯이 좌악 펴서 헝클어뜨리는 것) coagulation 시키는 것(엉겨버리게 하는 것)이다. Alcohol의 기본 구조인 hydroxyl group (−OH)이 미생물 단백질과 수소 결합을 함으로써 단백질 구조와 기능에 지장을 초래하여 효소 작용 억제와 단백질 침착을 시킨 결과이다.

Sporicidal은 아니나 sporistatic 작용은 있다(죽이진 못하되, 포자에서 세균으로 되살아나는 과정인 germination은 그나마 억제한다는 뜻).

아름다운 소독제 chlorhexidine

Chlorhexidine (CHX)의 조상은 조금 의외의 물질이다. 할아버지가 guanidine이다.

그리고 아버지는 guanidine 두 마리가 모여서 생기는 Biguanide… 매우 친숙한 물질이지?

맞습니다. 당뇨약 metformin의 모체. 그런데, 이 biguanide 두 마리를 하나로 합치면 '2개'의 biguanide라 해서 'bis'biguanide가 된다. 여기서 양끝 단에 Chloride를 각각 추가하면

이렇게 아름다운(진짜 아름답다.) 구조를 지닌 chlorhexidine이 된다.

chlorhexidine (CHX)은 physiological pH에서(즉, 인간의 신체 내에서)

CHX salts → (+) 전하를 띤 CHX cation이 된다.

양성 전하를 띠고 있음이 의미하는 것은? ▶▶▶ 음성 전하를 띤 '그 무엇'에 달라 붙을 것임을 시사.

그렇다면 '그 무엇'은? ▶ ▶ ▶ 바로 세균의 세포벽, 세포막이다. 항상 음성 전하를 띠고 있는...

그래서 달라 붙으면? 세포벽의 phosphate 성분과 지속적으로 반응을 하고 있고, 그러다 보면 세균 세포에 균열이 생긴다 ▶ ▶ ▶ 내용물이 새어 나오고 결국 세균은 터진다.

이렇게 살균작용을 나타낸다.

양전하로 음전하와 찰떡 궁합으로 결합되어 있으니, 그만큼 오랜 시간 개긴다. 그래서, 속효성인 alcohol과는 달리 chlorhexidine은 오랜 시간 지속성 효과를 보이는 것이다.

역사와 전통에 빛나는 페놀(phenol)

이제 페놀(phenol)을 다뤄보자.

소독의 측면에서는 사실 phenolics라 하고 시작하는 게 좋다. 의료계에 있어서 소독의 역사를 논하자면 먼저 이 phenolics부터 다뤄야 한다.

일단 손 위생의 선구자 젬멜봐이스(Semmelweis)가 평생 박해 받다가 사망하던 바로 그날, 공교롭게도 조지프 리스터(Lister)가 외과적인 소독을 선보이게 되며 이때 사용한 것이 phenolics이다. Phenol은 원래 콜 타르에서 추출하였었고, 물론 오늘날은 인공적으로 생성해 낸다. 일단 이렇게 생긴 게 phenol이다.

이런 구조를 기본 뼈대로 해서 만들어진 각종 화학물들이 phenolics이다. Phenol을 레고 블럭처럼 모으고 모아서 각종 plastic을 만들어낸다. 이 구조식에서 추측할 수 있듯이 ring 자체가 공명을 하고, -OH 기를 가지고 있으니 구조 자체가 안정적일 리가 없다. 그래서 -OH 기의 hydrogen 이 심심하면 ring 으로 뛰어 들어서 cyclohexadienone (아래 그림에서 오른쪽 ketone 구조)으로 변신을 한다. 그래서 이 두 구조가 공존(정식 명칭으로는 공명)이라는 불안한 동거를 한다.

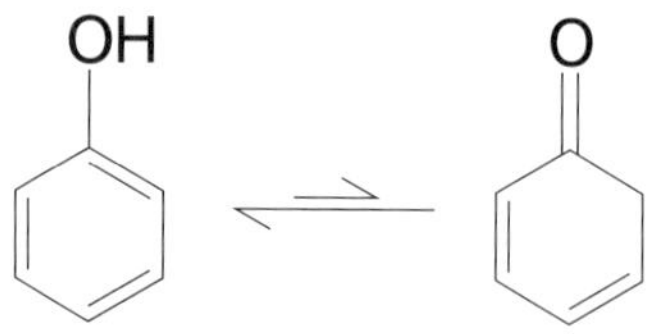

(이 isomer 만드는 현상을 keto-enol tautomerism이라 칭한다.)

당연히 반응성이 매우 심할 수밖에. 그래서 Chlorine을 비롯한 halogen 등등이 잘 달라 붙는다.

phenolics가 소독 작용을 나타내는 기전은 명확하게 밝혀진 것은 아니지만, 다음 2가지로 대별되고 있다.

첫째, 세균 혹은 곰팡이균의 세포막에 달라 붙어 개기면서 균열을 조장한다.
→ 결국 내용물이 다 샌다.
둘째, 세포 내 구성분(대부분은 생존에 필요한 효소)과 어울려 개기면서 응고시켜 버린다. → 생존할 수가 없지.

소독용으로 사용되는 phenolics는 대체로 두 가지이다.
phenol 두개가 합쳐져서 생기는 2-phenylphenol 혹은 o-phenylphenol (OPP)

농업 현장에서 곰팡이균에 주로 쓰인다.

그리고 o-benzyl-p-chlorophenol이 있다.

보시다시피 phenol에 benzene 링을 어깨(ortho)에 붙이고, 발바닥(para)에 Chlorine을 붙인 것이다. 특히 라이졸(Lysol)의 중요 성분 중 하나이다. 물론 Lysol은 기본적으로 quaternary ammonium compound (QAC)이지만(Lysol과 QAC는 이 게시물 이후에 다루겠음. 할 말이 매우 많은 물질임), 주요 소독 대상은 noncritical items이다. 그리고 주의해야 할게 신생아에서 황달을 일으킬 수 있다. 그래서 사용하고 나서 철저히 세척해야 하고, 아예 신생아실에서는 쓰지 않도록 한다. DNA나 RNA 추출해 보신 분들은 잘 아시겠지만, 이 과정에서 안전성 면으로 가장 긴장되는 대목이 바로!

Phenol-chloroform을 사용하여 DNA or RNA를 순수 정제해 내는 순간일 것이다.

왜냐? 독성 때문이지. 제2차 세계대전 때 나찌가 저비용 고효율의 처형 수단으로 사용하기도 했을 정도.

Phenol은 피부나 점막에 심한 자극을 주는 것은 물론이고, 매우 빨리 흡수되어 폐나 신장, 중추신경계 등의 각종 장기에 해를 줄 수 있다. 물론 암을 유발하는지는 아직 증명되지 않았다. 꾸준히 의심 받고 있긴 하지만……

뭔가 있어 보이는 QAC (Quaternary ammonium compound)

이제 Quaternary ammonium compound (QAC)를 다뤄보자.

QAC 이야기는 일단 Lysol부터 시작하는게 좋겠다. 우리 병원에서는 요즘은 안 쓰지만, 최근까지 소독에 Lysol을 주로 사용하였었다. Lysol은 1889년 Reckitt Benckiser 사에서 내놓은 힛트 상품이다.

일단 소독제로서 시장을 휩쓸었고, 1918년 스페인 독감 때 훌륭히 대처할 수 있는 소독제로 각광 받았으며(실제론...) 한때 여성 청결제로도 판매되었었다.

Lysol의 주성분은 benzalkonium chloride이다.

이게 바로 QAC 구조이다.

QAC는 이름 그대로 ammonia에서 출발한다.

어딘지 모르게 꽤 안정되어 보인다. 하지만 자연계가 그리 호락호락할 리가 없다. 실제로는 ammonia에서 ammonium으로 존재한다. 항상 무언가와 반응할 준비가 되어 있는…

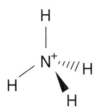

보기만 해도 불안불안하기 짝이 없다. 여기에 acyl 기가 하나 붙으면 primary amine,

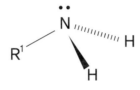

두 개가 붙으면 secondary amine,

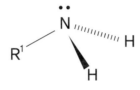

세 개가 붙으면 tertiary amine이다.

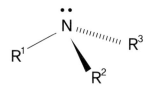

어째 모체인 ammonium에 비교해서 하나씩 붙일 때마다 화학 구조적으로 점점 차분해지는 느낌을 준다(실제로 그렇다). 따라서 acyl 기가 하나 더 붙으면

$$R^1 \quad \overset{R^4}{\underset{R^2}{\overset{|}{N^+}}} \quad R^3$$

오늘의 주인공, QAC가 되는 것이다.

여기서 철자 주의!

4를 나타내는 용어니까 quaRter를 생각해서, quarternary로 쓰기 쉬운데, R을 빼고 quaternary가 맞다.

이미 앞의 세 형제들이 안정적이기 때문에 이 QAC도 안정적이다. 그것도 매우매우. 그리고 잘 살펴보면 세 형제들에 비해 두드러지는게 있다. 바로 positive charge를 띠고 있는 것이다. 이게 중요한 의미를 갖는다.

★★★★★ 양성 전하를 띠고 있기 때문에 음성 전하를 띠고 있는 것에 가서 달라 붙고, 워낙 잘 흔들리지 않는 매우 안정적인 물질이기에 웬만해선 떨어지지 않는다.

음성 전하를 띠고 있는 것은 뭐다? → 세균의 세포막이다.

세포막에 달라 붙어서 오래 개기다 보면 어떻게 된다? → 균열이 일어난다.

그렇게 되면? → 막이 붕괴가 되고 이에 따라 세포막 내외로 형성되어 있는 전기적인 균형, 즉 membrane potential과 pH gradient도 엉망이 된다.

그렇게 되면? → 세포가 터지고 내용물 새어 나오고... 결국 세균은 죽는 거지 뭐.

한마디로 살균작용의 기반이 된다. 화학 구조에서 알 수 있듯이 QAC는 oxidant가 아니다. 그럼에도 불구하고 positive charge, 그것도 매우 안정적인 양성 전하로 살균 능력을 보이는 것이다.

그리고 하나 더 있다.

★★★★★ Cationic detergent라는 정체성을 가지는 것이다. 다시 말해서 surface active agent (surfactant), 즉 계면활성제 역할도 훌륭히 해낸다. '계면'이란 2개의 서로 다른 세계가 맞닿는 경계면, 피안을 의미한다. (번역에서의 용어 선택 문제 같다. 영어로 하면 그냥 surface 혹은 two phases라서 직관적으로 이해가 된다. 허나, '계면'이라고 하면 확 와 닿는 그 무언가가 없어서 이해에 방해된다. 직관적으로 이해 안되는 용어들은 십중팔구 일본식 한자 용어가 아닐까 추정한다만…).

액체와 액체가 만나는 경우는 emulsion(물과 기름), 액체와 기체가 만나는 경우는 거품(기체가 액체 속에 빠질 때) 혹은 aerosol(연무질; 액체가 기체 속에 빠질 때). 액체와 고체가 만나는 경우는… 땟국물 되시겠다. 한마디로, 표면 장력을 저하시켜서 공 모양으로 포위 내지 체포해서(micelle) 쉽게 떨어지게 만드는 물질이다. 가장 쉬운 대표적인 예가 세탁 비누, 하이타이(그런데 이건 anionic detergent다), 퐁퐁(이것도)이다. 앞서 Lysol에서 언급한 주요 성분인 benzalkonium chloride를 예로 들면, benzene과 N으로 구성된 대가리 부분이 hydrophilic 역할, 나머지 긴 꼬랑지들이 hydrophobic 역할을 하면서 micelle을 형성한다.

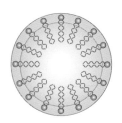

이렇게 해서 hydrophobic tail들이 땟국물을 공 내부에 가두어서 다 같이 씻겨 나온다. QAC는 이름에서 풍기는 뉘앙스가 참 뭔가 있어 보인다. 상당히 강할 것 같은… 그러나 실제로 그 정도는 아니다. QAC의 용도는 Non-critical item의 소독이다.

살균능력은 다음 열거한 것에는 무용지물이다.

첫째, 포자 (endospore)를 못 죽인다.
둘째, 결핵균을 못 죽인다.
셋째, Non-enveloped virus를 못 죽인다.

즉, *Clostridium difficile*이나 norovirus, 결핵 환자 방을 소독해도 소용 없다는 뜻이다(단 QAC 200 ppm 이상 혹은 2,470 ppm + alcohol로 norovirus를 inactivation 시킬 수는 있다. 그래도 norovirus에는 accelerated hydrogen peroxide나 chlorine계 소독제가 답이다).

앞서 언급했듯이 QAC는 oxidant가 아니다. QAC는 마치 항생제처럼 작동하는 물질이다. 따라서, 세균 입장에서는(사람 말고…) QAC를 항생제처럼 인식하고 대우해 준다. 다시 말해서, 항생제에 대한 내성 기전과 똑같은 방식으로 QAC에 저항한다. 예를 들어 *qac* 유전자들이 여럿 있으며 이는 plasmid로 매개된다. Fluroquinolone이나 tetracycline 항생제에 저항하는 것과 똑같은 식으로 세포막에 펌프(efflux pump)를 설치해서 QAC가 오면 부지런히 퍼내서 쫓아내는 것이다.

사족 − amine 얘기가 나온 김에… amide는 무엇을 의미할까요?

$$O=C(R)-N(R')(R'')$$

Nitrogen과 carbonyl group이 결합한 R−OC−N−R'R″ 구조로 되어있는 것을 말합니다.

응용) carbon대신 sulfur, 즉 sulfonyl group이 nitrogen과 붙으면?

SulfonAmide ..

$$R^1-SO_2-N(R^2)(R^3)$$

즉, 우리가 항생제로 쓰는 바로 그 물질입니다.

사족 하나 더.. 이 화학 구조식을 보시면,

뭔가 비슷하지요?

이 또한 sulfonamide 구조이기 때문입니다(우측 S–N 을 주목하라). 이 물질은 우리가 이뇨제로 자주 쓰는 그 유명한 furosemide (Lasix)입니다. 원래가 형제였기 때문에 sulfonamide에 allergy가 있으면 Lasix에도 allergy가 생길 확률이 큽니다.

싸이덱스 – glutaraldehyde와 오빠(OPA)

싸이덱스(Cidex), 즉 glutaraldehyde에 대해 알아보자.

glutaraldehyde라, 이름 그대로 glutaric acid와 aldehyde의 만남이다(화학 얘기부터 꺼내서 골치 아프겠지만, 이런 과정을 거쳐야 제대로 이해한다. 고로, 앞으로도 계속 이런 식으로 얘기를 이끌어 나갈 거다).

Aldehyde는 이렇게 생겼다.

Glutaric acid는 이렇게 생겼다.

Carboxyl 구조(−COOH)가 aldehyde (R−CHO)로 바꿔치기 되면

Glutaric acid Di−aldehyde가 된다. 이를 줄여서 **GlutarAldehyde**가 되는 것이다.

Aldehyde는 평소에 그리 얌전히 있지 못한다. 자체 내에서 Hydrogen을 주거니 받거니 하면서 ketone도 되었다가 enol도 되었다가 하면서 공존(공명?)을 한다. 유식하게 말해서 keto−enol tautomerization 되시겠다.

$$K_{eq} = \sim 10^{-8}$$

이런 성질을 가진 놈이 물에 들어가면 무슨 일이 생기겠는가?

제 버릇 못 버리고, 물과 반응해서 hydrate가 되어 버린다.

이 말인 즉슨 이 hydrate가 된 놈은 새로 붙은 혹인 -OH 기가 언제라도 주위 환경이 알칼리성이 되어 버리면 언제라도 Hydrogen을 낼 수 있다는 뜻이다. 다시 말해서 이 용액을 알칼리화 시키면(정확히 말해 pH를 7.5에서 8.5로) 강력한 acid가 된다는 말씀.

이 대목이 굉장히 중요한데 다름 아니라, **chemicals 중에서 세균의 spore를 당당히 죽일 수 있는 능력을 보이는 기전**인 것이다! 그래서 **peracetic acid (스코테린; Scotelin)**과 더불어 **spore를 죽일 수 있는 chemicals** 중 하나인 것이다. ← 매우 중요하니 꼭 기억해 두시라!

High-level disinfectant인 동시에 sporicidal chemical이시다.
소위 말하는 Chemical sterilant 되시겠다.

내시경이나 체온계, 고무, 플라스틱을 부식시키지 않는 장점도 있다.
그런데요 일부 비정형 결핵균은 이 glutaraldehyde에 꽤 개긴다.

(예: *M. chelonae*, MAI, *M. xenopi*, *M. massiliense*)
Lipophilicity 비정형 결핵균의 세포벽을 뚫을만큼까지는 아니기 때문이며, 좌악 펼쳐진 glutaraldehyde 구조 면에서 자기들끼리 auto-cross-linking 이 일어나 서로 부딪히면서 침투에 지장을 주기 때문이기도 하다(steric hindrance).

그리고 점막에는 그리 자비롭지 못하다. 대장 내시경하고 나서 장염이 생기거나, 안과 장비를 사용한 술기 후에 각막에 염증이나 손상이 올 위험 소지도 가지고 있음을 명심할 것. ← 다시 말해서 소독 후 린스 잘 하라는 말씀이겠다.

*ortho-phthalaldehyde

약자로 OPA, 즉 오빠 되시겠다. 정식 명명법에 의하면 benzene-1, 2-dicarbaldehyde다.
즉, 이렇게 생겼다.

두 개의 aldehyde 구조가 benzene 에 가서 붙은 거다. 어디서 많이 보던 구조 아닌가?
그렇다, 바로 glutaraldehyde. 이를 링 모양으로 만든 것이 OPA인 것이다. 아닌 게 아니라, glutaraldehyde의 침투하기 쉽게 조정한 업그레이드 버전이라고 보면 되시겠다. 따라서 glutaraldehyde처럼 행동한다.

물에 들어가서 -OH들이 양끝 단의 aldehyde와 교환이 되면서 hydrate가 되고, 산으로서의 행동을 할 준비를 마친다. 그리고 청출어람이라 glutaraldehyde보다 우수하다. 특히 결핵균 Mycobacterium을 죽이는 능력이 뛰어나다. Glutaraldehyde에 비해 lipophilicity가 더 좋아서 특히 비정형 결핵균의 세포막을 더 잘 파고들기 때문이다. 게다가 ring 구조라서 서로 부대끼지 않고 날렵하게 침투한다. 일단 통과해서 세포벽, 세포막 내부로 들어오면 ring 구조가 풀리면서 glutaraldehyde 구조로 복원되며, 이때부터 본격적으로 인접 구조물들과 cross-linking 반응하기 시작하는 것이다. 당연히 high-level disinfectant로 쓰인다. 단, 오래 쓰면 회색으로 착색되는 부작용이 있고 cystoscope 하고 나서 anaphylaxis 보고가 있으므로 주의를 요한다.

멸균법

쪄서 죽이자 – autoclave

이제, 멸균(sterilization)을 논하기로 하자.

　가장 확실한 멸균법은? → 불 태워버리는 것을 능가하는 건 없다. 소각.

그런데 소각하면 아무 것도 남지 않는다. 의료기관에서 사용한 물품을(재활용이 가능함에도 불구하고) 다 태워버릴 수는 없는 노릇이다. (다 망한다…) 그래서 차선책을 써야 한다. 그것은 열(heat)이다. 다시 말해서 증기로 쪄서 죽이는 방법이다. 그래서 사용하는 방법이 autoclave 이다. autoclave를 이해하려면 다음 사항들을 기본적으로 숙지해야 한다.

증기압과 끓는 점.

*증기압(vaporization pressure)이란?

- 밀폐된 공간에 액체를 담고 놔 두면 증발하다가도 다시 되튕겨 오면서 응축(물)이 되기를 반복한다. 그러다가 결국 증발과 응축이 동적인 평형을 이룬다. (평형이란, 가만히 있는게 아니라 상반된 두 상태가 치열하게 주거니 받거니 하면서 동점을 이루는 상황이다) 이 시점에서 증기 자체가 나타내는 내부의 압력이 바로 증기압이다.

*끓는 점이란?

- 액체에 열을 가하면 온도가 올라가고, 증기압도 올라간다. 이게 올라가다가 **대기압과 같아지는 순간**이 온다.

  그 순간!

  액체 표면은 증발하고 있음과 '동시에' 액체 내부에서는 기화가 일어난다.

  쓸데없이 어렵게 표현했는데 한마디로 다시 말하자면 '끓는다'는 것.

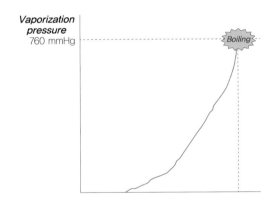

즉, 대기압과 액체의 증기압력이 일치하는 순간이며 이 순간의 온도를 끓는 점 (boiling point)이라고 한다. 이 원리를 숙지하면 일상생활에서 익숙한 어느 상황이 연상될 것이다. 등산 가서 밥을 해 먹을 때, 고지대에서는 대기압이 760 mmHg보다 떨어진다. 따라서(위 그림을 보면 알 수 있듯이) 물의 끓는 점도 떨어져서 밥이 설 익는다. 이를 타개하기 위해 쓰는 해결책은?

인위적으로 압력을 높여서 끓는 점도 높인다. 그래서 무거운 짱돌을 밥솥에 얹어 놓고 끓이는 것이다. 이와 동일한 원리를 적용한 것이 바로 쿠쿠 **압력밥솥** 되시겠다. **Autoclave는 원리 면에서 압력밥솥과 다를 바가 없다.** 그리하여 15~20분 동안 섭씨 121°를 가할 수 있는 것이다.

autoclave의 어원은
    auto - 자동
    clave - 잠금

즉, 그 기기가 딸깍! 하고 자동 잠금된다는 데서 비롯되었다. 1879년 Charles **Chamber**land가 발명했는데, 이름을 보니 그 분은 이 autoclave를 발명할 수밖에 없었던 운명인 듯하다. 고온으로 쪄 대니 미생물들이 남아날 리가 없다. 당연히 spore도 터뜨려 죽이니 멸균이 완성된다(*Geobacillus stearothermophilus* 균을 멸균 성공 평가 지표로 사용한다(백만 마리당 몇 마리가 살아 남았나? 식으로)).
물로 하는 것이니 무슨 잔존 독성이 있을 리가 없고 비싼 것도 아니다. 증기니까 대상 물품에 잘 스며들어 살균한다는 것도 장점이다.

멸균 과정에서 공기 제거(**air removal**)가 중요한 요소이다.
- 잘못 제거하면 터질까 봐 그러기 보다는
- 멸균에 있어서 방해가 되기 때문이다.

그래서 공기 제거 방식에 따라 여러 종류로 나뉘는데, 중력에 의한 downward displacement 방식, 직접 빨아내는 vacuum 방식 등등…
…까지는 우리 의료인은 알 필요는 없다. 히히.

주로 **유리 제품, 수술 기구**, 그리고 **폐기물** 전처리가 주요 대상이다.

문제는 열에 약한 물품, 예를 들어 플라스틱 등에는 이 autoclave를 쓸 수 없다. 그래서 저온에서도 멸균이 가능한 방법들이 개발되는데,

- ethylene oxide 개스와
- hydrogen peroxide vapor 혹은 plasma가 있다.

눈사람 ethylene oxide

Ethylene oxide는 이렇게 생겼다:

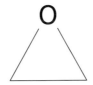

그냥 봐도 눈사람이다. 그래서 난 **ethylene** '올라프'라고도 부른다. 하지만 올라프보다 성깔이 훨씬 더 못됐다. 하긴, 그러니까 멸균제 노릇을 하지. 기본 구조는 **ether**다.

이 구조들 중에 최소한의 atom만 가지고(carbon 2개와 oxygen 1개면 되겠지?), 최소한의 공간으로 만들 수 있는(ring을 만들면 되겠지?) 최선의 구조물이 바로 **epoxide**이며, 이

게 ethylene oxide의 근간이다. 이는 산소를 중심으로 등변 직삼각형 모양을 하고 있는데, 이러한 구조 때문에 두 등변은 엄청나게 땅겨 대고 있다. 따라서 무엇인가와 반응할 때 그 어떤 ether보다 더 격렬하게 반응한다.

앞서 언급했듯이 멸균(sterilization)의 수단인 소각이나 뜨거운 열에 못 견디는 물품, 예를 들어 플라스틱류의 critical item에는 뒤에 다룰 과산화수소와 더불어 이 ethylene oxide를 쓴다. Gas라는 특성상 구석구석 잘 스며든다. 이는 미생물의 DNA에 파고들어 alkylation을 시킴으로써 죽이게 된다(어째… 이런 기전이라면 미생물뿐 아니라 사람에게도 해로울 것 같지 않은가? 실제로 그렇다). 폭발하기 쉽기 때문에 주의해야 하며 평소 얼린 상태로 취급한다.

단점은 앞서 언급하였듯이, 인체에 해가 될 수 있다는 점, 그리고 사용시간이 너무 길다는 점(6~12시간은 보통), 생태계에 좋지 않다는 점.

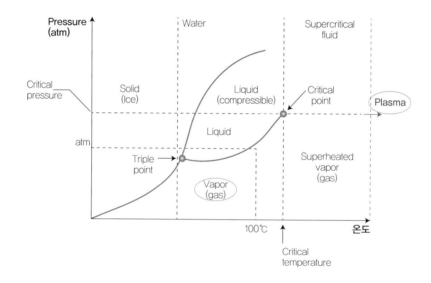

증기와 plasma - 멸균제로서의 과산화수소

과산화수소(H_2O_2; hydrogen peroxide)는 이미 한 번 다룬 바 있다. 그 당시는 소독제(disinfectant)로서의 과산화수소였고, 이번에는 멸균제(sterilant)로서의 과산화수소다.

멸균제로서는 두 가지 형태(라기보다는 phase가 더 정확한 표현이다)가 있는데, 하나가 **vapor(증기)**이고 나머지 하나가 **플라즈마(plasma)**이다. 이 두 가지 phase를 이해하려면 다음 그림을 거쳐야 한다.

화학 시간에 기본적으로 배우는 소위, phase diagram 되시겠다. 압력(기압)을 세로축으로, 온도를 가로축으로 해서 본 기체, 고체, 액체의 관계이다. 그림에서 보시다시피 **vapor(증기)**는 빨간 동그라미로 표시한 영역, 즉, critical point에 한참 못 미치고 액체 phase에서도 더 내려간 곳에 위치한다. 쉽게 말해서 액체가 기화된 상태라 할 수 있다. 이는 압력을 높이면(즉, 응축하면) 언제든지 액체로 변환될 수 있음 또한 알 수 있다. 말하자면 사실은 액체인데 기체로 되어 있는 상태. 그렇다면, **Plasma(플라즈마)**는 무엇일까?

다시 전 페이지의 그림을 보자.

기본적으로는 왼쪽의 고체와 상부의 액체, 하부의 기체로 이루어진 위오촉 삼국지의 구조다. 이게 자연의 섭리이다. 이 자연의 섭리를 거슬러버린 것이 플라즈마.

그림에서 보듯이 critical point라는 넘지 말아야 할 선을 넘으면 supercritical fluid가 되거나 superheated vapor가 되는데, 그 마저 초월해 버리면 **액체도, 기체도 아닌 제4의 phase**가 된다. 이는 **음전하를 띤 전자와 양전하를 띤 이온들의 떼거지**로 이루어진다. 중구난방으로 양전하, 음전하를 띠게 되므로 자연스럽게 자석 혹은 **자기장(electromagnetic field)**을 강하게 조성한다.

과산화수소의 경우는 radiofrequency나 microwave energy를 가해서 플라즈마로 만든다 (과산화수소를 전자레인지에 넣고 돌리는 셈).

과산화수소가 플라즈마로 변환되는 경우에는 각종 독살스러운 radical 떼거지가 될 수

밖에 없다. 이 떼거지들이 미생물을 벌떼처럼 덮친다고 생각해 보시라. 과연 남아날까?

다시 정리하자.

자세한 건 몰라도 좋고, 어쨌든 이런 두 가지 phase로 마련된 결과는?

→ 보다 자잘해진 감이 있고, 그만큼

→ 어딘지 모르게 구석구석 잘 스며들 것 같지 않은가?

실제로 그러하다.

열에 취약한 기구들의 멸균에 진가를 발휘하며 각종 미생물, 특히 결핵균이나 포도알균, 그리고 포자(endospore)를 파괴한다. 그리고 ethylene oxide와는 달리 단시간(50분 정도)내로 멸균을 완료할 수 있고, 뒤끝을 남기지 않는 것도 장점이다. 다만 비싸다는 게 단점이다.

참고문헌

- 사실은 여기에 나열한 문헌들보다 더 많지만, 지면 관계상 핵심적인 참고문헌들만 리스트에 올렸음.

I. 후천성 면역결핍증(HIV/AIDS)

1. 질병관리본부. 2016년 HIV/AIDS 신고현황. 주간 건강과 질병 2017; 10(32): 851−855. 혹은 http://cdc.go.kr/CDC/info/CdcKrInfo0301. jsp?menuIds=HOME001−MNU1154−MNU0005−MNU0037&cid=75790 여기서 받을 수 있음.

2. CDC. Pneumocystis pneumonia − Los Angeles. MMWR 1981; 30(21): 250−252.

3. CDC. Kaposi's Sarcoma and Pneumocystis Pneumonia Among Homosexual Men − New York City and California. MMWR 1981; 30(25): 305−308.

4. Sheng−Yung P. et al. The origin of HIV−1 isolate HTLV−IIIB. Nature 1993; 363: 466−469.

5. Prusiner SB. Discovering the cause of AIDS. Science 202; 298(5599): 1726.

6. Montagnier L. A hitory of HIV discovery. Science 202; 298(5599): 1727−1728.

7. Gallo RC. The early years of HIV/AIDS. Science 202; 298(5599): 1728−1730.

8. Gallo Rc & Montagnier L. Prospects for the future. Science 202; 298(5599): 1730−1731.

9. Gallo Rc & Montagnier L. The dicovery of HIV as the cause of AIDS. N Engl J Med 2003; 349(24): 2283−2285.

10. Sharp PM & Hahn BH. Origins of HIV and the AIDS Pandemic. Cold Spring Harb Perspect Med 2011;1:a006841. HIV가 유인원에서 비롯되었음을 계통학적으로 설명.

11. Mohammadi P, Ciuffi A, Beerenwinkel N. Dynamic models of viral replication and latency. Curr Opin HIV AIDS. 2015;10(2):90−5.

12. Barber DL, Andrade BB, Sereti I, Sher A. Immune reconstitution inflammatory syndrome: the trouble with immunity when you had none. Nat Rev Microbiol. 2012;10(2):150−6.

13. Sharp PM, Hahn BH. Origins of HIV and the AIDS pandemic. Cold Spring Harb Perspect Med. 2011 Sep;1(1):a006841.

14. Perreau M, et al. Immune response to HIV. Curr Opin HIV AIDS 2013;8:333−340.

15. Younas M, et al. Immune activation in the course of HIV−1 infection: Causes, phenotypes and persistence under therapy. HIV Med 2016;17(2):89−105.

16. The Korean Society for AIDS. The 2015 Clinical Guidelines for the Treatment and Prevention of Opportunistic Infections in HIV−Infected Koreans: Guidelines for Opportunistic Infections. Infect Chemother 2016;48(1):54−60.

17. Gunthard HF, et al. Antiretroviral Drugs for Treatment and Prevention of HIV Infection in Adults: 2016 Recommendations of the International Antiviral Society−USA Panel. JAMA 2016;316(2):191−210.

18. https://aidsinfo.nih.gov/guidelines/html/1/adult−and−adolescent−arv/11/what−to−start

19. https://aidsinfo.nih.gov/guidelines/html/1/adult−and−adolescent−arv/458/plasma−hiv−1−rna−−viral−load−−and−cd4−count−monitoring

20. Ford N, Mayer KH; World Health Organization Postexposure Prophylaxis Guideline Development Group. World Health Organization Guidelines on Postexposure Prophylaxis for HIV: Recommendations for a Public Health Approach. Clin Infect Dis. 2015;60 Suppl 3:S161−4.

II. 중요한 법정 감염병들

1. Tanihara S, et al. Snow on cholera−−the special lecture in the Second British Epidemiology and Public Health Course at Kansai Systems Laboratory on 24 August 1996. J Epidemiol. 1998;8(4):185−94.

2. Clemens JD, et al. Cholera. Lancet 2017;390(10101):1539−1549.

3. WHO. Cholera vaccine: WHO position paper, August 2017 − Recommendations. Vaccine. 2018 Mar 17. pii: S0264−410X(17)31263−X. doi: 10.1016/j.vaccine.2017.09.034. [Epub ahead of print]

4. Jones MK & Oliver JD. Vibrio vulnificus: disease and pathogenesis. Infect Immun 2009;77(5):1723−33.

5. 이강수, 정윤섭, 권오헌, 이삼열, 김길영, 우지이에 아쓰오. (1986). 쭈쭈가무시 병으로 규명된 진해지방에서 발생하던 발진성 질환. The Journal of the Korean Society for Microbiology, 21(1), 113−120.

6. 이정상, 안규리, 김윤권, 이문호. 국내 상주 한국인에서 처음으로 확진된 쭈쭈가 무시병 9례를 포함한 Rickettsia 감염. 대한의학협회지 1986;29(4):430−438.

7. Izzard L, et al. Isolation of a novel Orientia species (O. chuto sp. nov.) from a patient infected in Dubai. J Clin Microbiol. 2010;48(12):4404−9.

8. 설형 & 김동민. 국내진드기 매개 질환의 현황과 전망. J Korean Med Assoc 2017; 60(6):475−483.

9. Lee HW, et al. Current situation of scrub typhus in South Korea from 2001−2013. Parasites & Vectors 2015;8: 238−241.

10. 이희주. 살모넬라감염증. 대한임상미생물학회지 2001; 4(1): 5−10.

11. Wain J, et al. Typhoid fever. Lancet 2015; 385: 1136−45.

10. Trofa AF, et al. Dr. Kiyoshi Shiga: discoverer of the dysentery bacillus. Clin Infect Dis. 1999;29(5):1303−6.

13. Butler T. Hemolytic uraemic syndrome during shigellosis. Trans R Soc Trop Med Hyg 2012;106(7):395−9.

14. Lapidot R & Gill CJ. The Pertussis resurgence: putting together the pieces of the puzzle. Trop Dis Travel Med Vaccines 2016;2:26

15. Ebell MH, et al. Clinical Diagnosis of Bordetella Pertussis Infection: A Systematic Review.J Am Board Fam Med. 2017;30(3):308−319.

16. Haake DA & Levett PN. Leptospirosis in humans. Curr Top Microbiol Immunol 2015;387:65−97.

17. Hoffman O, et al. Interplay of pneumococcal hydrogen peroxide and host−derived nitric oxide. Infect Immun 2006;74(9):5058−66.

18. Yamaguchi M, et al. Streptococcus pneumoniae Invades Erythrocytes and Utilizes Them to Evade Human Innate Immunity. PLOS One 2013; 8(10): e77282.

19. Lee HJ, et al. High Incidence of Resistance to Multiple Antimicrobials in Clinical Isolates of Streptococcus pneumoniae from a University Hospital in Korea. Clin Infect Dis. 1995;20(4):826−35.

20. Zapun A, et al. Penicillin−binding proteins and beta−lactam resistance. FEMS Microbiol Rev 2008; 32: 361−385.

21. Sauvage E, et al. The penicillin−binding proteins: structure and role in peptidoglycan biosynthesis. FEMS Microbiol Rev 2008; 32: 234−258.

22. Karunaweera ND, et al. Dynamics of fever and serum levels of tumor necrosis factor are closely associated during clinical paroxysms in Plasmodium vivax malaria. Proc Natl Acad Sci USA. 1992;89(8):3200−3.

23. Karunaweera ND, et al. The paroxysm of Plasmodium vivax malaria. Trends Parasitol 2003;19(4):188−93.

24. Mideo N, et al. The Cinderella syndrome: why do malaria−infected cells burst at midnight? Trends Parasitol. 2013;29(1):10−16.

25. Nagaraji VA, et al. Malaria Parasite−Synthesized Heme Is Essential in the Mosquito and Liver Stages and Complements Host Heme in the Blood Stages of Infection.PLoS Pathog. 2013;9(8):e1003522.

26. Goldberg DE & Sigala PA. Plasmodium heme biosynthesis: To be or not to be essential? PLoS Pathog. 2017;13(9):e1006511.

27. Baadhe RR. et al. A Review On Artemisinins: Discovery, Mechanism of Action and Importance In Medicine. Octa J Biosci 2015; 3(2):50−57.

28. WHO. Guidelines for the treatment of malaria. Third edition April 2015. http://www.who.int/malaria/publications/atoz/9789241549127/en/

29. Cunha BA. Swine Influenza (H1N1) pneumonia: clinical considerations. Infect Dis Clin North Am. 2010;24(1):203−28.

30. 천명선 & 양일석. 1918년 한국 내 인플루엔자 유행의 양상과 연구 현황: 스코필드 박사의 논문을 중심으로. 의사학 2007; 16: 177−191.

31. Stencel−Baerenwald JE et al. The sweet spot: defining virus−sialic acid interactions.Nat Rev Microbiol. 2014;12(11):739−49.

31. Morens DM, et al. Pandemic Influenza Viruses − Hoping for the Road Not Taken. N Engl J Med. 2013;368(25):2345−8

33. Gao R, et al. Human Infection with a Novel Avian−Origin Influenza A (H7N9) Virus. N Engl J Med 2013;368(20):1888−97.

34. Russell CA. Sick bird don't fly... or do they? Science. 2016 ;354(6309):174−175.

35. Choi WS, et al. Severe influenza treatment guideline. Korean J Intern Med 2014;29:132−147.

36. Dias A, et al. The cap−snatching endonuclease of influenza virus polymerase resides in the PA subunit. Nature. 2009;458(7240):914−8.

37. Decroly E, et al. Conventional and unconventional mechanisms for capping viral mRNA. Nat Rev Microbiol. 2011;10(1):51−65.

38. Wong SS & Webby RJ. Traditional and New Influenza Vaccines. Clin Microbiol Rev 2013;26(3):476−92.

39. Santillana M. Editorial Commentary: Perspectives on the Future of Internet Search Engines and Biosurveillance Systems. Clin Infect Dis. 2017;64(1):42−43.

40. Paton ME, et al. Updated Recommendations for Use of MenB−FHbp Serogroup B Meningococcal Vaccine − Advisory Committee on Immunization Practices, 2016. MMWR Morb Mortal Wkly Rep. 2017;66(19):509−513.

41. Gorringe AR & Pajon R. Bexsero: a multicomponent vaccine for prevention of meningococcal disease. Hum Vaccin Immunother. 2012;8(2):174−183.

42. Li J, et al. Meningococcal disease and control in China: Findings and updates from the Global Meningococcal Initiative (GMI). J Infect. 2018; doi: 10.1016/j.jinf.2018.01.007. [Epub ahead of print].

43. Xie O, et al. Emergence of serogroup X meningococcal disease in Africa: Need for a vaccine. Vaccine. 2013;31(27):2852−61.

III. 드물지만 알아둘 가치가 있는 법정 감염병들

1. Kim JY, et al. irst case of human babesiosis in Korea: detection and characterization of a novel type of Babesia sp. (KO1) similar to ovine babesia. J Clin Microbiol. 2007;45(6):2084−7

2. CDC. Parasites − Babesiosis. https://www.cdc.gov/parasites/babesiosis/

3. Wiersinga WJ, et al. Melioidosis: insights into the pathogenicity of Burkholderia pseudomallei. Nat Rev Microbiol 2006;4(4):272−82.

4. Yang R. Plague: Recognition, Treatment, and Prevention. J Clin Microbiol. 2017;56(1): e01519−17.

5. Monath TP & Vasconcelos PF. Yellow fever. J Clin Virol 2015;64:160−73.

6. Seligman SJ & Casanova JL. Yellow fever vaccine: worthy friend or stealthy foe? Expert Rev Vaccines. 2016;15(6):681−91.

7. 유진홍. 라임병(Lyme disease)의 최신지견. 임상내과 2014; 1: 23−28.

8. Shapiro ED. Lyme disease. N Engl J Med 2014; 370: 1724−1731.

9. Hu L. Treatment of Lyme disease. UpToDate http://www.uptodate.com/contents/clinical−manifestations−of−lyme−disease−in−adults?source=search_result&search=lyme+disease&selectedTitle=1∼150 (Accessed on 30−September−2014).

IV. 의료관련감염의 개념과 원리

1. Finley RL, et al. The Scourge of Antibiotic Resistance: The Important Role of the Environment. Clin Infect Dis. 2013;57(5):704−10.

2. Stokes HW & Gillings MR. Gene flow, mobile genetic elements and the recruitment of antibiotic resistance genes into Gram−negative pathogens. FEMS Microbiol Rev. 2011;35(5):790−819.

3. https://blogs.scientificamerican.com/guest−blog/riots−rage−and−resistance−a−brief−history−of−how−antibiotics−arrived−on−the−farm/

4. Liu YY, et al. Emergence of plasmid−mediated colistin resistance mechanism MCR−1 in animals and human beings in China: a microbiological and molecular biological study. Lancet Infect Dis. 2016;16(2):161−8.

5. Siegel JD. 2007 guideline for isolation precautions: preventing transmission of infectious agents in health care settings. Am J Infect Control. 2007;35(10 Suppl 2):S65−164.

6. Yoo JH. Healthcare−associated Infection Control on the Edge of a 'Carrot−and−Stick' and a 'Crime−and−Punishment' Frame. J Korean Med Sci 2018;33(8):e83.

7. Morawska L. Droplet fate in indoor environments, or can we prevent the spread of infection? Indoor Air. 2006;16(5):335−47.

8. Xie X, et al. How far droplets can move in indoor environments −−revisiting the Wells evaporation−falling curve. Indoor Air. 2007;17(3):211−25.

9. Wei J & Li Y. Airborne spread of infectious agents in the indoor environment. Am J Infect Control. 2016;44(9 Suppl):S102−8.

10. Roy CJ & Milton DK. Airborne Transmission of Communicable Infection−−The Elusive Pathway. N Engl J Med. 2004;350(17):1710−2.

11. Spaulding EH. Chemical disinfection of medical and surgical materials. In: Lawrence C, Block SS, editors. Disinfection, sterilization, and preservation. Philadelphia (PA): Lea & Febiger; 1968:517−31.

12. Russell AD. Bacterial Spores and Chemical Sporicidal Agents. Clin Microbiol Rev. 1990;3(2):99−119.

13. McDonnell G & Russell AD. Antiseptics and disinfectants: activity, action, and resistance. Clin Microbiol Rev. 1999;12(1):147−79.

14. Rutala WA & Weber DJ. Disinfection and Sterilization in Health Care Facilities: An Overview and Current Issues. Infect Dis Clin North Am. 2016;30(3):609−37.

15. Wallace CA. New developments in disinfection and sterilization. Am J Infect Control. 2016;44(5 Suppl):e23−7.

16. Cadenas E. Biochemistry of Oxygen Toxicity. Annu. Rev. Biochem. 58, 1989: 79−110.

17. Cotter JL, et al. Chemical Parameters, Antimicrobial Activities, and Tissue Toxicity of 0.1 and 0.5% Sodium Hypochlorite Solutions. Antimicrob. Agents Chemother. 1985; 28(11): 118−122.

18. Rutala WA & Weber DJ. Uses of inorganic hypochlorite (bleach) in health−care facilities. Clin Microbiol Rev. 1997; 10:597−610.

19. Sampson MN & Muir AVG. Not all super−oxidized waters are the same. J Hosp Infect. 2002;52:227−228.

20. Strand CL, Wajsbort RR, Sturmann K. Effect of Iodophor vs. Iodine Tincture Skin Preparation on Blood Culture Contamination Rate. JAMA 269(8) 1993: 1004−1006.

21. Berkelman RL, Holland BW, Anderson RL. Increased bactericidal activity of dilute preparations of povidone−iodine solutions. J Clin Microbiol. 1982;15:635−639.

유진홍 교수의 이야기로 풀어보는 감염학

22. Mannion PT. The use of peracetic acid for the reprocessing of flexible endoscopes and rigid cystoscopes and laparoscopes. J Hosp Infect. 1995;29:313-315.

23. Cheung RJ, Ortiz D, DiMarino AJ Jr. GI endoscopic reprocessing practices in the United States. Gastrointest Endosc. 1999;50:362-368.

24. Walsh SE, Maillard JY, Russell AD. Ortho-phthalaldehyde: a possible alternative to glutaraldehyde for high level disinfection. J Appl Microbiol. 1999;86:1039-1046.

25. Rutala WA, Gergen MF, Weber DJ. Comparative evaluation of the sporicidal activity of new low-temperature sterilization technologies: ethylene oxide, 2 plasma sterilization systems, and liquid peracetic acid. Am J Infect Control. 1998;26:393-398.

26. Kyi MS, Holton J, Ridgway GL. Assessment of the efficacy of a low temperature hydrogen peroxide gas plasma sterilization system. J Hosp Infect. 1995;31:275-284.

에필로그

병역 의무를 마치고 의대 교수의 진로를 택한 이래 어영부영 지내다 보니 어느새 한 세대가 지났고 신체적으로 노년의 초엽에 접어들기 시작했으며, 두뇌 회전도 전 같지 않음을 점차 실감하고 있다. 젊은 날의 치기를 나름 패기와 야심이라 여기며 살아왔던 지난 날도 어느 틈에 어제 내린 눈처럼 흔적도 없다.

학회나 집담회에 나가 보면 젊은 사자들이 내뱉는 언어와 업적들이 해가 갈수록 생소한 외국어처럼 들리면서 '이것이 바로 세대 교체이구나' 하며 이제 내 자신을 추스러야 할 시기가 점점 다가 오고 있음을 느끼고 있다.

글쎄…

길다면 길고, 짧다면 찰나에 지나지 않는 한 세대의 세월 동안 나는 어떻게 살아왔고, 특히 무엇을 남겼는가?

이렇게 느끼다 보니 자연스럽게 무언가를 남기고 싶다는 욕망이 내면에서 스멀스멀 올라왔다.

지금 시점에서 획기적이고 새로운 이론과 지식을 펼치기엔 내 자신이 모자라는 것을 너무나 잘 알기에, 그냥 내가 잘할 수 있는 것 – 즉, 지금까지 축적된 지식들을 잘 가공 포장해서 후학들에게 전달해 주는 것에 한번 전념해 보는 것으로 결정하였다.

그 결실이 바로 이 책이다.

내 개인적으로는 속에 있던 많지 않은 지식들을 아낌없이 꺼내어 조그만 흔적으로 실체화시켰다는 점에 나름 만족은 하고 있다.

집필하는 동안은 온전히 내 것이었지만, 이렇게 책이라는 매체로 다 노출되어 여러 사람들에게 안기게 되는 이상, 이 책은 더 이상 내 것이 아닌 각 독자들 개개인에게 의미를 가지게 되었다.

어떤 이에게는 식은 죽 먹기로 너무나 쉬운 내용이 될 수도 있고, 누구에게는 역시나 어려운 벽이 될 수도 있으며, 또 어떤 후학에게는 그동안 모호했던 개념들을 제대로 정립하는 고마운 계기가 될 수도 있을 것이다.

되도록이면, 그리고 모쪼록 이 책이 독자 한 분 한 분에게 양서로서 다가갈 수 있으면 하는 것이 자식을 세상에 보내는 심정과 같은 필자의 바람이다.

폭염 이후 불청객 태풍 솔릭을 무사히 보낸 안도감을 만끽하며 복사골에서

유진홍